AF138078

Wighard Strehlow

Die Heilkunde der Hildegard von Bingen

Wighard Strehlow

Die Heilkunde der Hildegard von Bingen

Gesundheit aus der Weisheit der Natur

Lüchow

Hinweis: Die Informationen in diesem Buch sind sorgfältig und nach bestem Wissen recherchiert. Eine Garantie kann von Autor und Verlag dennoch nicht übernommen werden; eine Haftung für Personen-, Sach- und Vermögensschäden ist ausgeschlossen. In medizinischen Fragen ist der Rat ihres Arztes maßgebend.

Viele der in diesem Buch genannten Rezepturen für Hildegard-Heilmittel gibt es bereits als fertige Kräutermischungen bzw. Elixiere und Tränke (Fa. Jura). Diese können Sie in der Apotheke oder direkt bei der Firma Jura in Konstanz bestellen.
Ansonsten können Sie sich die Mischungen auch alle in der Apotheke herstellen lassen.

Wighard Stehlow:
Die Heilkunde
der Hildegard von Bingen
© Lüchow in Kamphausen
Media GmbH, Bielefeld 2005
www.luechow-verlag.de
info@kamphausen.media

Umschlaggestaltung:
Margret Russer, München
Umschlagfoto: © Monika
Adamczyk – Fotolia.com
Satz: de·te·pe, Aalen
Druck und Bindung:
CPI – Clausen & Bosse, Leck

Bibliografische Information der Deutschen Nationalbibliothek:
Die Deutsche Nationalbibliothek verzeichnet diese Publikation in der Deutschen Nationalbibliografie; detaillierte bibliografische Daten sind im Internet über http://dnb.d-nb.de abrufbar.

ISBN Print 978-3-89901-398-6
ISBN E-Book 978-3-89901-978-0

Alle Rechte der Verbreitung, auch durch Funk, Fernsehen und sonstige Kommunikationsmittel, fotomechanische oder vertonte Wiedergabe sowie des auszugsweisen Nachdrucks vorbehalten.

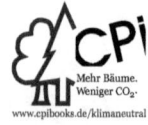

Mehr Bäume.
Weniger CO$_2$.
www.cpibooks.de/klimaneutral

Inhalt

sklerose, Stenosen der Blutgefäße, Gallen- und Nieren-
steine 133 · Herzleiden mit Traurigkeit, Herzschwäche 134 ·
Linksherzinsuffizienz, Kurzatmigkeit, Stauungsbronchitis,
nächtliche Atemnot 134 · Herzrhythmusstörungen 135 · Herzschmerzen mit Blähungen und Zwerchfellhochstand 135 · Herzschmerzen, Kropfherz mit Rhythmusstörungen 136 · Interkos-
talneuralgie, Herzschmerzen, Atemnot nach Herzinfarkt 136 ·
Herznahrung 137 · Seelische Ursachen für Herz-Kreislauf-
Erkrankungen 139

11

Vorwort

Dieses Buch ist die Zusammenfassung der Erfahrungen mit einer ganzheitlichen Naturheilkunde, wobei die wichtigsten Spezialgebiete der Medizin im organischen Zusammenhang beschrieben werden: Augen-, Hals-Nasen-Ohren-, Zahnheilkunde, Hautkrankheiten, Herz-Kreislauf-Erkrankungen, Magen-und-Darm-Heilkunde, Präkanzerose und Krebs, Rheuma, Frauenheilkunde und Sexualität.

Für diese Erkrankungen werden Sie in diesem Werk die von Hildegard von Bingen beschriebenen Universalheilmittel kennenlernen, mit deren Einsatz Sie Ihre Gesundheit schützen und wiederherstellen können. Jene Heilmittel finden wir vor allem in Hildegards medizinischem Buch über die *Ursachen und Behandlungen der Krankheiten (Causae et Curae)*. Hildegards *Physica* ist ein naturwissenschaftliches Werk in neun Bänden über die Heilkräfte in der Natur, mit einer Rezeptsammlung für die Behandlung von Krankheitssymptomen.

Aus beiden Werken wurden für dieses Buch die wichtigsten Heilmittel ausgewählt, die sich in den letzten zwanzig Jahren bei über zehntausend Patienten in der täglichen Praxis bewährt haben. Auf ganz einfache und verständliche Weise werden Sie auch die Heilkräfte der Natur kennen lernen, wie sie in unseren Lebensmitteln, Kräutern und Gewürzen verborgen sind. Wenn Sie außerdem Ihre seelischen Heilkräfte aktivieren, werden Sie in der Lage sein, ganzheitliche Heilerfolge zu erleben. Aus dieser Sicht will das Buch ein kostbarer Beitrag für jeden sein, der daran interessiert ist, seine Lebensqualität zu verbessern und seine Gesundheit bis ins hohe Alter zu erhalten.

Durch das Wissen über gesunde Ernährung und einen sinnvollen Lebensstil werden Sie frei und unabhängig von den stets wechselnden Modeerscheinungen und können selbstverantwortlich über

Ihre eigene Gesundheit entscheiden. Die Hildegard-Heilkunde ist inspiriert von der kosmischen und göttlichen Spiritualität, wodurch Hildegards Botschaft über alle Zeiten hinweg eben auch den heutigen Menschen wie gesagt mitten ins Herz trifft.

Hildegard von Bingen hat dieses Wissen weder irgendwo »abgeschrieben« noch nach unserem heutigen Verständnis »erforscht«, sondern *visionär* aus der *Weisheit der Natur* erfahren und für alle Zeiten festgehalten. Sie veröffentlichte damit die erste deutsche und einzige christliche Heilkunde mit zeitlos gültigen Aussagen, die selbstverständlich für alle Menschen von Relevanz ist. Hildegard legte damit ein Fundament, auf dem die Heilkunst beruht.

Ich danke allen meinen Mitarbeitern und Patienten, die an diesem Werk mitgearbeitet haben, insbesondere aber meiner Frau Karin Anderson, die diesen Weg mit mir in den letzten zwanzig Jahren über alle Höhen und Tiefen gegangen ist.

Dr. Wighard Strehlow,
Allensbach am Bodensee,
im Frühjahr 2005

Einleitung

Gemäß einer Allensbach-Umfrage stellen 80 % der Menschen in Deutschland den Wunsch nach Gesundheit und Wohlergehen an die erste Stelle aller Werte im Leben. Erstaunlicherweise kennen aber nur die wenigsten das Wissen und die Möglichkeiten, wie man dieses kostbare Gut erhalten oder wiederherstellen kann. Weder in Schulen noch Universitäten erfahren Sie etwas Entscheidendes darüber, wie man auf natürliche und kostengünstige Weise gesund und glücklich leben und Krankheiten verhüten kann. Wen wundert das, wenn doch das gesamte medizinische System der westlichen Welt von den Leiden der Menschen profitiert und daher nicht das geringste Interesse daran zu haben scheint, ebenjenes *Kranken*system in ein *Gesundheits*system umzuwandeln? Ganz im Gegenteil, deren Protagonisten sind das größte Hindernis für eine solche Transformation zum Wohle aller.

Dabei ist die Zeit für das alte System schon längst abgelaufen, weil das Interesse der Menschen auf ganzheitliche Gesundheit ausgerichtet ist und dieser Wunsch die stärkste Lokomotive für den wirtschaftlichen Aufschwung des neuen Megamarkts »Gesundheit und Wellness« geworden ist. Der Wirtschafts- und Zukunftsforscher Leo Nefiodow beschreibt z. B. in seinem Buch *Der sechste Kondratieff-Weg zur Produktivität und Vollbeschäftigung im Zeitalter der Information* (Sankt Augustin 2001), dass der Gesundheits-und-Wellness-Boom bereits bis zum Jahr 2010 einen wirtschaftlichen Höhepunkt erreichen und alles bisher Dagewesene in den Schatten stellen wird.

Der Markt der Möglichkeiten

Allenthalben ist der Trend zu erkennen, dass sich die Menschen zunehmend selbst das Wissen erwerben, um ihre Gesundheit durch gesunde Ernährung und einen sinnvollen Lebensstil zu gestalten. Das Angebot auf diesem Gebiet ist riesengroß, die Gewinne der entsprechenden Anbieter sind gigantisch, leider aber auch die Flut von falschen Propheten.

Wer hier den Durchblick bei den angepriesenen Lebensmitteln, Kosmetika, Nahrungsergänzungsmitteln und landwirtschaftlichen Zusatzstoffen in Dünge- und Futtermitteln haben will, braucht schon fast ein Chemiestudium ...»Otto Normalverbraucher« scheint hoffnungslos überfordert, ist oft falsch informiert und fällt, wenn ein Lebens- oder Arzneimittelskandal enthüllt wird, von einem Schock in den nächsten.

Ganz besonders erschreckend sind auch die vielen Nebenwirkungen der zugelassenen Arzneimittel und die gesundheitlichen Gefahren, die von diesen Medikamenten für den Menschen und die Natur ausgehen. Von vielen Patienten werden diese chemischen Keulen nicht nur stumm und ahnungslos geschluckt, obwohl sich doch jeder über die lebensgefährlichen Nebenwirkungen und Folgen auf dem Beipackzettel informieren kann. Jedem sollte klar sein, dass echte Heilung nur erfolgen kann, wenn auch die seelisch auslösenden Ursachen beseitigt werden.

Die falsche Einnahme der chemischen Arzneimittel ist zur vierthäufigsten Todesursache nach Herzinfarkt, Krebs und Schlaganfall geworden (Torontostudie). Ständig werden hochgepriesene und nach allen Regeln der Kunst geprüfte Arzneimittel aus dem Verkehr gezogen, die zuvor von den gleichen Gesundheitsbehörden als »wissenschaftlich wirksam und unbedenklich« zugelassen worden waren. In diesem Zusammenhang ist es geradezu grotesk, dass eine »grüne« Gesundheitsministerin ein Gesetz zur Löschung von Tausenden Naturheilmitteln unterzeichnete, die sich in den letzten hundert Jahren in Deutschland bewährt haben!

Gesundheit durch richtige Ernährung und vernünftigen Lebensstil

Neueste Forschungsergebnisse, insbesondere die Studie über die Verhütung von Krebs und Ernährung »Food, Nutrition and the Prevention of Cancer, a global Perspektive« international bekannter Wissenschaftler aus acht Ländern und vier Kontinenten, bestätigen, was Hildegard von Bingen bereits vor 850 Jahren beschrieb, nämlich dass eine ausgewogene Ernährung auf der Basis von Dinkel, Obst und Gemüse in der Lage ist, Krebs und anderen Zivilisationskrankheiten vorzubeugen.

Dabei zeigt sich, dass die Gesundheit zu mehr als jeweils 40 % von der gesunden Ernährung und einem sinnvollen Lebensstil abhängt. Der Rest mit jeweils rund 10 % sind genetisch und durch Umwelteinflüsse bedingt. Die ungeheuren Steuermittel, mit denen die Genetik in den nächsten Jahren wahrscheinlich gefördert wird, sind fragliche Investitionen für die Auswirkungen auf die Volksgesundheit, denn schließlich können auch die genetisch noch so »gesunden« Patienten durch eine falsche Ernährung und einen stressreichen Lebensstil auch wieder ihre Gesundheit zerstören.

Übernehmen Sie selbst Verantwortung für Ihre Gesundheit

Das Wissen über die Erhaltung und Wiederherstellung Ihrer Gesundheit kann Sie froh und glücklich machen, weil nur Sie selbst in der Lage sind, über Ihr Leben zu entscheiden. Schließlich entscheiden Sie, was Sie essen und trinken und wie Sie Ihren Tagesablauf gestalten.

Wie immer sind die Empfehlungen der Hildegard-Heilkunde auch in diesem Buch so einfach wie genial, und das Wissen, das über Ihr Leben entscheidet, ist weder von Ihrem finanziellen Vermögen noch von Ihrem akademischen Grad abhängig, sondern ganz allein von Ihrer eigenen Wahl. Sie werden sich vermutlich fragen: Wenn es so einfach ist, warum erfahren wir dann so wenig von der richtigen Ernährung oder der sinnvollen Lebensgestaltung in den Medien? Es gilt wie bei vielen anderen Themen das gleiche Gesetz: Wir hören und sehen in der Regel nur, was mit viel Geld und Macht unterstützt wird. Und wer den raschen Wechsel der verschiedenen Diäten in den letzten Jahrzehnten miterlebt hat, wird sich kaum einen klaren Blick bewahren können, weil auch hier jeden Tag eine neue Methode angepriesen wird, die das Gegenteil von dem propagiert, was gestern noch gültig gewesen sein soll. So werden einander widersprüchliche und zum Teil sogar gefährliche »Gesundheitsdiäten« angepriesen: Margarine mit »Transfetten«, die wie Plastik im Blut schwimmt, statt Butter; Rohkost und Frischkornbrei, die mit viel Blähungen im Darm verfaulen; Trennkost, die man nicht trennen kann; fanatische Veganer, dabei hat bereits nach dem Alten Testament der »Biobauer« Kain den »Viehzüchter« Abel erschlagen; die Hollywood-Atkinson-Fleischdiät mit der Übersäuerung durch Harnsäure, die zu Rheuma und Gicht führen kann; Instinktologen, die sich von ihrer Zunge leiten lassen; »Low Carb«, mit der man hungrig bleibt – und immer wieder viele neue und widersprüchliche Modeerscheinungen, von denen die Zeitschriften leben.

Empfehlungen, wie Vollkornprodukte und Ballaststoffe zu verzehren, nicht zu viel Fett und Zucker, Margarine statt Butter zu verwenden, nicht zu rauchen, Alkohol in geringen Mengen zu genießen und weniger Salz zu verwenden, reichen allein auch nicht für eine schmackhafte Gesundheitsküche. Nur der kann hier »mitreden«, der die Bausteine des Lebens und die ganzheitlichen Zusammenhänge von Mensch und Natur sowie die Heilkräfte der Lebensmittel in den Kräutern und Gewürzen kennt!

Unsere kurmäßigen und medizinischen Erfahrungen in den letzten vierzig Jahren mit unzähligen Hildegard-Freunden auf der ganzen Welt belegen die heilende Wirkung der bekömmlichen und wohlschmeckenden Hildegard-Ernährung. Diese Kost basiert ganz einfach auf dem Wissen über die Heilkräfte in unseren Lebensmitteln, vor allem von Dinkel, Obst und Gemüse sowie heilendem Fisch und Fleisch als Beilage und Kräutern und Gewürzen als Verdauungs»hormone«. Dieses Wissen ist in einem zeitlosen Klassiker zusammengefasst und als *Die Ernährungstherapie der Hildegard von Bingen* im selben Verlag erschienen.

Im gleichen Sinne habe ich in den letzten 25 Jahren mit zahlreichen Hildegard-Freunden Fasten- und Aufbauseminare und neuerdings auch Lebensstilseminare durchgeführt – mit dem Ziel, das bisherige »normale Leben« in ein liebevolles, glückliches und vitales Dasein zu transformieren, in ein Leben, nach dem die meisten schon lange gesucht haben. Die Ergebnisse, Möglichkeiten und Erfahrungen sind in dem Buch *Die Psychotherapie der Hildegard von Bingen* dargestellt, das ebenfalls im selben Verlag erschienen ist.

Mit welchen Arzneimitteln werde ich wieder gesund?

Es gibt eine schier nicht mehr durchschaubare Zahl von etwa 10 000 chemischen Arzneimitteln in der sog. »Roten Liste«, aus der die Ärzte ihre Mittel auswählen, oder alternativ Tausende homöopathische Arzneien, fast ebenso viele anthroposophische, chinesische, tibetanische oder Ayurveda-Heilmittel und vieles andere mehr. Die chemischen Arzneimittel werden damit angepriesen, dass sie wissenschaftlich zugelassen, wirksam und – trotz Nebenwirkungen – unbedenklich sind. Dennoch erscheinen in den Medien regelmäßig Warnungen über die lebensgefährliche Wirkung von gestern noch hochgepriesenen Wunderdrogen: Prosac, Lipobay, Vioxx, Hormonersatzmittel, Antidepressiva … Alle diese Mittel waren nach dem neuesten Stand des Wissens von der Pharmaindustrie entwickelt worden, klinisch, wissenschaftlich, doppeltblind getestet und von den staatlichen Gesundheitsbehörden »wissenschaftlich anerkannt« und als »wirksam und unbedenklich« in den Handel gekommen. Nur solche Mittel dürfen von den gesetzlichen Krankenkassen erstattet werden. Die Pharmaindustrie zahlt Zigmillionen Dollar für die Entwicklung eines einzigen Mittels; und die Krankenkassen müssen diese Kosten ersetzen, inklusive Werbung und Gewinn. Bereits heute sind die Krankensysteme der westlichen Welt nicht mehr in der Lage, diese gewaltigen Summen aufzubringen. Alternativen sind also gefragt wie nie zuvor.

Ich schreibe das Manuskript dieses Buchs in meinen Ferien und befinde mich gerade an den schönsten Küsten im Westen Australiens zwischen Dunsburough und Margaret River. Bei einer Küstenwanderung zwischen Meelup und Eagle Bay stürze ich einen Felsen herunter und breche mir das linke Wadenbein. Das Sprunggelenk schwillt sofort wie ein Pferdefuß an. Im nahe gelegenen Hospital finde ich liebevolle erste Hilfe. Das Röntgenbild bestätigt den Bruch, und das hilfreiche Team der Notaufnahme von Busselton versorgt mich mit einem Gipsverband und Krücken.

Nach 3 Tagen melde ich mich im Perth Medical Campus zur Nachkontrolle. Der dortige chinesische Notfallarzt konfrontiert mich mit einer sofortigen Notfalloperation und Verschraubung des Bruchs, anderenfalls müsse ich mit Instabilität, Osteoarthritis usw. rechnen. Sekundenschnell rasen die Risikofaktoren durch meinen Kopf: verzögerte Wundheilung, Hospitalinfektion, Pseudarthrose, Osteomyelitis, Antibiotika, und ich reagiere schockiert:»Wenn Sie das mit mir machen, verlasse ich sofort dieses Krankenhaus!« Ich bitte um eine zweite Meinung. Felsenfest von der natürlichen Wundheilung überzeugt, schicke ich ein paar Stoßgebete zum Himmel. Wenig später erscheint ein Engel: eine junge, bildschöne Fachärztin für Unfallchirurgie und Orthopädie im Minirock aus Münster in Westfalen. Sie betrachtet ein neues Röntgenbild und stellt fest, dass der glatte Bruch konventionell ohne Verschraubung nach den Regeln der Natur heilen kann. Ich bin überglücklich und dankbar.

Heilen kann nur die Natur – Causae et Curae

Hildegards Buch von *Ursachen und Behandlung der Krankheiten* ist die erste und einzige Heilkunde der christlichen Welt. Es befindet sich unter dem lateinischen Titel *Causae et Curae* als bisher einziges Exemplar in der königlichen Bibliothek von Kopenhagen und ist eine Originalabschrift aus dem Jahre 1233, sie wurde also rund 50 Jahre nach Hildegards Tod angefertigt.

Diesem Buch liegt jenes medizinisch-naturwissenschaftliche Werk Hildegard von Bingens zugrunde, in einer wertvollen deutschen Übersetzung von Prof. Hugo Schulz: *Die Ursachen der Krankheiten und ihre Behandlungen* – und die *Physica*, übersetzt von Frau Dr. Elisabeth Portmann.

Nach meinem Wissen sind Dr. Gottfried Hertzka und ich die Ersten und Einzigen, welche die Hildegard-Heilmittel systematisch erforscht und in der Praxis angewandt haben. Ich besäße nicht den Mut, dieses Buch zu schreiben, wenn ich die zuverlässige Wirkung der Hildegard-Mittel und -Methoden in den letzten 25 Jahren nicht selbst erforscht und beobachtet hätte. So finden Sie hier alle wichtigen Diagnosen, Therapien, Heilmittel und Kuren, diätetische und spirituelle Hinweise der klassischen Hildegard-Heilkunde zusammengefasst. Hildegard schrieb ihr Buch visionär, d. h. inspiriert und offenbart aus der Weisheit Gottes, der Quelle des Lebens, der Energie und Intelligenz, die jedem Leben und dem Universum zugrunde liegt. Es ist die erste und einzige systematische christliche Heilkunde, vergleichbar mit den großen Heilungsmethoden der Urvölker, Chinesen, Japaner, ganz besonders der Ayurveda-Heilkunde aus Indien. Die heutige Schulmedizin verdankt Hildegard von Bingen die Aufnahme der damaligen Kräuter- und Klostermedizin aus dem Stand der praktischen Künste, wozu der Ackerbau und die Kochkunst gehörten, in den Stand der Wissenschaften an den Universitäten. Dr. Gottfried Hertzka war der erste Arzt, der Hildegards medizinisches Buch in seiner fünfzigjährigen Praxis zur Grundlage seiner ärztlichen Tätigkeit herangezogen und die Rezepte systematisch an seinen Patienten angewandt hat. Ich habe seine Praxis 1984 übernommen und mit ihm zusammen nicht nur Seminare für Ärzte und Heilpraktiker durchgeführt, sondern auch entscheidende Bücher zu diesem Thema publiziert. Sie sind als klassische Hildegard-Heilkunde, die meisten im Bauer Verlag, veröffentlicht worden, doch dieser Verlag existiert heute nicht mehr. Ich bin Frau Olivia Baerend und dem Lüchow Verlag außerordentlich dankbar, dass die klassische Hildegard-Heilkunde als Weltkulturschatz und kostbares Erbe erhalten bleibt.

Während die Empfehlungen der *Physica* relativ leicht zugänglich und praktikabel sind, offenbart sich *Causae et Curae* als ein Buch mit sieben Siegeln. Nach 25 Jahren Praxis und Studium möchte ich es hiermit für jedermann leicht und verständlich zugänglich machen, weil die Hildegard-Heilkunde wie kaum eine andere Heilkunde ganzheitlich alles erfasst, was man über die Ursachen und Behandlungen der Krankheiten wissen sollte. Aus dieser Sicht ist das kostbare Gut der Hildegard-Heilkunde nicht nur ein wichtiger Beitrag zur Volksgesundheit, sondern auch ein großer Beitrag zur Entlastung der Volkswirtschaft.

Im ersten Teil ihres Buches *Causae et Curae* beschäftigt sich Hildegard mit dem Bau des Universums und seinen Einflüssen auf die Gesundheit des Menschen. Unsere Heimat ist das Universum, uns stehen alle Kräfte der Schöpfung zur Verfügung.

Hildegard kannte die Bausteine und das Fundament des Universums und die von Gott geschaffenen Lebenselemente. Sie beleben den Menschen, und der Mensch wirkt mit ihnen. Es sind dies das Feuer, die Luft, das Wasser sowie die Erde; und diese Elemente sind so eng miteinander verbunden, dass sie nicht voneinander getrennt werden können.

Weiterhin beschreibt Hildegard im ersten Teil ihrer Heilkunde den Einfluss von Sonne, Mond und Sternen auf den Energie- und den Säftehaushalt des Menschen, wobei sie erstaunlicherweise 300 Jahre vor Galileo nicht wie damals üblich die Erde, sondern die Sonne im Mittelpunkt des Universums sieht: Sie hält durch ihre Gravitationskraft alle anderen Planeten auf ihrer Bahn.

Hildegard war sogar bekannt, dass der Mond nicht von allein leuchtet, sondern sein Licht von der Sonne bekommt, weil nämlich die Sonne ihr Licht zum Mond sendet und ihn durchdringt, »so wie ein Mann seinen Samen in eine Frau ergießt«.

Die Sterne wiederum erhielten ihr Licht vom Mond und erwärmten die Nacht, sodass »der Sternenschweiß wie Tau auf die Erde fällt und durch diese Feuchtigkeit die Früchte wachsen«. Auch die »fünf Planeten« erhielten durch die Gravitation ihre Stabilität, »so wie die fünf Sinne den Körper zusammenhalten und seinen Schmuck bilden«.

Hildegard vermochte sogar die Harmonie der Planetentöne zu hören und hat sie in ihrer »Musik von der Umdrehung der Planeten im Spiel der Kräfte« für uns hörbar gemacht.

Der Mond bestimmt zwar nicht das Schicksal des Menschen, sehr wohl beeinflusst er aber unsere Blut- und Säftequalität und regelt die Blutfülle, die bei Vollmond am stärksten ist. Nach diesem kosmischen Moment richtet sich auch der hildegardische Aderlass. Auch Operationstermine sollten nicht bei zunehmendem und Vollmond angesetzt werden. Wer gegen diese Naturregeln verstößt, muss manchmal mit Nachblutungen und Wundheilungsstörungen einen hohen Preis bezahlen.

Wasser ist ein wichtiger und kostbarer Rohstoff, und seine Qualität hängt von der Natur seiner Herkunft ab. Hildegard unterscheidet zwölf unterschiedliche Wasserqualitäten:

1. Wasser aus östlichen Quellgebieten ist rein, heilkräftig und nützlich. Es kann getrunken werden, und man kann damit kochen. Die Kranken erhalten ihre Gesundheit zurück, weil es die schlechten Säfte und die Fäulnis beseitigt. Für Gesunde ist dieses Wasser ungeeignet, weil es bei ihnen nichts zum Reinigen findet.

2. Quellwasser von Flüssen: Die Flüsse, die vom Osten herkommen, sind rein und nützlich für Speise und Trank.

3. Wasser aus westlichen Quellgebieten ist für den menschlichen Gebrauch schädlich und muss abgekocht werden.

4. Südliches Quellwasser ist giftig für den menschlichen Gebrauch, weil es durch Bakterien und Parasiten zu leicht verunreinigt wird.

5. Ebenso ist nördliches Quellwasser verseucht und für den menschlichen Gebrauch ungeeignet.

6. Quellwasser aus nördlichen Mittelgebirgen ist gut und nützlich zum Kochen und Trinken; es reinigt den Menschen von schlechten Säften.

7. Quellwasser aus Nordwesten ist ebenfalls verseucht und für den menschlichen Gebrauch ungeeignet. Es ist giftig und lässt die Eingeweide anschwellen und entzünden.

8. Stilles Wasser aus tiefen Brunnen (Zisternenwasser) ist angenehmer und nützlicher als

9. Quellwasser, weil Quellwasser durch die enthaltenen vielen Mineralien härter ist und den Körper (durch Osmose) austrocknet. Gefiltertes weiches mineralarmes Wasser erfrischt den Körper, weil es die Schleimhäute feucht und funktionsfähig macht. Dieses Wasser wird von den Körperzellen aufgenommen, macht die Schleimhäute feucht und reinigt den Körper von seinen giftigen Stoffwechselendprodukten.

10. Flusswasser ist für den menschlichen Gebrauch ungeeignet und schädlich. Es muss vor dem Gebrauch unbedingt abgekocht werden.

11. Regenwasser ist ungeeignet für den menschlichen Gebrauch, weil die Eingeweide geschwürig werden können.

12. Schneewasser ist gefährlich und entzündet und zerstört die Körperzellen. Es ist daher für den menschlichen Genuss ungeeignet.

Im zweiten Teil erfahren wir von Hildegard die wesentlichen Ursachen für die Entstehung der Krankheiten.

Schwache, unreife Männer und Frauen zeugen laut Hildegard schwache Kinder, weil sie einen unreifen, verdünnten Samen haben. Daher werde der so gezeugte Mensch ebenfalls schwach und »voller Fäulnis und Geschwüre« sein. Es bietet sich daher an, vor jeder Zeugung eine gewisse Reinigung durch eine gute hildegardische Diät und einen hildegardischen Aderlass vorzunehmen.

Emotionen und Gefühle beeinflussen den Zustand und die Qualität der Hormone.

Eltern, die sich in *Amor caritatis* – lateinisch für »gegenseitige erotische und respektvolle Liebe« – begegnen, zeugen starke, gesunde und kluge Kinder. Verläuft die Zeugung unter Einfluss von Drogen und Alkohol oder bei einem Mangel an Liebe, so sei nicht nur die Einnistung der befruchteten Eizelle gefährdet, sondern auch die Lebensqualität des so gezeugten Babys.

Die Schwarzgalle beeinflusst die Qualität des Blutes, des Stoffwechsels und der Körpersäfte. Der Grund dafür, dass manche Menschen an allerlei Krankheiten leiden, liegt am »Phlegma« – das lateinischen Wort für schlechte Säfte, Schleim, Stoffwechselendprodukte und Schlackenstoffe, die im Übermaß vorhanden sind. »Wäre nämlich der Mensch im Paradies geblieben, würde er die Phlegmen nicht in seinem Körper haben und sein Fleisch und seine Zellen würden ganz gesund sein und frei vom Schleim.«

Schwarzgalle (Melanche) ist ein Ausdruck für die Gallensäure und den Gallenfarbstoff (Bilirubin), Übersäuerung und die auslösende Ursache für alle Autoaggressionskrankheiten.

Die Schwarzgalle ist dunkel gefärbt und sauer, löst »alle bösen Krankheiten« aus und erregt zuweilen auch Gehirnkrankheiten, die zu Traurigkeit und trostlosen Ängsten führen.

Und dann gibt es noch die konstitutionell bedingten Krankheiten in Abhängigkeit von den vier Temperamenten:

1. Choleriker »sind geizig und essen gerne fette Speisen. Daher läuft in ihnen ein gefährliches, giftiges, dickes, trockenes und bitteres Phlegma … sie ziehen sich leicht Hautausschläge zu. Das bittere Phlegma erregt in der Leber und Lunge die Schwarzgalle, sodass sie jähzornig und hartherzig werden.«

2. Sanguiniker»… besitzen eine überschüssige Natur und sind un-
enthaltsamer als andere, sodass sie sich kaum zurückhalten können und infolgedessen häufig krank werden. Sie leiden an einem
Überschuss an feuchtem Phlegma, weil sich in ihnen eine üble
Feuchtigkeit entwickelt und dieses Phlegma in ihnen gerinnt und
giftige Gase zu ihrer Brust und ihrem Gehirn sendet.«
3. Phlegmatiker»… neigen zum Jähzorn, können diesen aber
schnell wieder loslassen. Sie sind gutmütig und heiter, aber auch
kalt und von schwankender Gesinnung. Sie werden von wenig
Essen satt. Aus den drei Phlegmen, dem trockenen, feuchten und
lauwarmen, ziehen sie sich einen wässrigen Schaum zu, der Gefahr bringende Pfeile in die Adern, das Mark und in das Fleisch
aussendet (Rheuma- und Gichtschmerzen).«
4. Melancholiker»… sind traurig, furchtsam und unentschlossen,
ohne richtige Ordnung und Beständigkeit. … Menschen mit einer derartigen Konstitution werden leicht zornig und sind ängst-
lich in vielen göttlichen und menschlichen Angelegenheiten. …
Sie fühlen sich in ihrem Körper wie ein lebenslang eingekerker-
ter Mensch, der nicht hingerichtet, aber auch nicht freigelassen
wird.«

Was kann man nun gegen seine Veranlagung ausrichten? Gott sei
Dank gibt es die Hildegard-Heilkunde, die in der Lage ist, allen
Menschen durch ihre Diät, den Aderlass und die Reinigungsme-
thoden zu helfen.

Die Säftelehre nach Hildegard – Schlüssel zum Verständnis der Gesundheit

Eine Frau kam mit einem Mann auf dem Wiener Zentralfriedhof
ins Gespräch, der sich darüber beklagte, dass er täglich über zehn
Arzneien einnehmen müsse und von zehn Spezialisten behandelt
werde: einem Neurologen wegen Schmerzen, einem Kardiologen,
einem Gastroenterologen wegen Gastritis, einem Internisten wegen Leberschwäche, einem Dermatologen wegen Psoriasis, einem
Rheumatologen wegen Arthritis, einem HNO-Arzt wegen Bronchitis, einem Urologen wegen Prostatabeschwerden, einem Augen-

arzt wegen grauen Stars und schließlich und endlich noch von einem Psychiater wegen Depressionen.

Die Frau ermunterte ihn, mit ihr nach Konstanz mitzukommen: »Da gibt es einen Naturarzt, der behandelt alles zusammen.« Tatsächlich erschienen beide und fuhren nach wenigen Tagen zufrieden und glücklich wieder nach Wien zurück. Einige Arzneien waren vollkommen überflüssig, einige lösten die Beschwerden geradezu aus, weswegen andere Mittel eingesetzt wurden. Durch den Aderlass verbesserte sich die Stimmung, der Cholesterinspiegel und der hohe Blutdruck sanken, und die Schmerzen wurden erträglicher. Die Rheumamittel wurden wegen der einsetzenden eigenen Cortisolausschüttung überflüssig, und die durch die Rheumamittel verursachte Gastritis verschwand.

Was war geschehen – handelte es sich um Zauberei? Ganz einfach, die krank machenden Säfte wurden durch den Aderlass beseitigt, und dadurch wurden die Selbstheilungskräfte aktiviert: Aus den Stammzellen im Mark konnten sich die Körperzellen neu bilden. Die Dinkeldiät und die Naturheilmittel hatten einen lang anhaltenden wohltuenden Einfluss auf die natürlichen Heilkräfte und das körpereigene Abwehrsystem.

Wenn man die Körpersäfte und das Blut nicht von ihren Belastungen und Giften befreit, kann man keine Heilung erwarten. Die Schulmedizin kennt nur die Zellpathologie und vernachlässigt leider die Humoralpathologie (vom lateinischen Wort *humor* (= »Feuchtigkeit, das Nass, Flüssigkeit«), die Lehre von den schädlichen Säften und der Blutqualität. Obwohl die Schulmedizin sehr genau die Blutbestandteile und das normale Blutbild kennt und misst, gibt es keine konventionelle Methode, die krank machenden Bestandteile zu eliminieren und das Blutbild rasch und nachhaltig zu verbessern. Ganz im Gegenteil, das Blut und die Körpersäfte werden durch die ständige Einnahme von chemischen Substanzen immer noch mehr belastet.

Es ist das große Verdienst des belgischen Arztes Dr. Louis van Hecken, durch mikroskopische Untersuchungen die Hildegard'sche Säftelehre entschlüsselt zu haben. Dadurch wurde es möglich, die vier von Hildegard angegebenen Säfte im Blut zu erkennen. (Dr. van Hecken leitet zurzeit ein Hospital in Zambia und betreut Hunderte von Malaria- und Aidspatienten. Ihm ist es gelungen, die Malariaerreger nach 2 Monaten mit einer Gabe von dreimal täglich 3 Msp. des Hildegard-Gewürzes Bertram zu beseitigen! Er ist nach ersten Ergebnissen davon überzeugt, dass er mit dieser Behandlung auch Aidspatienten helfen kann.)

Hildegard beschreibt vier Säfte, die von den kosmischen Elementen beeinflusst werden: »So lebt der Mensch durch vier Säfte, wie auch die Welt aus vier Elementen besteht ...« Vom Feuer hat er seine Körperwärme und Energie, von der Luft seinen Atem (Sauerstoff), vom Wasser sein Blut und seine Körpersäfte (75 % des Körpergewichts ist Wasser) und von der Erde (den irdischen Mineralien) sein Fleisch (Bindegewebe, Knorpel, Knochen und Bänder). »Ebenso erhalten die Elemente, wenn sie geordnet im Menschen wirken, seine Gesundheit.«

Es sind dies die vier Blutbestandteile:

1. Erythrozyten (»rotes Feuer«),
2. Leukozyten (»lauwarme Erde«),
3. Thrombozyten (»schaumiges Wasser«) und
4. Blutplasma (»feuchte Luft«).

Das Blut und seine Bestandteile werden in der Milz auf- und abgebaut. Die Regenerationszeit für die Blutkörperchen beträgt 120 Tage, und die Abbauprodukte, vor allem Cholesterin, werden für den körpereigenen Bedarf im Blut freigesetzt. Es ist daher gar nicht so erstaunlich, dass sich beim Aderlass innerhalb von 20–30 Minuten der erhöhte Cholesterinspiegel und der Hämatokritwert sowie auch langfristig alle erhöhten Blutwerte normalisieren.

Der durchschnittlich schwere Mensch hat etwa 5–6 l Blut, in dem sich die roten und weißen Blutkörperchen und die Blutplättchen befinden. Ihr Anteil am Blut beträgt je nach Lebensstil und Ernährungsverhalten 32–60 % (1,5–3,5 kg). Durch üppiges, fettes Essen mit viel Margarine, Wurst, Käse, Fleisch und Milchprodukten steigt der Hämatokritwert; d.h., die Fließeigenschaft des Blutes nimmt ab, und die Thrombosegefahr nimmt zu. Er ist ein Maß für die Fließeigenschaften bzw. die Viskosität des Blutes. Der Normalwert beträgt etwa 42, bei Werten darüber wird das Blut zäh und fließt wie Honig und führt zu Durchblutungsstörungen mit der Gefahr von Thrombose und Embolie, hohem Blutdruck, Herzinfarkt und Schlaganfall. Dickes Blut transportiert weniger Sauerstoff und Nährstoffe, wodurch Unterversorgung, Mangelzustände und Übersäuerung mit der Gefahr von Autoaggressionskrankheiten auftreten können. Durch die Entfernung von nur zirka 200 ml Blut beim Aderlass werden etwa 100 g der Blutkörperchen entfernt, der Hämatokrit sinkt, das Blut fließt wieder besser, und den oben beschriebenen Gefahren wird vorgebeugt.

Aus der Kombination der vier Blutbestandteile und ihrer Gefahren für den Menschen ergeben sich $1 \times 2 \times 3 \times 4 = 24$ Möglichkeiten, krank zu werden, u.a. aber auch natürliche Anlagen, gesund zu bleiben:

1. Manische Depression (Tristitia):»Die Säfte können keinen Frieden halten, es sei denn, dass sich die Gnade Gottes auf sie legt ... Gott macht sie gesund, wenn sie krank werden; haben sie Angst, verleiht er ihnen Mut, und wenn sie traurig sind, werden sie durch ihn wieder froh ... solche Menschen sind von Natur aus gesund und klug, aber zum Jähzorn geneigt, aggressiv, heftig in ihren Reaktionen ... erreichen sie nicht ihr höchstmögliches Lebensalter.«

2. Hirnwut, Irrsinnigkeit, Psychosen, Schizophrenie (Frenesi):»Die Säfteüberschreitung wird zu Gift verkehrt, und es entsteht aus ihnen ein solches Unwetter, dass der Mensch hirnwütig wird, rast und sich selbst zugrunde richtet ... Ein solcher Mensch wird nicht lange leben.«

3. Klugheit (Prudentia et Stabilitate):»Alle Säfte befinden sich in Harmonie, solche Menschen sind klug und gesund und haben ein langes Leben.«

4. Bechterew'sche Krankheit (Contractio):»Krümmen seinen Rücken, machen ihn gichtbrüchig ... er kann aber lange so leben.«

5. Dummheit, Blödsinnigkeit (Stultitia):»Manchmal zornwütig, manchmal vergnügt, kann lange leben.«

6. Paralyse, Lähmung, Gehirnlähmung, MS (Paralysis):»Ein gefährlicher Ton klingt bis in die Gefäße, das Mark und in die Schläfen, wird gelähmt und kraftlos ... kann aber lange leben.«

7. Von gutem Charakter (Bonis Moribus):»Wohlwollend und zart, lebt aber nicht lange.«

8. Sinnlosigkeit (Amentia): »Wahnsinnig, die Einsicht schwindet, wodurch er sinnlos wird, weder ganz gesund noch ganz krank.«
9. Manisch-depressiv, geisteskrank (Insania): »Krank an Geist und Körper, unnütz und ein Gräuel für sich und die Menschen; kann lange leben.«
10. Verzweiflung (Desperatio): »Ein Nordsturm ins Herz und in die Sinnesorgane, sodass sie weder auf sich noch auf einen anderen Menschen ihre Hoffnung und ihr Vertrauen setzen können ... sie fühlen sich sterbenselend, wenngleich sie lange leben können.«
11. Furchtsamkeit, Angst (Timiditas): »Viele Sorgen und Kummer, Zorn und Traurigkeit, Freude ohne Genuss, innere Angst ... die meisten sterben früh.«
12. Stummheit (Mutus): »Solche Menschen, die nicht sprechen können, sind innerlich umso weiser; und weil ihre Vernunft sich nach außen nicht ausdrücken kann, haben sie ein großes Wissen ... Diese Menschen sind in keiner Weise behindert, sondern körperlich gesund und langlebig.«
13. Redlichkeit (Bonitas): »Solche Menschen haben einen sehr guten Charakter, sie sind fröhlich und gesellig. Sie sind ausgeglichen und wenig zornig.«
14. Krebs (Cancer): »Bei diesen Menschen haben die Säfte ihre Grenzen überschritten, und in ihnen erzeugen die ›Würmer‹ (Viren) den Krebs mit der Folge von Wucherungen an allen Organen. Krebs kündigt sich durch geräuschvolles Aufstoßen und Schluckauf an. Solche Menschen können nicht lange leben, wenn ihnen nicht (z. B. mit Hildegard-Heilmitteln) geholfen wird.«
15. Gicht (Podagra): »Solche Menschen sind machtbewusst und herrschsüchtig. Körperlich sind sie gesund, haben aber viele Beschwerden und Schmerzen in den Fußgelenken. Sie können lange leben.«
16. Selbstmordneigung (»Qui se interficiunt«): »Alle Säfte sind in Unordnung geraten ... und lassen diese Menschen sich selbst in den Tod stürzen ... sie sind weder gesund noch krank, sollen aber ständig bewacht werden.«
17. Harnsäuregicht (Gutta): »Solche Menschen sind traurig, nicht sehr zornig, von der Gicht geplagt, aber langlebig.«

18. »Hyperaktivität«, »Aufmerksamkeitsdefizitsyndrom« (ADS; Instabilitas): »Undiszipliniert, unruhig, immer auf Achse ... sie würden sich zugrunde richten, wenn man sie nicht unter Kontrolle hielte. Sie können mit der Hilfe Gottes und ihrer Mitmenschen lange leben.«

19. Jähzorn (Iracundia): »Solche Menschen sind listig, sie lieben den Streit und die Zwietracht ... essen zu viel, obwohl sie mager sind ... können lange leben, aber erreichen nicht ihr höchstmögliches Alter.«

20. Neigung zur Ohnmacht (Syncope): »Solche Menschen sind gierig beim Essen und Trinken, fallen leicht in Ohnmacht, von schlechter Gesundheit, erreichen nicht ihr höchstmögliches Alter.«

21. Unbeständigkeit (Inconstantia): »Solche Menschen haben eine unangemessene Heiterkeit und grundlose Traurigkeit, manchmal sind sie unangemessen zornig. Sie leiden an widerlichem Mund- und Körpergeruch, erreichen aber nicht ihr Höchstalter.«

22. Sucht, Besessenheit (Cupiditas): »Bei solchen Menschen fehlt das seelische Bewusstsein sowie Gefühl und Takt im Umgang mit ihren Mitmenschen. Sie sind von ›Luftgeistern‹ wie besessen und provozieren ihre Mitmenschen mit ketzerischen Gedanken, wobei sie sich von anderen abkapseln. Sie leben in großen Gefahren und ›vertrocknen‹ innerlich, wenn Gott sie nicht erlöst, sterben sie frühzeitig.«

23. Pessimismus (Severitas): »Solche Menschen sind schonungslos knallhart, reizen sich und andere mit Bosheit, sind mit nichts zufrieden und sehr unangenehm ... Obwohl kräftig und gesund, sterben sie frühzeitig.«

24. Wahnsinn (Mens alienata): »Solche Menschen haben verrückte Ideen, zerstören sich selbst, schimpfen wütend und zornig ... sind unruhig und werden selten alt.«

Zusammenfassend kann man feststellen, dass die Zusammensetzung der »Säfte« über Wohl und Wehe der menschlichen Gesundheit entscheidet und dass der Mensch erst gesund ist, wenn er das richtige Maß und die richtige Blutzusammensetzung einhält.

Vom Einfluss des Mondes

Für Hildegard war das Wissen über den Einfluss des Mondes sehr wichtig, lebt die Natur und damit der Mensch doch im Rhythmus mit dem Erdtrabanten: Die Schwangerschaft z. B. dauert $10 \times 28 = 280$ Tage, von Natur aus hat die Frau alle 28 Tage ihre Regel, und die Haut regeneriert sich alle 28 Tage.

Der Aderlasstermin richtet sich nach dem Vollmond, denn »wenn der Mond voll wird, nimmt auch das Blut im Menschen zu, und wenn der Mond abnimmt, wird auch das Blut bei Männern und Frauen bis zum fünfzigsten Lebensjahr gemindert ... Nach erreichtem fünfzigsten Lebensjahr wird das Blut beim Menschen unter dem Einfluss des Mondes nicht mehr so stark vermehrt oder vermindert... Nach dem achtzigsten Lebensjahr hört das Blut auf, an Menge zu- bzw. abzunehmen... Bei den Frauen findet meistens nach dem fünfzigsten Lebensjahr kein Monatsfluss mehr statt, ausgenommen bei sehr gesunden Frauen, die bis zum siebzigsten Lebensjahr noch eine Regel haben können.« Diese feinen Unterschiede spielen bei der Häufigkeit des Aderlasses eine gewisse Rolle.

Der Mond hat auch einen großen Einfluss auf die Hormonproduktion und damit auf die Fruchtbarkeit von Männern und Frauen. Hildegard konnte schon etwas über die männlichen Samenfäden schreiben, obwohl diese erst im 17. Jahrhundert von dem holländischen Arzt Antoni van Leeuwenhoek unter dem Mikroskop entdeckt wurden: »Wenn beim zunehmenden Mond das Blut zunimmt, steigt auch die Fruchtbarkeit bei Männern und Frauen, weil der menschliche Samen kräftiger und stärker wird.«

Der Mond entscheidet darüber hinaus über andere Phänomene in unserem täglichen Leben, z. B. die Holzqualität, eine Tatsache, die beim Hausbau eine große Rolle spielt und dem Bauherrn sowohl das giftige Holzschutzmittel wie auch die unsinnige Dampfimprägnierung erspart: »Auch bei den Bäumen steigt der Saft mit dem zunehmenden Mond auf ... Werden die Bäume im abnehmenden Mond geschlagen, können die Holzwürmer weniger Schaden anrichten.«

Bei der Ernte der Heilkräuter spielt Frau Luna ebenso eine Rolle: »Edle Heilkräuter, die bei zunehmendem Mond geerntet oder mit der Wurzel ausgezogen werden, eignen sich mehr zur Bereitung von Arzneimitteln.«

Bei der Obsternte entscheidet der Mond über die Fruchtqualität, und sogar die Zeit des Schlachtens spielt eine große Rolle für die Qualität des Fleischs:»Alles Gemüse und die Früchte, welche bei zunehmendem Mond geerntet werden, haben, wie auch das Fleisch der Schlachttiere, mehr Nährwert, weil sie dann voll Saft und Blut sind ... Wenn man die Lebensmittel länger lagern möchte, soll man sie ausnahmsweise bei abnehmendem Mond ernten oder schlachten.«

Ähnliches gilt für die Getreideernte. Getreide, das bei zunehmendem Mond geerntet wird, hat seine ganze Vollkraft. Dafür kann man den Vollwert besser bewahren, wenn es im abnehmenden Mond geerntet wird. Das bei abnehmendem Mond geerntete Getreide bringt wesentlich mehr Ertrag als das Saatgut aus dem bei zunehmendem Mond geernteten Korn – u.v.a. m.

Die Psychotherapie der Hildegard von Bingen oder Was wusste Hildegard von der Seele?

Der Mensch hat über zehn Milliarden Körperzellen, die ständig miteinander in Verbindung stehen und Informationen austauschen. Jede Nervenzelle »weiß«, was die Leberzelle tut, alle Gehirnzellen erhalten Informationen von den Darmzellen etc. Das sind zehn Milliarden Informationen pro Sekunde – eine Leistung, welche die Kapazität jedes Computers übersteigt.

Noch dazu stehen alle Körperzellen mit dem Universum in Verbindung und erhalten Tag und Nacht ihre Lebensenergie aus der Quelle des Lebens, die wir »Gott nennen«: »So ist der Mensch ein Werk Gottes. Jegliche Leistung, die der Körper verlangt, schafft die Seele in ihm. Dabei ist die Seele das kreative und der Körper das ausführende Organ. Die Seele ist mächtiger als der Körper ... die Seele kann ohne den Körper leben, nicht aber der Körper ohne Seele ...«

Bereits in Hildegards erstem Buch *Scivias – Wisse die Wege* finden wir ein wunderbares Visionsbild, in dem sich Körper und Seele bei der Entstehung des Menschen vereinen. Die goldene Seele, ausgerüstet mit den allerstärksten göttlichen Kräften, vereinigt sich mit dem irdischen Körper. Symbolisch sehen wir ein goldenes Viereck, repräsentativ für die Seele mit den vier Lebenselementen Feuer, Luft, Wasser und Erde, das sich an einer Nabelschnur mit dem Baby, dem irdischen Körper, im Mutterleib vereinigt. Die göttliche Lebensenergie fließt in den Körper und belebt das Baby mit den kosmischen und göttlichen Kräften. Von nun an kann sich der Mensch mit grenzenloser Energie versorgen. Wie viel später Albert Einstein in seiner Formel $E = mc^2$, Energie ist Masse im doppelten Quadrat der Lichtgeschwindigkeit, zusammenfasste, schreibt auch Hildegard, wie sich die leuchtende Lebensenergie mit der Materie vereinigt und Leben auslöst: Sie nennt das Leben bereits im 12. Jahrhundert *»Turbulenta Materia«*: Leben ist Materie in Bewegung. Diese Energie, von Hildegard auch *» Viriditas«* genannt – Lateinisch für die Kraft der Farbe Grün –, ist die Kraft der Seele, die alles Leben formt, am Leben erhält und heilt: »Wie ein warmer, feuriger Wind ergießt sie sich in alle Gelenke und Organe ... Die Seele verteilt auch den Saft der Nahrung bis ins Gehirn, das Herz, die Leber, Magen, Eingeweide und alle anderen Organe.«

Die Seele und ihre kreativen und spirituellen Kräfte eröffnen uns immer wieder neue Möglichkeiten, um auch in schwierigen Situationen zu überleben. Und wenn wir so schwach und energielos sind, dass wir nicht mehr ein und aus wissen, können wir uns mit dieser Seelenenergie verbinden. Aus dieser Quelle fließt die Kraft zum Heilen, zum Leben und zum Lieben, denn: »Der Mensch ist ein Werk Gottes. Gott und Mensch sind eins wie Leib und Seele, weil Gott den Menschen nach seinem Gleichnis gemacht hat ... So ist die ganze himmlische Harmonie ein Spiegel der Gottheit und der Mensch ein Spiegel aller Wunder Gottes.« Gottes Wille sind glückliche Menschen, gesund an Körper, Leib und Seele – inspiriert, geschützt und motiviert von der Hildegard-Heilkunde.

Wie wird oder bleibt man gesund an Körper, Geist und Seele? Dazu gehört das Wissen um die Werte des Lebens, also die Kräfte, die das Leben liebens- und lebenswert machen. Durch einen Mangel an diesen Kräften wird der Mensch krank und das Leben zerstört und sinnlos. Folglich entstand nach den medizinischen Werken Hildegards Buch über die spirituellen Heilmittel, *Liber Vitae Meritorum – Das Buch über die Werte des Lebens*, ein Weltethos mit zeitloser Gültigkeit für alle Menschen und alle Religionen. Dieses Werk, erschienen unter dem Titel *Die Psychotherapie der Hildegard von Bingen* (im selben Verlag), ist der Wegweiser für ein gesundes, glückliches und sinnvolles Leben. Die sog. Tugenden, nach der Etymologie des Wortes Werte, die fürs Leben »taugen«, beginnen mit der Kraft der Liebe und enden nach insgesamt 35 Kräften mit der Lebensfreude. Jeder dieser 35 Kräfte wird eine negative destruktive Gegenkraft gegenübergestellt. Wo die positiven Kräfte fehlen, entsteht ein Mangel oder ein Risiko, die ganz bestimmte Einflüsse auf den Körper und seine Organe ausüben und Krankheiten auslösen können. Denn fast jede Krankheit hat eine seelisch auslösende Ursache. Wenn jene Ursachen, d.h. die Mangelzustände, nicht beseitigt werden, kann auch keine Heilung geschehen (s.a. die Tabelle im Anhang).

Augenheilkunde

Augen – die Fenster zur Seele

Schöne Augen sind nicht nur ein Privileg der Jugend. Schauen Sie einmal bewusst einem Menschen in die Augen und beobachten Sie, ob Sie darin das Feuer der Seele erkennen können: »Mächtig ist der Blick der Seele in den Augen eines solchen Menschen, dessen Augen klar und durchsichtig sind, weil die Seele in seinem Körper kraftvoll wohnt, um noch viele gute Werke zu vollbringen, denn die Augen sind die Fenster der Seele.«

Die Augen verbinden das Innen und Außen, den Mikro- und den Makrokosmos, und sie verknüpfen beides miteinander, weil sie ein Teil des Universums sind. Klare, reine Augen gelten Hildegard zufolge als »Zeichen des Lebens«: Wenn ein Mensch gesund ist, sind seine Augen normalerweise rein, trübe Augen sind in der Regel »ein Zeichen des Todes«.

Von Hildegard sind 25 Wunderheilungen bekannt, bei denen sie keine Heilmittel eingesetzt hat. Sie heilte etwa durch Handauflegen oder mit der Hostie. Ihr Biograph Theoderich berichtet, sie habe bei einer Rheinüberfahrt einem blinden Knaben das Augenlicht zurückgegeben, indem sie ihre Hände auflegte, Rheinwasser über seine Augen sprengte und ihn segnete. Sie konnte charismatisch heilen wie wohl der größte Arzt – Jesus Christus. Tausende seiner Mitmenschen hatte er von Krankheiten befreit und forderte seine Jünger immer wieder auf: »Tuet das Gleiche.«

Hildegard steht felsenfest in ebendieser Tradition und hat uns mit einer erstaunlichen Augenheilkunde auf die Heilkräfte der Natur hingewiesen.

Bau, Funktion und Erkrankungen des Auges werden von der modernen Medizin mit einer komplizierten Terminologie beschrieben. Das menschliche Auge besteht aus dem Augapfel mit seinen drei Schichten Leder-, Ader- und Netzhaut. Die derbe Lederhaut bildet die äußere Schicht. Sie geht im vorderen Teil des Auges in die durchsichtige Hornhaut über. Da sie in enger anatomischer Beziehung mit der Bindehaut steht, greifen viele Krankheiten von der Bindehaut auf die Hornhaut über und umgekehrt. Unter der Lederhaut liegen die Ader- und die Netzhaut (Retina), die in der vorderen Augenkammer die ringförmige Regenbogenhaut bildet und dem Auge die charakteristische Farbe verleiht. Die Regenbogenhaut liegt auf der Augenlinse und umgrenzt die Pupille, durch die das Licht in das Auge fällt. Hinter der Linse füllt der Glaskörper den ganzen Augeninnenraum aus. Er besteht zu 99 % aus Wasser, gallertartig im Glaskörper eingebettet.

Eine Trübung der Augenlinse führt zu Sehstörungen und wird als »grauer Star« (Katarakt) bezeichnet. Vordere und hintere Augenkammer sind mit einer Flüssigkeit, dem sog. Kammerwasser, ausgefüllt. Zufluss und Abfluss des Kammerwassers werden normalerweise sehr fein aufeinander abgestimmt. Eine Vermehrung des Kammerwassers durch eine Abflussbehinderung führt zum Druckanstieg im Augeninnern und zerstört schließlich das Sehvermögen. Dieser krankhaft erhöhte Augeninnendruck wird als »grüner Star« (Glaukom) bezeichnet und steht an der ersten Stelle aller Erblindungsursachen.

Auch Hildegard beschreibt, dass das Sehvermögen von dem richtigen Verhältnis von Blut und Augenwasser abhängt. Trockene Augen brauchen Bitterstoffe, die die Durchblutung anregen und die Schleimhäute feucht machen. Auf diese Weise kann man Augenkrankheiten verhüten. Lernen Sie gleich zu Anfang Hildegards wirksamstes Universalheilmittel kennen und verhüten Sie durch diese ganzheitliche Kur nicht nur Augenleiden, sondern auch alle Krankheiten, die durch eine Verstopfung der Blutgefäße (Arteriosklerose) entstehen: die »Frühjahrskur« mit dem Wermuttrank.

Universalheilmittel zur Verhütung von Augenkrankheiten

Wermuttrank

40 ml Wermutfrühlingssaft	150 g Honig
1 l Wein	

Wermutblätter im Mai oder Juni im zunehmenden Mond ernten, zerkleinern (durch den Wolf drehen) und den Saft auspressen.

Wein mit Honig kurz aufkochen und den Saft in den noch siedenden Honigwein hineingießen. Sofort vom Herd nehmen und steril in die Flasche füllen. Verschließen und im Keller aufbewahren. Man braucht 3 l für eine Kur.

Jeden 2. Tag sollten Sie kurmäßig 1 Likörglas davon vor dem Frühstück von Mai bis Oktober am 1. Tag nüchtern einnehmen, am 2. Tag eine Pause einlegen und es am 3. Tag wieder morgens nüchtern einnehmen.

Die kurmäßige Einnahme des Wermutelixiers hat laut Hildegard eine derart starke Regenerations- und Leistungssteigerung auf den menschlichen Organismus zur Folge, dass sie den Wermut den »wichtigsten Meister gegen alle Erschöpfungen« nannte.

Erstaunlicherweise beschrieb Hildegard bereits vor 850 Jahren das Krankheitsbild der Arteriosklerose und gab einen wichtigen Hinweis über den Zusammenhang von Augen und Nieren. Die Augen werden klar und durchsichtiger, wenn die Nieren besser arbeiten und die Schlackenstoffe, die die Linse trüben, wieder ausscheiden. Vor allem aber ist die Wermutkur ein Schutz vor Arteriosklerose, einer Krankheit, die zu Hildegards Zeiten unbekannt war...!

Die Ursachen der Augenkrankheiten und ihre Heilmittel

Der Charakter eines Menschen lässt sich laut Hildegard an fünf verschiedenen Augenfarben erkennen, wobei jede Farbe sowohl positive als auch negative Eigenschaften verrät. Dazu gibt es in Hildegards Lehrbuch folgende Hinweise:

1. Blauäugige Menschen sind sehr zielgerichtet: »Wer blaue Augen hat, ist manchmal leichtsinnig, manchmal unüberlegt oder sehr übermütig oder faul oder auch ungeregelt in seinem Benehmen. Dennoch bringt er alles, was er tut, zu einem guten Ende.«
2. Menschen mit feurigen Augen sind »klug, scharfsinnig und jähzornig«.
3. Wer einen treuen Partner sucht, soll einen mit »gemischten« Augen suchen: »Menschen mit gemischten Augen sind einmal trau-

rig, ein anderes Mal vergnügt, aber trotzdem ehrbar in ihren Sitten.«

4. Wenn Sie einen guten Handwerker suchen, achten Sie auf grüne Augen: »Grünäugige sind unbeständig, locker und listig in ihren Sitten, dennoch von gutem Verstand für Handarbeiten, sodass sie leicht begreifen und behalten, was sie an Fertigkeiten zuvor nicht kannten.«

5. Gute Berater und kluge Politiker haben braune Augen: »Braunäugige sind klug, für gute Ratschläge offen, fühlen sich aber trotzdem bei all ihren Taten beengt.«

Blaue Augen leiden unter Luftverschmutzung und Nebel: »Ein Mensch mit blauen Augen, so ähnlich wie Wasser, hat sie hauptsächlich aus dem Element der Luft. Daher sind sie auch schwächer als andere Augen, weil die Luft durch verschiedene atmosphärische Einflüsse der Wärme, Kälte und Feuchtigkeit sich oft verändert. Daher werden blaue Augen von schlechter, weicher und feuchter Luft wie auch von Nebel leicht geschädigt.«

Das Universalheilmittel für blaue Augen ist Fenchel. Er kann sogar die Schäden und Entzündungen blauer Augen heilen, die durch die Luftverschmutzung entstanden sind: »Wenn jemand mit blauen Augen schlecht sieht oder Schmerzen empfindet, soll er sofort Fenchel oder Fenchelsamen nehmen, ihn zerreiben und seinen Saft und den Tau von aufrecht stehenden Gräsern mit etwas feinstem Weizenmehl zu einem kleinen Kuchen kneten. Diesen Teig soll er über Nacht auf seine Augen legen und mit einer Binde befestigen. Dadurch werden seine Augenschmerzen beseitigt, denn die blauen Augen sind von luftiger Art, und darum muss man der Mischung Tau beifügen.«

Universalheilmittel für blaue Augen

Fenchel-Tau-Weizen-Teig

Frische Fenchelsamen oder Gemüsefenchel zerreiben, etwas Tau frischer Gräser hinzufügen und mit Weizenmehl und etwas Wasser zu Teig verarbeiten. Als Kompresse über Nacht aufbinden. Mit einer Augenklappe befestigen. Anstelle von Tau kann man auch das Lilienblütenwasser als augenfreundliche Flüssigkeit nehmen.

Universalheilmittel für feurige Augen

Feurige Augen leiden unter Umweltverschmutzung. Sie haben einen deutlichen Ring um die Iris, ob sie nun blau oder braun sind: »Wer feurige Augen hat, vergleichbar mit einem Sonnenring (Halo), der dicht neben der Sonne liegt, verdankt sie dem warmen Südwind. Sie sind gesund, weil sie aus der Wärme des Feuers stammen. Staub jedoch und jeglicher übler Geruch schadet ihnen, weil ihre Helligkeit auf den Staub und ihre Reinheit auf jeden unbekannten Geruch reagiert.«

Rosen-Veilchen-Fenchel-Wein

6 ml Veilchentinktur   4 ml Fencheltinktur
12 ml Rosentinktur   aufgefüllt mit 50 ml Wein

Vorsichtig vor dem Schlafengehen die Augenlider befeuchten, nichts in die Augen geben: »Reibe dieses Augenwasser um deine Augen vor dem Schlafengehen, wobei du dich hüten musst, dass nichts ins Auge gerät. Wenn aber auch etwas den Augapfel berührt, schadet das nicht viel.«

Universalheilmittel für gemischte Augen

Gemischte Augen (aus Blau, Grün, Braun und Graublau) sind lichtempfindlich: »Wer Augen hat, einer Wolke ähnlich, in der sich der bunte Regenbogen widerspiegelt, verdankt sie der Luft mit ihren verschiedenen atmosphärischen Störungen. Sie sind schwach, weil sie aus unbeständiger Luft entstehen, und haben besonders bei warmer Luft ein schwächeres Sehvermögen, weil sie nicht vom Feuer herstammen ... Alles besonders glitzernde Licht ... ist für solche Augen schädlich.«

Diese Augen reagieren besonders empfindlich auf langes Fernsehen, Computerarbeit, Lesen oder Kinobesuche. Manchmal treten Sehstörungen auf, Doppelbilder, Blitzen vor den Augen. Bei Menschen über fünfzig können sich die Augen durch Einlagerung von Schlackenstoffen trüben. Die moderne Medizin spricht vom Katarakt oder dem grauen Star als Folge einer gestörten Glukoseutilisation durch den Verlust von Linsenenzymen.

Zinkwein

Hildegards Zinkwein kann die abgeschwächte Enzymaktivität wieder stimulieren und so die Sehfähigkeit verbessern. Er hat sich daher auch bei beginnendem grauem Star bewährt. Er ist das Universalheilmittel für die »gemischten Augen«, auch bei Bindehautentzündungen, juckenden oder tränenden Augen, wie man es beim Heuschnupfen beobachtet: »Nimm Galmei (Zinkoxid) und lege es in reinen und weißen Wein. Und zur Nacht, wenn du schlafen gehst, bestreiche (nach Herausnehmen des Galmeistücks) mit diesem Wein die Augenlider und hüte dich, dass nichts davon die Augen selbst berührt.«

0,5 g Zinkoxid
10 ml Bioweißwein (Frankenwein)

Die Mischung über Nacht liegen lassen. Zinkoxid ist so gut wie unlöslich in Wein, es gehen nur homöopathische Mengen in Lösung.

Vor dem Schlafengehen werden die Augenlider mit dem Zinkwein bei geschlossenen Augen mit den befeuchteten Fingerspitzen eingerieben. Man wartet, bis der Wein eingetrocknet ist, und öffnet dann wieder die Augen. Man darf also nichts ins Auge, d. h. auf die Augäpfel oder die Bindehaut, bringen, da es brennen kann.

Universalheilmittel für grüne Augen

Fenchelsamenpulver-Ei-Schnee

Grüne Augen sind selten, hinter ihnen verbergen sich Hildegard zufolge Menschen mit gutem handwerklichen Geschick. »Wenn jemand Augen hat wie eine trübe Wolke, die weder ganz feurig noch auch ganz trübe sind, sondern mehr grünlich gefärbt und er schlecht sehen kann oder Augenschmerzen hat, soll im Sommer Fenchelkraut zerreiben oder im Winter Fenchelsamen pulverisieren und diesen mit Eischnee zu einer Masse vermischen und vor dem Schlafen auf die Augen auflegen.«

1 TL Fenchelsamenpulver
1 Eiweiß, geschlagen

Die Zutaten mischen und als Kompresse auf die Augen legen, mit einer Augenklappe befestigen.

Universalheilmittel für braune Augen

Die besten und schärfsten Augen sind die braunen: »Wer schwarze oder trübe Augen hat, so wie manchmal eine Wolke, hat sie hauptsächlich von der Erde erhalten. Sie sind kräftiger und schärfer als alle anderen Augen und behalten auch ihre Sehschärfe lange, weil sie aus der Kraft der Erde stammen. Dagegen werden sie aber leicht durch die Erdfeuchte und die Feuchtigkeit von Gewässern und Sümpfen geschädigt, so wie auch die Erde öfter durch die große Feuchtigkeit der Gewässer und Sümpfe zu leiden hat.«

Weinrautensaft mit Honig und Weizenbrot

Wenn diese Augen schmerzen oder schlecht sehen, soll man sich selber ein Heilmittel aus Weinrautensaft bereiten und als Kompresse auflegen.

1 ml Weinrautensaft (Fa. Jura)   1 Würfel Weizenbrot
1 TL Blütenhonig

Die Zutaten als Kompresse auflegen und mit einer Augenklappe befestigen.

Bei einem akuten Glaukomanfall kann der Augeninnendruck so ansteigen, dass das Sehvermögen erheblich eingeschränkt ist. Das Augeninnere wird durch die gestörte Blutversorgung möglicherweise getrübt, die Sehfähigkeit eingeschränkt. Zusätzlich kann sich die Bindehaut entzünden, und die Hornhaut trübt sich ein. Schon bei den ersten Anzeichen, z.B. Schmerzen oder Sehstörungen, muss man den Augenarzt aufsuchen. Menschen über vierzig sollten aus prophylaktischen Gründen einmal im Jahr einen Hildegard-Aderlass durchführen und den Augeninnendruck kontrollieren lassen, um ein drohendes Glaukom zu vermeiden.

Universalheilmittel für eine bessere Sehschärfe

Überanstrengte Augen regenerieren sich am besten durch den Anblick vom Grün der Natur. Hildegard nennt diese Farbe »Viriditas«. »Wenn Blut und Wasser in den Augen eines Menschen wegen hohen Alters oder durch irgendeine Krankheit zu stark abgenommen haben, soll er auf einem grünen Rasen spazieren gehen und diesen so lange betrachten, bis ihm die Augen tränen, weil das Grün des Grases die Trübsichtigkeit beseitigt und die Augen rein und klar macht.«

Kaltwasserkompresse

Die Kaltwasserkompresse wirkt wie eine Kneipp-Anwendung: »Man kann auch frisches Wasser nehmen und die Augen damit befeuchten ... so regt diese Feuchtigkeit das Wasser in den Augen wieder an und macht sie klar. Man kann auch ein Leinentuch nehmen, dies in reines kaltes Wasser tauchen und über die Augen legen, ohne dass Wasser in die Augen eindringt.«

Ein Leinentuch oder Waschlappen mit kaltem Wasser befeuchten und feucht als Kompresse eine halbe Stunde auf die Augen legen. Durch das kalte Wasser kommt es zu einem Reiz und zu einer besseren Durchblutung. Schlackenstoffe werden abtransportiert, und die Sehschärfe nimmt zu. Die Kaltwasserkompresse und die Wiesengrün-Methode gehören zusammen; sie stehen beide im medizinischen Lehrbuch. Durch diese einfache, geniale Methode haben schon viele ihre Sehkraft so verbessert, dass sie keine Brille mehr brauchten.

Heilmittel bei Augenentzündungen und Sehschwäche

Rebstockwasser

Wenn im Frühjahr die Reben beschnitten werden, fließt der Rebsaft aus den Zweigen, den man nur vormittags auffangen darf. Diese einfachen Rebtropfen sind ein sehr wirksames Augenheilmittel bei Augenbrennen, Bindehautentzündung und Sehschwäche: »Wenn der Rebschoss im Frühjahr geschnitten wird, sammle die ausfließenden Rebtropfen von frühmorgens bis mittags aus diesem

Schnitt. Dann lasse etwas auf das Auge kommen, ohne die Augen zu befeuchten. Das mache oft, und die Augen werden wieder klar sehen.«

Mit diesen Rebtropfen, die wie natürliche Tränen sind, befeuchte man die Augenlider oben und unten täglich ein- bis dreimal für längere Zeit, bis die Augenbeschwerden verschwunden sind. Bei Augenentzündungen und Sehschwäche haben sich die Rebtropfen sehr bewährt. Sie helfen auch bei beginnendem grauem Star.

Im Frühjahr nach dem Rebenschnitt das Rebstockwasser in sterilen Reagenzgläsern von 6 Uhr morgens bis 12 Uhr mittags auffangen. Im Kühlschrank aufbewahren. Die Augenlider werden täglich ein- oder zweimal mit Rebtropfen befeuchtet.

Regenerationsmittel bei allen Augenleiden

Apfelknospen- und Rebsaft

»Wenn jemand, alt oder jung, an irgendeiner Sehstörung leidet, sollte er Apfelblätter mit Blüten in der Frühlingszeit nehmen, weil die ersten Apfelsprossen zarter und gesünder sind, wie die jungen Mädchen, bevor sie Kinder bekommen.«

10 ml Apfelknospensaft aus Apfelknospen und -sprossen ausgedrückt
10 ml Rebtropfen

Zur Regeneration der Augen wird der Saft von jungen Apfelblättern und -blüten zu gleichen Teilen mit den einfachen Rebtropfen gemischt. Die Mischung in eine sterile Flasche abfüllen und im Kühlschrank aufbewahren. Mit den Fingerspitzen die Augenlider vor dem Schlafengehen damit befeuchten.

Dies Mittel kann man nur in der Frühlingszeit anwenden, weil der Apfelknospensaft sehr schnell verdirbt und nicht konserviert werden kann. Die ausgepressten Apfelknospen werden zusätzlich als Kompresse über Nacht auf die Augen aufgelegt und mit einer Augenklappe befestigt.

Tränende, nasse Augen

Sonnengewärmte Feigen- oder Erlenblätter

Nasse, tränende Augen entstehen Hildegard zufolge durch schädliche Säfte wegen schlechter Ernährung, Umweltverunreinigungen oder nach Krankheiten. Dadurch können die Augen tränen und schwachsichtig werden. Hiergegen helfen entweder sonnengewärmte Feigen- oder Erlenblätter, die in der Nacht taunass waren.

Die Blätter werden einmal täglich nur jeden dritten Tag als Kompresse aufgelegt und mit einer Augenklappe befestigt, bis das Tränen aufhört.

Trockene Augen

Taufrische Rosenblätter

Morgens im Garten taufrische Rosenblätter sammeln und auf die Augen legen – und die Welt sieht wieder »rosarot« aus.

Zusätzlich können Sie mit Veilchenöl »die Dunkelheit der Augen« verjagen und eine Nierenmassage mit Weinrautensalbe vornehmen (s. S. 97 u. 144).

Universalheilmittel bei beginnendem grauem und grünem Star

Goldtopaswein

Hildegard bezeichnet den Topaswein als das beste Augenheilmittel; und in der Tat haben wir mit dieser einfachen Arznei zum großen Erstaunen vieler Augenärzte großartige Erfolge erzielt, besonders bei Sehschwäche, beginnendem grauem und grünem Star mit erhöhtem Augeninnendruck. Sie bestätigten die ungewöhnlich gute Wirkung des Goldtopasweins und rieten zur Weiterbehandlung.

Einen Goldtopas 23 Tage und Nächte in 1 Likörglas Biowein (Frankenwein) legen und mit dem feuchten Goldtopas die Augenlider ein- bis dreimal täglich 5 Tage lang benetzen. Möglichst nicht das Augeninnere befeuchten. Danach 3 Monate lang immer wieder Goldtopaswein herstellen und wie beschrieben anwenden. Alle

4 Wochen beim Augenarzt den Augeninnendruck kontrollieren lassen.

Auch Sehtrübungen lassen sich gut mit Goldtopaswein behandeln: »Das macht die Augen klar wie das beste Augenmittel«.

Sehschwäche bei Schilddrüsenleiden

Sonnengewärmter Bergkristall

»Wem sich die Augen verdunkeln, der wärme einen Bergkristall in der Sonne und lege diesen warm gewordenen Stein auf die Augen. Der Bergkristall zieht die schlechten Säfte aus den Augen, und so wird der Betroffene besser sehen.«

Eine Bergkristallscheibe in die Sonne legen und den warmen Stein auf die geschlossenen Augen legen.

Bindehautentzündung, Sehkraftverlust, gerötete Augen

Saphir

»Wenn jemandem die Augen vor Schmerzen rot oder geschwürig (entzündet) werden oder wem die Sehkraft schwindet, der nehme nüchtern einen Saphir in seinen Mund und mache ihn mit seinem Speichel feucht. Mit dem Finger nehme man den Speichel vom Saphir und befeuchte damit die Augen, und zwar so, dass auch der Saphir die Augen inwendig berührt, und sie werden geheilt und ganz klar.«

Saphir mit Speichel befeuchten und die Augenlider mit dem feuchten Stein bestreichen. Der Saphir hilft ganz allgemein bei Bindehautentzündung, Sehkraftverlust oder geröteten Augen durch Überanstrengung.

Augendiät

Augenleiden sind nach Hildegard meistens durch eine Verdauungs- oder Ausscheidungsschwäche der Nieren verursacht. Die dadurch zurückbleibenden Schlackenstoffe lagern sich ab und können in dem klaren durchsichtigen Bindegewebe des Auges wie eine Trübung bemerkt werden. Eine gute Hildegard-Küche mit Dinkel,

Obst und Gemüse ist der beste Schutz vor Augenleiden. Die Augen benötigen für einen optimalen Stoffwechsel alle Lebensmittel, die die Nervenleistung verbessern:

1. Dinkel, Obst und Gemüse,
2. Kost mit weniger Fleisch, wenig fettem Käse, Eiern und Milchprodukten,
3. Edelkastanien, Kopfsalat, Mandeln,
4. Fencheltee, -gemüse, -tabletten,
5. Poleiminze als Gewürz oder Poleiminze-Weinessig-Honig,
6. Antioxidantien und »Vitamin P« (Permeabilitätsvitamin gegen brüchige Gefäße zur Verhütung von Einblutungen in die Augen; alles, was rot oder gelb ist: Rote Bete, Kürbis, Himbeeren, Kirschen, rote und besonders schwarze Johannisbeeren, Brombeeren, Blaubeeren, rote Grütze).

Seelische Ursachen für Augenleiden

In der *Psychotherapie der Hildegard von Bingen* finden wir 35 heilende Werte von zeitloser Gültigkeit. Es sind die Werte, mit denen das Leben wertvoll, wunderbar und liebenswürdig wird. Diese Kräfte heilen und fördern die emotionale, spirituelle, soziale und finanzielle Intelligenz.

Ihnen stehen 35 negative Kräfte gegenüber, die das Leben und die Gesundheit zerstören. Erst wenn diese seelischen Ursachen beseitigt werden, kann eine ganzheitliche Heilung geschehen.

Das Spektrum der spirituellen Werte reicht von der Liebe als stärkster Heilkraft bis zur Lebensfreude. Die seelischen Heilkräfte sind über das Nervensystem mit den Organen unseres Körpers verbunden.

Die ersten sieben Kräftepaare stehen vor allem mit den sieben Sinnesorganen in Verbindung und die Augen entweder mit der Liebe zur äußeren Welt mit ihrem materiellen Reichtum oder mit der inneren Welt und ihrem inneren spirituellen Reichtum, mit der Liebe zu Gott, dem Mitmenschen und zu sich selbst.

Unsere Augen nehmen die äußere Welt wahr. Dadurch werden Gefühle und Leidenschaften ausgelöst. Deshalb kann man in den Augen Freude oder Trauer, Sympathie und Zuneigung ablesen.

Die inneren Augen sehen die inneren Werte der Seele, von denen die Liebe die allerstärkste Kraft ist. Wenn die inneren Augen die positiven Seelenkräfte in uns aktivieren, können diese unser normales Leben in ein wunderbares, vitales und glückliches Dasein verwandeln. Die Liebe kann heilen und die körpereigenen Abwehrkräfte stärken. Wem die innere Liebe fehlt, der versucht, diese durch äußere Werte zu ersetzen. Die Gier nach Geld und Besitz lenkt die Augen in die materielle Welt, die viel Leid und Unzufriedenheit auszulösen vermag.

Die meisten Menschen der westlichen Welt glauben, durch materiellen Reichtum würden sie glücklich. Sie sind Sklaven des Geldes. Dafür zahlen sie einen hohen Preis: Stress, Rücksichtslosigkeit, Raubbau an sich selbst, mehr Steuern und Zinsen! Das ist der Stoff, aus dem die Krankheiten entstehen. Dabei ist Geld eigentlich nur »eine Illusion«, lediglich bedrucktes Papier … Reich im spirituellen Sinn ist, wer durch seine Kreativität und Phantasie in der Lage ist, Werte zu kultivieren, die die Menschheit voranbringen.

Lernen Sie vor allem von unserem großen Meister Jesus Christus. Er rät uns, sinnvolle Ziele zu setzen, die uns und unseren Mitmenschen nutzen. Ebenjener Rat war auch das Lebensmotto von Herrn Dr. Gottfried Hertzka und steht auf seinem Grabkreuz: »Trachtet zunächst nach dem Reich Gottes, dann wird euch alles andere umsonst hinterhergeworfen!«

Hildegard sieht die Liebe zum Materialismus bildlich wie einen finsteren, nackten Mann, der mit großer Anstrengung einen Baum ausreißen will. Mit den Händen greift er in die Zweige und Blüten und zerstört dabei durch seine Gier den ganzen Baum und sein eigenes Leben. Sein Lebensmotto: »Ich ziehe allen materiellen Reichtum an und arbeite dafür Tag und Nacht. Wieso soll ich verzichten, wo ich doch so gierig auf Geld und Genuss bin? Ich kenne nur ein Leben voll Mühe und Arbeit.«

Der Materialist sieht nur das Geld und erkennt nicht, dass das Leben, die Gesundheit und die Schönheiten der Natur ein Geschenk sind, kostenlos und umsonst – aus Gnade. Die Kunst des Lebens besteht aber gerade darin, mit den inneren *und* äußeren Augen sowohl die materielle äußere als auch die spirituelle innere Welt zu entdecken.

Ohrenheilkunde

Ohren – das Gesundheitszentrum

Ohrenerkrankungen, besonders Schwerhörigkeit, Mittelohrentzündung und Ohrenkatarrh, entstehen Hildegard zufolge durch schlechte Säfte, die aus dem Magen kommen. Auch durch Magenleiden kann man schwerhörig werden. Es besteht ein enger Zusammenhang zwischen der Verdauung und dem Gehör. Durch eine gute Verdauung kann man diese Krankheiten vermeiden: »Diese Säfte, die sich bald verringern, bald vermehren, sind leicht zu behandeln und zu vertreiben. Zuweilen entsteht aus den schlechten Säften im Organismus auch ein Rauch (Gas), der zum Kopf des Menschen und in sein Gehirn dringt. Dieser Rauch zieht sich dann zu den Ohren hin und verstopft das Gehör, hält sich lange dort auf und ist schwer zu behandeln.«

Bei dieser Art von Schwerhörigkeit empfiehlt Hildegard die Anwendung von Weihrauch als Universalheilmittel: »Wird die Hörkraft eines Menschen durch irgendein Phlegma oder durch eine andere Krankheit geschädigt, so soll er weißen Weihrauch auf glühenden Kohlen verräuchern und diesen Rauch in das verstopfte Ohr aufsteigen lassen. Doch soll er dies nicht oft tun (nicht täglich), damit es ihm nicht durch übertriebene Anwendung schlechter geht als zuvor.«

Der Einfluss der Ernährung auf Ohrenleiden

Ohrenerkrankungen werden auch durch schlechte Säfte ausgelöst, die aus Lebensmitteln entstehen können. Dazu gehören insbesondere Erdbeeren, Pfirsiche, Pflaumen und Porree oder Lauch, die in der Hildegard-Heilkunde als »Küchengifte« gemieden werden sollten. Besonders im Frühling in der Erdbeerzeit treten sehr häufig Mittelohr- und Blinddarmentzündungen auf, die durch Erdbeeren ausgelöst werden. Darüber hinaus verursachen Erdbeeren, aber auch Pfirsiche, oft Hautausschläge und Allergien. Durch Weglassen der »Küchengifte« können diese Leiden sehr rasch beseitigt werden, wie z. B. bei einem zehnjährigen Jungen, der im Sommer nie ins Schwimmbad gehen konnte, weil er an den Füßen schwere Hautentzündungen bekam. Allein durch den Verzicht auf Erdbeeren verschwanden die Ausschläge.

Die Erdbeeren wachsen dicht über der Erdoberfläche und sind oft mit Bodenpilzen verseucht, die Giftstoffe, etwa Aflatoxine, Krebs auslösende Toxine, produzieren. Darüber hinaus werden Erdbeeren mit Methan aus der Erde begast.

»Die Erdbeeren schaffen im Menschen schlechte Säfte nach dem Essen (sie verändern die Blutchemie), und sie sind nicht gut zu essen, weder für Gesunde noch Kranke, weil sie zu nahe über der Erdoberfläche und in fauler Luft wachsen.«

Heute wissen wir, dass Erdgas aus Methan besteht, einem Kohlenwasserstoff, der mit dem Chloroform verwandt ist. Kein Wunder also, dass »verchloroformierte Erdbeeren« im Menschen schädliche, schlechte »Säfte« erzeugen.

Ähnliche Krankheiten wie nach dem Erdbeergenuss beobachtet man im Sommer in der Pfirsichzeit. Die meisten Menschen können Erdbeeren essen, ohne dabei sofort krank zu werden. Andere aber, die leicht unter diesen Erkrankungen leiden, tun gut daran, Erdbeeren zu meiden.

Ohrenschmerzen, Kopfschmerzen, Neuralgie

Ölige Rebtropfen

Starke Ohrenschmerzen, die durch eine Mittelohrentzündung ausgelöst werden, verschwinden sehr rasch durch »ölige Rebtropfen«. Wir haben bereits im vorigen Kapitel gesehen, dass das Rebstockwasser, welches im Frühjahr nach dem ersten Anschnitt aus den Rebstöcken fließt, ein großartiges Augenmittel ist. Hier werden die Rebtropfen noch mit Olivenöl vermischt.

Die öligen Rebtropfen haben sich bei beginnender Mittelohrentzündung, besonders bei Kindern, sehr bewährt, wobei das Einreiben sofort die Schmerzen nimmt. Rechtzeitig angewendet, verhindern die öligen Rebtropfen meist eine ausgeprägte Mittelohrentzündung.

Eine bereits eiternde Mittelohrentzündung sollte aber vom Ohrenarzt behandelt werden. Auch bei Kopfschmerzen und Neuralgien, ausgelöst durch Erkältungen, helfen ölige Rebtropfen. Dabei werden Stirn und Schläfen sowie die schmerzenden Kopfpartien eingerieben.

9 ml Rebstocksaft
1 ml Olivenöl

Zur Verbesserung der Wirkung kann man noch 1 Tropfen Rosenöl dazugeben. In einer sterilen Medizinflasche kräftig miteinander vermischen, im Kühlschrank aufbewahren. Die Tropfen werden umgeschüttelt und rund um die Ohren und vor und hinter dem Ohr eingerieben; jedoch nicht ins Ohr träufeln.

Vom Gehörapparat, auf den die öligen Rebtropfen offenbar besonders gut einwirken, geht ein wichtiger Einfluss auf den Leberstoffwechsel aus. Hildegard sieht einen direkten natürlichen Zusammenhang zwischen dem Gehör und der Leber. Durch Trauer wird die Gallensäureproduktion in der Leber angeregt. Hildegard nennt diesen Stoff »Schwarzgalle« oder »Melanche«, die zu einer Übersäuerung des gesamten Stoffwechsels führen kann. Die Schwarzgalle ist bei der Entstehung aller inneren Krankheiten, besonders bei den Autoaggressionskrankheiten beteiligt. Eine konsequente Dinkelkost ist aufgrund der darin enthaltenen Mineralien der beste Schutz vor Übersäuerung, weil die von Natur aus basischen Mineralien ständig die überschüssige Gallensäure neutralisieren. Hierin liegt vermutlich das größte Geheimnis für die heilende und vorbeugende Wirkung von Dinkel als Schutzkost gegen alle Krankheiten.

Aufgrund dieser Zusammenhänge zwischen Ohr und Leber zerstören zu laute Musik, Krach und Lärm nicht nur das Gehör, sondern eben auch die Leber.

Mittelohrdurchblutungsstörungen, Hörsturz, Ohrenschmerzen

Galgant

Zur Verhütung von Ohrenleiden, Hörsturz und Mittelohrdurchblutungsstörungen eignet sich hervorragend der Galgant. Seine scharfen Inhaltsstoffe sind spasmolytisch und öffnen die verkrampften Gefäße, sodass es wieder zu einer guten Durchblutung kommt.

Bei den ersten Anzeichen eines Hörsturzes werden sofort im Abstand von 5 Minuten 2–3 Galganttabletten (0,2 g) genommen, die man langsam im Mund zergehen lässt.

Schwerhörigkeit, Ohrenkatarrh, Mittelohrentzündung

Weihrauch

$^1/_2$ TL Weihrauch auf Kohlekompressen verräuchern und ins Ohr fächeln.

Schwerhörigkeit durch Krankheitsfolge

Aloe-vera-Mischpulver

3 g Galgantpulver	6 g Majoran (Dost, Origanum)
1 g Aloepulver	6 g Pfirsichblätterpulver

Anfangs nimmt man nur nach dem Essen 1–2 Msp., nach einer Woche auch 1 Msp. vor und nach dem Essen. Eine trockene Einnahme ist nicht unbedingt verlangt, aber ratsam. Bei starkem Widerwillen kann man Fencheltee oder Petersilientrank dazu trinken. Durch Aloe bekommt das »Gehörpulver« eine verdauungsfördernde Wirkung, was sich eventuell durch leichten Durchfall bemerkbar macht.

Hörsturz, Schwerhörigkeit, Innenohrdurchblutungsstörungen

Jaspisolive

Bei Ertaubung oder zur Verbesserung der Gehörfähigkeit hilft die Jaspisolive, die so geschliffen ist, dass sie in den Gehörgang hineinpasst. Man sollte die Jaspisolive an einem Kettchen (Silber) oder Faden befestigen, damit man den Stein ohne Schwierigkeiten wieder entfernen kann.

»Wenn ein Mensch an einem Ohr ertaubt ist, bringe er einen Jaspis an den Mund und behauche ihn mit seinem warmen Atem, damit er dadurch erwärmt und befeuchtet wird. Dann stecke er diesen sofort in das Ohr und verschließe den Gehörgang über dem Stein mit Watte, damit die Wärme dieses Steines in jenes Ohr übergeht. Gleich wie der Stein von variablen Temperaturen durch Abkühlung entsteht, verändert er auch den Stoffwechsel. So wird jener sein Gehör wieder zurückerhalten.«

Die Jaspisolive hat sich besonders bei Schwerhörigkeit nach einem Katarrh oder nach Mittelohrvereiterungen bewährt. Schwere Taubheit durch Trauma wie bei Orchestermusikern oder Diskobesuchern, bei denen mitunter sogar das Trommelfell verletzt wurde, vermag die Jaspisolive allerdings nicht mehr zu beseitigen.

Seelische Ursachen für Ohrenleiden

In der *Psychotherapie der Hildegard von Bingen* kämpft die Disziplin (Disciplina) mit der Ausgelassenheit (Petulantia) oder der Unordnung auf dem 2. Platz, worunter das Gehör leiden kann. Keiner vermag im Chaos gesund zu werden. Auf dem Weg zu einer ganzheitlichen Heilung brauchen wir eine Ordnung, die wir in den goldenen Lebensregeln der Hildegard-Heilkunde finden.

Aber keine Angst: aus dem Chaos kommt der Kosmos, aus der Unordnung die Ordnung. Wenn die göttlichen und heilenden Kräfte in unserer Seele entfesselt werden, stehen uns unendliche Energiereserven zur Verfügung. Hildegard personifiziert das Kräftepaar, wobei die Unordnung aussieht wie ein streunender Hund. Er steht auf seinen Hinterpfoten und hat die Pranken auf einen Stock gestützt. Sein Kopf hat eine Glatze, er grinst wie ein alberner Spaßmacher und spricht: »Warum sollte dem Menschen eine Freude schaden, die ihn zum Totlachen bringen kann? Der Mensch wäre doch nichts, wenn er nur immer sterbenskrank herumlaufen würde. Darum lasst uns außer Rand und Band sein, solange wir noch etwas zu lachen haben.«

Wer die 35 spirituellen Heilmittel in sich finden will, muss bis an das göttliche und kosmische Zentrum seiner Seele vordringen. Sobald wir dieses Zentrum in uns gefunden haben und uns damit verbinden, stehen uns Kräfte ohne Ende zur Verfügung. Wie heißes Magma fließen die Heilkräfte in unseren Körper, um uns zu reinigen, zu regenerieren und zu heilen.

Unsere Ohren verbinden Innen- und Außenwelt. Was wir hören, hat auch immer einen Einfluss auf den Leberstoffwechsel, weswegen Hildegard die Ohren als *das* Gesundheitszentrum bezeichnet. Dabei spielt die Musik eine heilende, harmonisierende Rolle.

Über die Musik sind wir immer mit der Harmonie des Universums verbunden: »Die ganze himmlische Harmonie ist ein Spiegel der Gottheit und der Mensch ein Spiegel aller Wunder Gottes. Der ganze Kosmos ist harmonisch geordnet.«

Das aus dem Griechischen stammende Wort »Kosmos« heißt »Weltall, Weltordnung«, und der Sinn des Lebens besteht darin, sich in diese Ordnung einzufügen und hineinzuhorchen, weil »alles, was in der Ordnung Gottes steht, einander antwortet. Die Sterne funkeln vom Licht des Mondes, der Mond leuchtet vom Feuer der Sonne, alles dient einem Höheren, und nichts überschreitet sein Maß.«

Die Macht guter Musik trifft wohl jeden mitten ins Herz. Deshalb hat sie auch immer heilende Kräfte, weil sie in der Lage ist, unsere Seele zu berühren und Gefühle auszulösen, ja manchmal zu Tränen der Freude zu rühren. Wir fühlen uns, als ob wir ein »spirituelles Bad« genommen hätten. Gute Musik kann unsere gestressten Nerven wieder glätten, den Blutdruck senken, Glückshormone ausschütten und Depressionen mildern. Die dabei auftretenden Vibrationen und Resonanzen sind zum Teil so stark, dass sie heilende Schwingungen auslösen, Ohrgeräusche und Kopfschmerzen beseitigen und die Durchblutung des Innenohrs verbessern.

Hildegard hat uns deshalb nicht nur eine wirksame Heilkunde

hinterlassen, sondern sie war auch eine vorzügliche Komponistin. Sie hörte die Klänge des Universums und komponierte »Das Spiel der himmlischen Heilkräfte – Ordo Virtutum«. Damit ist sie die erste Frau, die je eine Oper komponiert und aufgeführt hat. Der Inhalt des Tanzspiels beschreibt die Transformation einer Prostituierten in eine Heilige durch die himmlische Heilkraft der Seele.

Hildegards Musik sprengt den mittelalterlichen Rahmen des gregorianischen Gesangs, sie ist universell. Da sie Visionärin war, nahm sie sich das Recht, Tabus zu brechen und sich über alle Normen und Regeln hinwegzusetzen, um etwas Neues, ganz Eigenes zu schaffen. Ihre Melodien sind für den großen Tonumfang bekannt, wobei sie an die Grenze des Aufführbaren geht. Durch ihre Vorliebe für Intervallsprünge mit sehr langen Tonbögen verschmelzen Text und Melodie zu symbolischen Vokalen wie z. B. dem »O«, einem heiligen und heilenden Vokal, ähnlich etwa dem »Om« des Orients.

Atemwegserkrankungen

Atem – Energie aus dem Universum

Wie die Haut stehen auch die Schleimhäute der Atemwege im ständigen Kontakt mit der Umwelt und sind nicht nur für die Aufnahme von Sauerstoff und die Abgabe von Kohlendioxid und Körpergiften, sondern auch für die Abwehr von Bakterien, Viren und Umweltgiften zuständig. Dazu benötigen sie neben Feuchtigkeit und ausfließenden Sekreten auch Thiocyanat, ein körpereigenes Antibiotikum, das sich in der Tränenflüssigkeit, dem Nasensekret, dem Speichel und in der Bronchialschleimhaut befindet. Besonders viel Thiocyanat, eine Kombination aus Schwefel und Blausäure (Cyanat), wird bei einem hohen Infektionsdruck im Körper gebildet. Mütter übertragen Thiocyanat mit der Muttermilch auf ihre Babys, um sie vor Infektionen zu schützen. Viel Thiocyanat befindet sich in Dinkel und grünem Gemüse, sodass die Hildegard-Küche ein optimaler Schutz vor Infektionen der Atemwegserkrankungen ist.

Darüber hinaus kennt die Hildegard-Heilkunde viele ausgezeichnete Mittel für die Atemwege, sogar bei Asthma, chronischer Bronchitis, Sinusitis und Lungenemphysem, die schulmedizinisch als »Autoaggressionskrankheit« und »unheilbar« bezeichnet werden. Da diese Krankheiten durch eine gestörte Darmflora ausgelöst werden, können auch sie durch eine zusätzliche Darmsanierung nach Hildegard geheilt werden.

Einige Atemwegserkrankungen sind eine Folge nicht ausgeheilter Hautkrankheiten wie z. B. Neurodermitis, die sich dann als chronische Bronchitis und besonders Asthma bemerkbar macht. In diesem Zusammenhang muss auch der durch Pollen ausgelöste Heuschnupfen als eine Allergie auf bestimmte Eiweiße behandelt werden, die ebenfalls im Darm ihren Ursprung hat. Durch den Verzicht auf verschiedene »Küchengifte« (Erdbeeren, Pfirsiche, Pflaumen, Lauch), Weizen- (Glutenunverträglichkeit) und Kuhmilchprodukte können sich die allergischen Erkrankungen oft schlagartig zurückbilden.

Was aber viele Menschen an der Hildegard-Heilkunde fasziniert, sind die großartigen Möglichkeiten, Atemwegskrankheiten, insbesondere Erkältungskrankheiten und die gefürchtete und gefährliche Virusgrippe, zu verhüten. Zwischen Mai und Oktober beginnt man mit der Wermut-Frühjahrskur (s. S. 38 u. 123), um sich gegen Atemwegserkrankungen, Erkältungen, Bronchitis, Heuschnupfen, Sinusitis und Virusgrippe im Winter fit zu machen.

Verhütung von Virusgrippe, Schnupfen, Husten, Heiserkeit

Edelpelargonienmischpulver

Im Herbst und Winter hilft das Edelpelargonienmischpulver bei dem allerersten Anzeichen einer Erkältung. Die Schleimhäute werden feucht, und Viren haben keine Chance, weil sie sogleich ausgeschieden werden. Abschwellende Nasentropfen lassen die Schleimhäute eintrocknen und bewirken das Gegenteil: Viren werden von den trockenen Schleimhäuten festgehalten. Es ist sehr wichtig, eine Virusgrippe zu verhüten, da Viren in der Lage sind, bei Abwehrschwäche Krebs auszulösen.

20 g Edelpelargonienpulver   10 g Muskatnusspulver
10 g Bertrampulver

Zur Vorbeugung, vor allem für alte Menschen, während der Grippezeit $^1/_2$ TL dieses »Grippepulvers« über Salat, Suppen oder das Essen streuen.

Besonders praktisch ist dieselbe Mischung auch als Grippespray. Hier wird aus dem Edelpelargonienmischpulver eine alkoholische Lösung hergestellt und zum Riechen auf den Handrücken oder in die Raumluft gesprüht. Man kann mit diesem Spray bei Grippegefahr auch die Wohnräume oder das Büro desinfizieren.

Die schulmedizinische Grippevorbeugung hat wenig Sinn, weil der Impfstoff aus der vergangenen Virusepidemie gewonnen wird. Viren verändern sich aber ständig und kommen immer wieder in neuer Gestalt zurück.

Darüber hinaus wird das Edelpelargonienmischpulver bei folgenden sechs Symptomen genommen:

1. Niesen: So kündigt sich der Schnupfen an. $1/2$ TL Grippepulver wird auf einer Postkarte verteilt, und man schnuppert daran (nur riechen, nicht schnupfen!). Als Vorbeugungsmittel gegen Ansteckungen kann man gleich morgens daran schnuppern. Hat der Schnupfen bereits begonnen oder ist er schon 1 bis 3 Tage alt, dann sollte man des Öfteren tagsüber die Nase putzen und danach sogleich am Grippepulver schnuppern. Das hilft bei einfachem Schnupfen (nicht bei eitrigem Stockschnupfen) fast hundertprozentig.

2. Kopfweh: verursacht durch Grippe oder Föhn. 2–3 Msp. Grippepulver mit Salz auf Brot einnehmen.

3. Heiserkeit, Halsweh: 1 TL Grippepulver in ein Glas heißen Weins geben und warm trinken.

4. Husten: 1 TL Grippepulver wird in einem Pfannkuchenteig mitgebacken, mit braunem Zucker bestreut, warm serviert und mehrmals täglich gegessen.

5. Magenkatarrh: 1 TL Grippepulver über die Speisen streuen.

6. Herzschmerzen während oder nach einer Virusgrippe: dreimal täglich 1–3 Msp. ins Essen geben.

Die Virusgrippe greift tückischerweise gern das Herz, die Gefäße und auch die Nieren an, wobei Toxine ausgeschüttet werden, die das Herz und die Organe schwächen. Zur Vorbeugung späterer Herzschäden nimmt man nach einer schweren Grippe vier Wochen lang mehrmals täglich 2–3 Msp. Edelpelargonienmischpulver trocken ein, oder man leckt es direkt aus der Hand. So werden die Virustoxine kunstgerecht ausgeleitet.

Schnupfen, Husten, Heiserkeit

Rainfarnpulver

Hat die Erkältung aber so richtig zugeschlagen, muss man andere Heilmittel einsetzen. Wenn die ganze Umgebung erkältet ist, hilft als Familienmittel das Rainfarnpulver. Aber nicht nur dann, sondern auch bei Katarrh, chronischer Nebenhöhlenentzündung, trockenem Keuchhusten, Pseudokrupp, Auswurf und Ausfluss.

Hildegard empfiehlt: »Wer Schnupfen hat und hustet, esse Rainfarn (ohne Blüten, Fa. Jura) in Suppen, Kuchen, Fleischgerichten oder auf irgendeine Weise. Wer dürren, trockenen Husten hat, bereite sich aus Feinmehl und Rainfarn eine Suppe und esse sie oft … So lösen sich die Trockenheit und das innere Wundsein des Hustens.«

Bei trockenem Husten und Auswurf empfiehlt Hildegard die folgenden zwei Suppen:

Rainfarnmehlsuppe

0,5 g Rainfarnpulver ohne Blüten (Fa. Jura)
1 EL Dinkelfeinmehl

Von dieser Mischung 1–2 EL mit kaltem Wasser glatt rühren, in kochendes Salzwasser geben, mit Butter als Suppe essen.

Rainfarnbouillon

1 EL Rainfarnmehl	$^{1}/_{2}$ l Hühnerbouillon
1 Ei	Salz
1 EL Dinkelgrieß	

Alle Zutaten zu einer Suppe aufkochen und mit Salz abschmecken.

Rainfarn-Pfannkuchen

Bei chronischen Nebenhöhlenentzündungen helfen sowohl Rainfarnmehlsuppe als auch -bouillon sowie -pfannkuchen.

3 EL Rainfarnmehl	Wasser
1 Ei	Butter

Mehl mit Ei und etwas Wasser zu Pfannkuchenteig verrühren, in etwas Butter braun backen.

Rainfarnrührei

2 TL Rainfarnmehl mit 1–3 Eiern unter Zugabe von ein wenig Wasser zu Rührei verrühren und in Butter backen.

Rainfarnmehlschwitze

Aus 1–2 EL Rainfarnmehl und Butter eine goldbraune Mehlschwitze bereiten und mit etwas Wasser ablöschen. Zu Bohnen oder gedünsteten Fleischgerichten als Soße geeignet.

Kontrolluntersuchungen der Fa. Jura in Konstanz haben gezeigt, dass die vor der Blüte geernteten Rainfarnblätter vollkommen ungiftig sind und kein Thujon enthalten. Das Rainfarnpulver in der Zubereitung mit Dinkelmehl ist ein ausgezeichnetes Familienmittel, um überfließende und ausfließende Säfte zu entfernen. Dazu gehören besonders lymphatische Kinder (»verrotzt, verheult, verquollen«), die bei jeder Erkältung mit überschießender Schleimproduktion reagieren.

Grippe, Virusfieber, Sommer-, Grippefieber, Masern

Galgant-Himbeer-Wasser

2 Galganttabletten oder	1 Schuss Himbeersaft
2–3 Msp. Galgantpulver	1 frisch ausgepresste Zitrone
1 Glas kaltes Wasser	

Die Mischung dreimal täglich trinken.

Das Galgant-Himbeer-Wasser hat sich auch als Vorbeugung bei viralen Fieberepidemien bewährt, auch dann, wenn sich ein Familienmitglied gegen Kinderkrankheiten schützen muss. Es ist ratsam, bei allen Fiebererkrankungen im Bett zu bleiben und den Raum nicht zu überhitzen. Die Luft wird mit einem Luftbefeuchter oder mit dem Dampf aus einem Teekessel angefeuchtet. Der Durst wird mit Fencheltee gelöscht, zusätzlich kann man ein Glas Saft aus 2 Orangen und einer Zitrone trinken. Bei Fieber sollte man 1–3 Tage lang nichts essen und die Krankendiät befolgen (s. das Kapitel »Die Hildegard-Gesundheitsdiät«).

Universalheilmittel bei Fieber

Meisterwurzwein

Hildegard kennt ein ausgezeichnetes Mittel, das besonders bei hohem Fieber und fieberhafter Lungenentzündung hilft: die Meisterwurz (für die schwersten Formen einer Grippe, besonders bei hohem Fieber während einer bakteriellen Superinfektion): »Wer irgendein Fieber hat, soll Meisterwurz nehmen, die Wurzel ein bisschen zerstoßen, ein halbes Glas Wein über einen Teelöffel dieser Wurzel gießen und es über Nacht stehen lassen; am nächsten Morgen erneut etwas Wein dazufügen und den Wein nüchtern vor dem Essen für 3–5 Tage trinken.«

Der Meisterwurzwein wird jeden Abend frisch angesetzt und in schweren Fällen 5 Tage hintereinander getrunken. Man sollte nicht vorher aufhören, sonst kommt die Grippe noch schlimmer zurück!

Man gibt 1 TL gestoßene Meisterwurzwurzeln in $\frac{1}{2}$ Tasse Wein und lässt diese über Nacht stehen. Am nächsten Morgen fügt man ein wenig frischen Wein hinzu. Von dieser Mischung trinkt man nach dem Absieben tagsüber immer vor dem Essen, also auf leeren Magen, schluckweise. Kindern gibt man den Meisterwurzwein nur teelöffelweise, Kleinkindern sogar nur tropfenweise.

Der Meisterwurzwein hat sich besonders bei Grippe mit akutem, hohem Fieber bewährt, sogar bei Masern, Scharlach, Lungen-, Hirnhaut-, Mandelentzündungen und bei der echten Virusgrippe. Bei Mittelohrentzündungen verwendet man auch die öligen Rebtropfen (s. S. 51). Meisterwurzwein ist ein ideales Mittel bei allen bakteriellen Infektionen mit hohen Temperaturen.

Zusätzlich sollte man 3 Tage eine Fieberdiät einhalten:

1. Tag: absolutes Fasten. Nichts essen, nur trinken. Ungezuckerten Fencheltee, so viel der Kranke will, eventuell mit Dinkelzwieback.
2. Tag: Man darf eine dünne Dinkelgrießsuppe mit etwas Salz und Petersilie essen. Auch Dinkelspätzle oder -nudeln. Dinkelzwieback, so viel man essen mag, am besten in Tee getaucht, dazu gekochte Apfelstücke (kein Apfelmus), am besten mit viel Wasser gekocht und das Wasser mitgetrunken.

3. Tag: Am 3. Tag kann man Hühnerbouillon und etwas Hühnerfleisch essen. Auch gelöschter Wein (s. S. 166) ist ein gutes Getränk. Keine Früchte außer Äpfeln, am besten Apfelstücke in Wasser gekocht.

Husten, Heiserkeit, Kehlkopfentzündung
Andorn-Fenchel-Dillkräuter

Hildegard unterscheidet sehr genau zwischen einfachen und komplizierten Erkältungskrankheiten. Bei einfachem Erkältungshusten, also nicht Keuchhusten oder Bronchitis mit schwerem Auswurf, helfen die Hustenkräuter, eine Mischung aus Fenchel, Dill und Andorn.

20 g Andornkraut	30 g Dillkraut
30 g Fenchelsamen	$^1/_2$ l Südwein

Die Hustenkräuter werden im Wein 3 Minuten lang aufgekocht. Dabei verschwindet der meiste Alkohol. Tagsüber sollte man zwei- bis viermal $^1/_2$ Tasse warm trinken.

Kinder (bis zu 6 Jahren) bekommen mehrmals täglich 1 TL bzw. (bis 12 Jahre) mehrmals täglich 1 EL.

Leber- und Lungenmittel bei Bronchitis, Husten, Asthma
Hirschzungenelixier

Bei hartnäckigem Husten, besonders wenn dahinter verborgene Leberschädigungen die Heilung behindern, sollte das Hirschzungenelixier kurmäßig eingesetzt werden.

6 g Hirschzungenfarnkraut,	100 g Honig
getrocknet	5 g langer Pfeffer
1 l Wein	20 g Zimtrinde

Hirschzungenfarnkraut in Wein kochen, Honig hinzufügen und ein zweites Mal aufkochen. Mit Pfeffer und Zimt nochmals aufkochen und abfiltern. (Die Zutaten sind auch als Hirschzungengewürzmischung im Handel erhältlich.)

Die Kurdauer beträgt 4–6 Wochen. In der 1. Woche dreimal täglich 1 Likörglas nach dem Essen, danach vor und nach dem Essen 6–8 Wochen lang einnehmen.

Hirschzungenelixier ist eines der besten Hildegard-Heilmittel, wenn ein chronisches Lungenleiden einfach nicht verschwinden will. Es kann auch als Organmittel bei Diabetes, Unterleibsleiden, Hormonregulationsstörungen, Ausfluss, Eierstock-, Blasen-, Gallenblasen- und anderen Unterleibsentzündungen eingesetzt werden.

Asthma und Migräne sind die am schwierigsten zu behandelnden Krankheiten in der Hildegard-Medizin. Ein schwerer Asthmaanfall mit Atemnot, Erstickungsanfällen und blau anlaufendem Gesicht ist ein Notfall und muss im Krankenhaus behandelt werden.

Das Hirschzungenelixier hilft besonders bei »Fäulnis und Schleim«, die aufgrund von gestörtem Leberstoffwechsel entstanden sind. Aber auch die Lunge wird dadurch gereinigt. Asthma ist eine Autoaggressionskrankheit. Bei allen Autoaggressionskrankheiten muss immer auch eine Darmsanierung mit Bärwurz-Birnen-Honig (s. S. 171) durchgeführt werden.

Husten, Hals- oder Brustschmerzen (Sängermittel)

Königskerzenmischung

Patienten mit Halsweh und Heiserkeit sollen Stimmkräuterwein trinken. Das Mittel wird von vielen Opernsängern anstelle von Antibiotika getrunken – mit Erfolg.

50 g Königskerzenmischung $^1/_2$ l Südwein
50 g Fenchelkraut

2 EL dieser Stimmkräuter werden in $^1/_2$ l guten Südweins 2–4 Minuten lang gekocht, nach dem Absieden wird alle 2–3 Stunden $^1/_2$ Tasse warm getrunken.

Virusgrippe, Schnupfen, Husten und Heiserkeit

Andornmischkräuter

20 g Andornkraut
30 g Fenchelsamen
30 g Dillkraut

30 g Königskerzenblüten
$^3/_4$ l Wein

Man nimmt 4 EL der Grippekräuter und kocht sie in $^3/_4$ l gutem Wein oder Südwein 3–4 Minuten lang auf. Nach dem Absieben trinkt man mehrmals täglich $^1/_2$ Tasse. Kinder trinken weniger. Das Grippeelixier wird immer frisch zubereitet und in einer Thermosflasche aufbewahrt.

Schwerer Schnupfen, Stock- und Heuschnupfen

Fenchelmischkräuter

Riechkräuter aus feinen Dillspitzen und Fenchelkraut sind ein ausgezeichnetes Universalheilmittel gegen schweren Schnupfen, Stock- und sogar Heuschnupfen: »Nimm Fenchel und viermal mehr Dill und lege dies auf einen steinernen Tonziegel, der auf dem Feuer erhitzt wird. Wende den Fenchel und den Dill hin und her, sodass er raucht. Und diesen Rauch und seinen Duft ziehe mit der Nase und dem Mund in dich hinein, und hernach iss sogar die warmen Kräuter auf Brot. Dies tue 4 oder 5 Tage, damit sich die ausfließenden Säfte umso milder von dir trennen.«

10 g Fenchelkraut
40 g Dillkraut

2 TL Riechkräuter werden auf einer Ton-(Blumentopf-)Scherbe auf der Herdplatte verräuchert; der Rauch wird durch Mund und Nase eingeatmet. Die Kräuter werden möglichst nicht verkohlt, sondern nur geröstet. Zum Schluss werden sie auf ein warmes Brot gestreut und noch mitgegessen. Das macht man 3–5 Tage lang, und der Schnupfen ist verschwunden.

Jaspis-Nasenolive

Die Jaspis-Nasenolive beseitigt Heu- oder chronischen Schnupfen. Sie ist im Handel erhältlich mit einer Silberkette zum Herausziehen.

»Wer starken, dicken Schnupfen hat, der halte einen Jaspis vor seinen Mund und hauche ihn mit seinem Atem an, damit er davon feucht und warm wird. So stecke er ihn in die Nasenlöcher (20 Minuten lang) und halte diese mit der Hand zu, damit die Wärme des Steines in den Kopf gelangt.«

Stirnhöhlenkatarrh und Heuschnupfen

Eibenholzspäne

Besonders beim Stirnhöhlenkatarrh und Heuschnupfen kann man zusätzlich eine Behandlung mit Eibenholzrauch durchführen.

Das Eibenholz wird von der Rinde befreit und die Späne so ähnlich wie die Riechkräuter auf einer Tonscherbe auf dem Herd verräuchert und durch Mund und Nase eingeatmet.

Kleinkinderhusten, Grippe, Bronchitis, Husten-, Seiten- und Brustschmerzen

Wermutöl

»Gieße Wermutsaft in doppelt so viel Olivenöl, wärme es in einem gläsernen Gefäß an der Sonne und bewahre es so für ein Jahr auf. Wenn ein Mensch in der Brust leidet, sodass er davon zu husten anfängt, den salbe damit dort auf der Brust. Wenn es ihm an der Seite wehtut, reibe ihn dort ein. Und es heilt ihn innerlich und äußerlich.«

10 ml Wermutsaft
20 ml Olivenöl

Frisch gepressten Wermutsaft in Olivenöl mischen und in einer Medizinflasche 10 Tage dem Sonnenlicht aussetzen. Einige Tropfen ein- oder mehrmals täglich (vor allen Dingen vor dem Schlafen) über dem Brustbein einreiben. Vorsicht! Wermutöl kann Allergien auslösen. Daher vorher einen Tropfen einreiben und beobachten, ob eine Rötung eintritt. Dann darf dieses Mittel nicht eingesetzt werden.

Eitriger Auswurf bei Bronchialasthma

Wacholder-Honig-Würze

Bei einer eitrigen Superinfektion der Lunge mit Asthma soll zunächst der Auswurf mit einer Wacholder-Honig-Würze beseitigt werden, ehe man die Behandlung mit Wacholderbeer- und Dill-Liebstöckel-Elixier fortsetzt.

30 g Wacholderbeeren	3 EL Weinessig
1 l Wasser	10 g Süßholzpulver
150 g Honig	20 g Ingwerpulver

Beeren in Wasser kochen, absieben. Mit den übrigen Zutaten nochmals aufkochen und absieben. Dreimal täglich 1 Likörglas vor und nach dem Essen trinken. (Auch hier wird wieder die Leberbeteiligung mit berücksichtigt.)

Die Wacholderbeeren sind die reifen Früchte des Wacholderbuschs. Sie enthalten ein ätherisches Öl mit einer krampflösenden und desinfizierenden Wirkung. Dieses Mittel sollte nicht während der Schwangerschaft und bei entzündlichem Nierenleiden eingesetzt werden.

Wacholderbeer-Elixier

Im Lehrbuch ist anschließend eine Kur mit Wacholderbeerelixier vorgesehen, damit die »Fehlsäfte« nicht durch das Gehirn und die Nase abfließen und auch nicht in den Bronchien liegen bleiben, sondern kunstgerecht ausgeleitet werden.

10 g Wacholderbeeren	1 l Frankenwein
20 g Königskerzenblüten	20 g Alantwurzel
40 g Bertramwurzelpulver	

Alles außer dem Alant 3 Minuten in Wein aufkochen und absieben. Anschließend den Alant 24 Stunden einlegen, absieben und abfüllen. Dreimal täglich 2–3 Wochen 1 Likörglas vor und nach dem Essen, bis Erleichterung eintritt. Nach 2 Wochen Pause eventuell wiederholen.

Dill-Liebstöckel-Elixier

Ein superinfiziertes Bronchialasthma ist eine sehr ernst zu nehmende Krankheit und sollte vom Lungenfacharzt behandelt werden. Hildegard warnt vor Komplikationen, denn wenn »Eiter in den Lungen liegen bleibt, wird viel eitriger Auswurf abgehustet, sonst kann es schnell mit dem Patienten zu Ende gehen«. Daher empfiehlt sie im Lehrbuch noch ein drittes Universalheilmittel:

10 g Dillkraut	10 g Brennnesselkraut
30 g Liebstöckelkraut	1 l Frankenwein

Alles miteinander 3 Minuten in Wein aufkochen, vom Feuer nehmen und stehen lassen (mazerieren). Dreimal täglich 1 EL vor und nach dem Essen zu sich nehmen.

Zusätzlich sollten Asthmapatienten regelmäßig Ziegenmilch trinken. Ziegenmilch ist leicht verdaulich und hat einen hohen Gehalt an Vitamin A, B und D. Die Fettpartikel der Ziegenmilch sind kleiner als die der Kuhmilch, sodass sie natürlich homogenisiert und nicht so leicht schlecht wird wie Kuhmilch.

Nach einer Schröpfbehandlung fühlen sich Asthmapatienten jedes Mal wohler und können besser durchatmen. Das Schröpfen eignet sich auch beim Asthmaanfall, der damit sofort zum Stillstand kommt.

Rachenkatarrh, chronische Entzündungen der Mandeln, des Rachens und des Kehlkopfes

Andorn-Rahm-Suppe

»Wer in der Kehle krank wird, koche Andorn in Wasser, siebe es ab und füge doppelt so viel Wein hinzu, lass nochmals in einem Topf unter Zugabe von reichlich Butter aufsieden und trinke das oft, und er wird in der Kehle geheilt.«

Vor jeder Mandeloperation sollte unbedingt ein Versuch mit der Andorn-Rahm-Suppe gemacht werden, denn so mancher Eingriff ist durch diese Anwendung überflüssig geworden.

| 1 EL Andornkraut | 1–2 EL Butter oder Sahne |
| 1 Tasse kaltes Wasser | $^1/_2$ l Südwein |

Andornkraut mit Wasser 3 Minuten aufkochen, absieben, Sahne oder Butter hinzufügen und mit Wein nochmals 2 Minuten aufkochen. Warm schluckweise trinken, ein- bis zweimal täglich 1 Woche lang.

Lungenemphysem mit Schmerzen

Lungenkrauttee

Vor allem bei alten Leuten tritt manchmal ein Lungenemphysem mit Schmerzen ein. Ohne große körperliche Anstrengung kann Kurzatmigkeit entstehen. Die Patienten haben das Gefühl, dass sie nicht genug Luft bekommen, verbunden mit schmerzvollem Atmen, trockenem Husten und Erstickungsanfällen. Es gibt in der modernen Medizin kein Heilmittel gegen diese Erkrankung. Nur Hildegards Lungenkrauttee kann die Symptome mildern und das Sauerstoffangebot erhöhen.

1 EL Lungenkraut
1 Tasse Wasser

Die Zutaten 3 Minuten aufkochen, absieben, ein- bis dreimal täglich vor und nach jedem Essen einnehmen.

Lungenemphysem ohne Schmerzen

Lungenkrautwein

Beim Lungenemphysem ohne Schmerzen hilft das Gleiche, aber in Wein gekocht: »Wem die Lunge aufgeblasen ist, sodass er hustet und mit Schwierigkeiten atmet, soll Lungenkraut (Pulmonaria officinalis) in Wein kochen und oft auf leeren Magen trinken, und er wird dadurch geheilt.«

1 EL Lungenkraut
1 Tasse Wein

Die Zutaten 3 Minuten aufkochen, absieben, ein- bis dreimal täglich vor und nach jedem Essen einnehmen.

Lymphknotenschwellungen bei Atemwegserkrankungen

Lymphknotenschwellungen sehen manchmal recht dramatisch aus, sind aber meistens eine natürliche Entgiftungsreaktion auf Virusinfektionen, z. B. nach Grippe- oder dem Epstein-Barr-Virus, und keine Tumore.

Akelei

Hier wie auch bei Polypen hilft die Akelei, und man kann dadurch auch oft Operationen verhindern. An den Operationsnarben wachsen meistens neue Polypen nach, und die Narbe ist ein zusätzlicher chronischer Herd. Bei Lymphknotenschwellungen und Polypen isst man täglich ein Akeleiblatt frisch aus dem Garten. Falls keine Akeleiblätter zur Hand sind, verwendet man 50 g Akeleipulver, mischt es mit 20 bis 30 g Akelei-Urtinktur (Akeleisaft) und nimmt davon täglich etwa 2 TL mit Apfelmus.

Die Akelei beseitigt nicht nur Polypen, sondern auch Halsdrüsenschwellungen. Geschwollene Lymphdrüsen treten auch nach Mandelentzündung, bei Diphtherie, Scharlach oder Eiterherden an Ohr oder Zähnen auf. Die Halsdrüsenschwellungen, die hier gemeint sind, sind jene der perlschnurartigen Drüsen am Hals, die nicht wehtun, sondern bei Kindern vorkommen und einen dicken Halsansatz machen. Die Skropheln nehmen im weiteren Krankheitsverlauf eine bläulich-weißlich-rötliche Farbe an. Man muss diese tuberkulosen Halsdrüsen bei Hildegard ganz genau unterscheiden von den Karbunkeln oder schweren Abszessen am Nacken und am Rücken, die mit der Eisenkrautbehandlung abheilen.

Kurzatmigkeit, Stauungsbronchitis, Atemnot, hartnäckiger Husten

Meerrettich-Galgant-Mischung

Bei Kurzatmigkeit, Stauungsbronchitis, Atemnot und hartnäckigem Husten empfiehlt Hildegard eine Meerrettich-Galgant-Mischung.

»Wenn der Meerrettich grün ist, soll man ihn in der Sonne trocknen und eine gleich große Menge gepulverten Galgant beimischen. Wer Herzschmerzen hat, esse dieses Pulver nach dem Essen auf Brot, auch vor dem Essen, und es wird ihm besser gehen.«

Mandeln als Universalmittel

Ganz allgemein empfiehlt Hildegard, täglich 5–10 süße Mandeln zu essen: »Die Rinde, die Blätter und der Saft des Mandelbaumes sind nicht gut für Heilmittel, weil sich die ganze Kraft in der Frucht befindet. Wer ein leeres Gehirn hat, eine blasse Gesichtsfarbe und Kopfschmerzen, sollte oft die Früchte essen, und sie füllen sein leeres Gehirn und geben ihm die rechte Gesichtsfarbe. Auch wer lungenkrank ist und eine kranke Leber hat, sollte oft Mandeln essen, entweder roh, gebacken oder gekocht, und sie bringen der Lunge neue Kräfte, weil sie den Patienten nicht austrocknen, sondern ihn nur stärken.«

Chronische Erkältungen, Virusinfektionen, Herpes, Abwehrschwäche und Präkanzerose

Wasserlinsenelixier

Wasserlinsenelixier ist das stärkste Mittel, wenn alles andere nichts nutzt, bei chronischen Erkältungen, Virusinfektionen, Herpes, Abwehrschwäche und Präkanzerose.

20 g Wasserlinsen	1 l Weißwein
10 g weißer Pfeffer	20 g Blutwurzblätter
5 g Ingwerwurzel	40 g Ackersenf
45 g Zimtrinde	20 g Labkraut
3 ml Salbei-Urtinktur	20 Tropfen Rainfarn-
7 ml Fenchel-Urtinktur	Urtinktur
70 ml abgeschäumter Honig	

Das Mittel ist schwer herzustellen und wird von der Fa. Jura angeboten. Es ist das beste Mittel bei chronischer Abwehrschwäche, da es das Immunsystem stimuliert und die schlechten Säfte beseitigt. Etwas Rainfarn-Urtinktur (Fa. Jura) muss man zu jeder Flasche selbst hinzufügen.

Hildegard nennt den Krankheitszustand »Vicht«-Krankheit mit herumziehenden rheumatoiden Schmerzen durch den ganzen Körper und ständiger Erkältungsneigung, Herzschmerzen, Magen-

Darm-Problemen, Lumbago oder Ischialgie. Es handelt sich hier um die Präkanzerose bei Abwehrschwäche.

Mit dem Wasserlinsenelixier, 1–2 Monate eingenommen, haben wir den besten Schutz vor Abwehrschwäche. Es ist die »Notbremse«, wenn alle anderen Mittel nicht mehr helfen.

Abgeschäumter Honig: Man stellt das Glas Honig ins Wasserbad, bringt das Wasser zum Kochen und rührt den Honig so lange mit der Gabel, bis sich kein Schaum (Pollen, Wachsreste) mehr bildet. Schaum entfernen.

Seelische Ursachen für Atemwegserkrankungen

Vergnügungssucht (Joculatrix) und dem gegenüber Bescheidenheit (Verecundia) als heilendes Prinzip, das 3. Paar der »Laster und Tugenden«, können Hildegard zufolge die seelisch auslösenden Ursachen für Atemwegserkrankungen sein.

Die Vergnügungssucht und ihr Gegenteil, die Schamhaftigkeit, nutzen den Geruchssinn der Nase als »Kampfplatz«. Hildegard beschreibt zum Thema Vergnügungssucht einen Narren mit übergroßer Nase, der die Leute »an der Nase herumführt«. Er jagt von einer Belustigung zur anderen und kann auch für uns Heutige ein Symbol für die sog. Spaßgesellschaft sein.

Hinter aller Vergnügungssucht, die uns für das Eigentliche abstumpft, warten die heilenden Worte der Bescheidenheit: »Du bist wie ein Tier, das nur nach seinen Trieben lebt. Ich erröte vor Scham bei all diesem Schmutz und schütze mich mit der heilenden Kraft der Bescheidenheit. Durch dein Verhalten verhöhnst du das Leben, da du nur danach trachtest, die Zeit tot zu schlagen.« Am Ende ist man reicher beschenkt als der Vergnügungssüchtige: »Mit werden die Reichtümer des Lebens gezeigt, weil Gott mir seine Geheimnisse offenbart. Das Göttliche beeinflusst mein Leben. Ich schaue mit reinen Augen und verstehe, was Gott von mir will, mit anderen Worten, das Gute und Schöne zu entdecken, was du in deiner Blindheit übersiehst.

Zahnheilkunde

Schöne Zähne für ein schönes Lächeln

Hildegards Konzept zur Verhütung von Zahnkrankheiten und zur Zahnpflege steht in Übereinstimmung mit unseren Bemühungen, die Zähne lebenslang zu erhalten. Fast alle Zahnerkrankungen sind aus ganzheitlicher Sicht immer auch als Symptome eines gestörten psychosomatischen Geschehens anzusehen. Daher kann man die Erkrankungen im Mund- und Kieferbereich nur aus einem ganzheitlichen Zusammenhang heraus therapieren, d.h. unter Berücksichtigung der natürlichen Lebensweise, einer optimalen Ernährung und der Hygiene. Speziell bei Karies spielen Stoffwechselstörungen durch Ernährungsfehler eine große Rolle.

Bekanntlich geht die Kariesfrequenz in Zeiten von Nahrungsmittelknappheit stark zurück. Wie z.B. das unselige »Massenexperiment« des Zweiten Weltkriegs deutlich gezeigt hat, trat weniger Karies auf, weil in dieser Zeit weniger tierische Fette, Zucker, Eiweiße und Genussmittel zur Verfügung standen. Daher muss Karies auch aus der Sicht der Stoffwechselstörungen unter Mitbeteiligung der Leber als größtem Zentralorgan für den Stoffwechsel behandelt werden. Bei der Parodontose spielen darüber hinaus seelische Einflüsse und die stressbedingte Lebensweise eine große Rolle.

Eine Bindegewebsschwäche kann z.B. die Krankheiten im Mund- und Kieferbereich nachhaltig beeinflussen. Hildegard beschreibt, dass die Kapillaren durch Aderlass und Schröpfen gereinigt werden müssen, um die regenerierenden Kräfte im Bindegewebe zu stärken: »Äußerst feine Gefäßchen umgeben die dünne Membran, in der das Gehirn liegt, und breiten sich bis zum Zahnfleisch und den Zähnen aus ... Wenn sie durch den Schaum, der bei der Reinigung des Gehirns auftritt, verunreinigt werden, so tragen sie die faulige Materie mit dem Schmerz vom Gehirn zum Zahnfleisch und in die Zähne. Dadurch schwillt das Zahnfleisch an, und der Mensch bekommt Zahnschmerzen ...« Dies ist wohl der erste

Hinweis auf Karies und die Bakterien, die sich in der Mundhöhle tummeln.

Die Mundhöhle ist ein delikates Ökosystem. Es bietet einen Lebensraum wie aus dem Ferienkatalog: tropische Temperaturen, reizvolle Kalksteinerhebungen und vielfältige kulinarische Genüsse. Das Platzangebot ist allerdings für Mikroorganismen reserviert, die sich dort zu Abermillionen drängeln, meist unbemerkt. Das sensible Verhältnis zwischen Bakterien, Viren, Pilzen und dem Immunsystem offenbart sich erst, wenn das Gleichgewicht aus dem Lot gerät. Dann aber kann die Mundhöhle zur Mördergrube werden.

Genauso wird auch heute die Entstehung der Parodontose beschrieben. Wenn wir essen, werden unsere Zähne angegriffen. Durch Zucker und Stärke werden die Mundraumbakterien ernährt und bilden auf der Zahnoberfläche einen klebrigen Belag (Plaque). Die Bakterien können sowohl in der Plaqueschicht Säuren bilden, die Löcher in die Zähne fressen, als auch das Stützgewebe der Zähne reizen und eine Zahnfleischentzündung hervorrufen (Gingivitis), die Blutungen auszulösen vermag. Der Angriff auf den Schmelz, eine Demineralisation, kann zu Karies führen.

Aus der anfänglich harmlosen Zahnfleischentzündung entsteht eine Parodontose mit einer Erkrankung des Zahnhalsapparates. Wenn diese Entzündung nicht behandelt wird, z. B. durch gezielte Putztechnik und mit der Kaltwassermethode, zieht sich dabei langsam das Zahnfleisch von den Zähnen zurück, wodurch der Zahn wackelig wird und ausfallen kann.

Nur eine Umstellung der gesamten Lebensweise unter Berücksichtigung der Ernährung und der geistig-seelischen Haltung bietet einen optimalen ersten Schutz vor Zahnfleischentzündung, Parodontose und Zahnverlust.

Karies, Parodontose, Zahnbett- und Zahnfleischentzündungen (Parodontopathien), Zahnverlust

Wasser-(Kneipp-)Behandlung

»Wer gesunde, kräftige Zähne haben will, nehme morgens, wenn er aufsteht, reines kaltes Wasser in seinen Mund, damit der Schleim, der an den Zähnen sitzt, aufgeweicht wird. Mit diesem Wasser, das er im Munde hat, soll er sich die Zähne putzen und dies oft nach dem Essen wiederholen. Dann wird der Schleim an den Zähnen nicht zunehmen, und diese werden gesund bleiben.«

Morgens nach dem Aufstehen und nach jedem Essen sollten Sie mit kaltem Wasser die Zähne putzen, so bekommen Sie gesunde kräftige Zähne mit hartem Zahnbein. Ohne Zahnpasta mit Fluorid oder was es sonst noch für schreckliche Zahnreinigungsmittel gibt, löst das kalte Wasser den Belag von den Zähnen, gemäß einer alten Chemikerregel: »Gleiches löst sich am besten im Gleichen.«

Frühzeitig in der Kindheit eingeübt, verhindert diese Kaltwasserhärtung die Verfärbung und den Zerfall der Zähne und hinterlässt einen angenehmen, frischen Geschmack. Das warme Wasser zum Zähneputzen mag zwar auch zuerst angenehm sein, bewirkt aber gerade das Gegenteil und macht die Zähne weich.

Zahnpflegemittel, Parodontose, Zahnfleischbluten, -entzündungen

Rebaschenlauge

Hildegard hat ein wunderbares Zahnpflegemittel, das Rebaschenelixier, welches sich auch begleitend bei Parodontopathien sehr bewährt hat:

»Wenn das Fleisch um die Zähne fault und wenn die Zähne schwach sind, schütte warme Rebasche in Wein, so als wolle man eine Lauge daraus bereiten. Mit diesem Wein wasche dir die Zähne und das Zahnfleisch; und tue das oft, so werden die Zähne kräftig, und das Fleisch wird gesund. Wenn die Zähne aber gesund sind, nutzt dieses Mundwasser auch. Sie werden schön.«

Darüber hinaus empfehlen wir die Pflege mit Iriswurzelpulver: Man sollte mit einer wasserbefeuchteten Zahnbürste das Pulver aufnehmen und die Zähne putzen, anschließend nachspülen.

Im Frühjahr werden die abgeschnittenen Weinreben gesammelt, zerkleinert und in der Sonne getrocknet (das Produkt ist auch bei der Fa. Jura erhältlich). Die zerkleinerten Weinreben breitet man über eine Aluminiumfolie oder auf einem Stein aus und verbrennt sie im offenen Kamin oder im Holzkohlefeuer zu Asche. Es darf beim Verbrennen kein anderes Holz mitverascht werden. Die noch warme Pflanzenasche wird im Mörser zerkleinert, das Pulver in 1 l Wein geschüttet.

Man kann die Rebasche auch als Vorrat herstellen und sie auf einem Backblech im Backofen bei 280 Grad 5 Minuten lang erhitzen und die warme Asche (10 g) in 1 l Wein aufnehmen.

Man schüttelt den Rebaschenwein auf und nimmt vor dem Schlafengehen einen großen Schluck in den Mund, um damit die Zähne gründlich zu putzen und hiernach den Rest auszuspucken (nicht nachspülen). Generell empfiehlt es sich, die Zähne nach dem Essen mit kaltem Wasser zu spülen, insbesondere auch bei honighaltigen Hildegard-Heilmitteln. Durch diese Zahnbehandlung ist ein Putzen mit der handelsüblichen Zahnpasta überflüssig.

Zahnfleisch-, Zahnbetterkrankungen (Parodontopathie)

Man kann alle entzündlichen Mund- und Kiefererkrankungen durch die Wirkstoffe von Pflanzen beeinflussen, die im Speichelmilieu eine natürliche antibiotische Abwehr erzeugen können. Es handelt sich dabei um die sog. sekundären Inhaltsstoffe, vor allem von Thiocyanat, das in Dinkel, Salat, grünem Gemüse in großen Mengen zur Verfügung stehen. Daher ist besonders die richtige Ernährung mit Dinkel, Obst und Gemüse, Kräutern und Gewürzen wie z.B. Zwiebeln, Knoblauch, Rettich, Meerrettich, Kresse, Kerbel und Salat ein guter Schutz vor Zahnfleischentzündungen, Zahnfleischschwellungen und Parodontose.

Salat-Kerbel-Wein

»Wenn jemand durch entzündetes oder geschwollenes Zahnfleisch Schmerzen leidet, soll er Salatblätter und etwas mehr Kerbelkraut nehmen und beides ein wenig zerreiben und mit Wein befeuchten. Diesen Brei nehme er in den Mund und behalte ihn eine Zeit lang im Munde (10–20 Minuten). Dadurch werden die unrechten Säfte aus dem Zahnfleisch herausgetrieben.«

Die Zähne und der Gaumen brauchen zu ihrer Gesundheit sehr viel Chlorophyll, das aus der »Grünkraft« der Kräuter kommt: »Nimm Lattich oder, wenn man ihn nicht hat, die sprießenden Blätter der Eichenblätter und gib etwas mehr Kerbel dazu. Das zerreibe mäßig und füge Wein hinzu, lege es in deinen Mund und behalte es eine Zeit lang drin.«

Bei Zahnfleischentzündungen, Parodontose und Zahnfleischschwellungen nimmt man junge Eichenblätter, Kerbel oder Salatblätter, schneidet sie klein und befeuchtet sie mit Wein. Sie werden um die Zähne und das Zahnfleisch aufgelegt und 10–20 Minuten im Mund behalten. Die heilende Wirkung ist vermutlich auf den Chlorophyllgehalt zurückzuführen.

Bei entzündlich eitrigen Parodontopathien braucht man eine mechanische Reinigung durch einen erfahrenen Zahnarzt. Zusätzlich sollte der Patient eine optimale Zahnpflege durchführen und eine Ernährungsumstellung auf die Hildegard-Kost beginnen und ggf. das Rauchen einstellen.

Der Zahnstein unter der Zahnfleischgrenze muss gründlich entfernt werden. Die zahnärztliche Parodontalbehandlung ist eine Reinigung und Glättung der Zahnwurzeloberfläche, so werden die mechanische Irritation beseitigt und die pathogene Keimzahl reduziert. Naturheilkundlich orientierte Zahnärzte bevorzugen statt Chlorhexidin, mit dem die Patienten dauerspülen müssen, z. B. mit bestem Erfolg Rebaschenelixier.

Kariesprophylaxe

Hildegard gibt uns eine sehr genaue Beschreibung über die Entstehung von Löchern in den Zähnen (Karies) und die passende Behandlung. Wir haben die Kariesprophylaxe schon mit vielen Zahnärzten, oft ergebnislos, diskutiert, selbst eine Universität war aus »Zeitgründen« an einer Testung der Hildegard-Methode nicht interessiert.

Myrrhe-Aloe-Räucherung

Für interessierte Zahnärzte steht ein Testmodell zur Überprüfung der folgenden Methode zur Verfügung: »Wem die Karies an den Zähnen frisst, der soll gleiche Gewichtsteile Aloe und Myrrhenharz nehmen, in einem tönernen Gefäß mit enger Mündung auf glühenden Buchenholzkohlen anzünden und den aufsteigenden Rauch durch ein enges Rohr bei geöffneten Lippen zu dem schmerzenden Zahn aufsteigen lassen. Die Zähne selbst muss er dabei zusammenbeißen, damit nicht zu viel Rauch eingeatmet wird. Dies soll er zwei- bis dreimal täglich und 5 Tage hintereinander tun, und er wird geheilt.«

Es geht hier um die Abtötung der Kariesbakterien, wobei die kariösen Stellen vom Zahnarzt gefüllt werden müssen (keinesfalls mit Amalgam).

10 g Aloepulver
10 g Myrrheharz, gepulvert

Die Myrrhe-Aloe-Räuchermischung wird auf Buchenholzkohlen entzündet und der Rauch über einen dünnen Schlauch mit einem kleinen Gebläse an die Zahnhälse geleitet. Gleichzeitig muss der Rauch auch wieder abgesaugt werden. Hiermit hat man eine einfache und wirksame Kariesbehandlung und -prophylaxe.

Zahnschmerz

Wermut-Eisenkraut-Wein

Bei intensiven Zahnschmerzen hilft rasch und zuverlässig der einfache Zahnwehwein mit Wermut und Eisenkraut: »Der mit den genannten Kräutern hergestellte Wein reinigt die kleinen Blutgefäße, welche sich von der Gehirnhaut bis zum Zahnfleisch hinziehen, von innen, und die auf den Kiefer aufgebundenen Kräuter lindern den Zahnschmerz von außen, weil die Wärme des Wermuts mit der Wärme des Eisenkrautes und der des Weines die Zahnschmerzen beruhigt.«

Der Wermut-Eisenkraut-Wein ist auch geeignet für die Sanierung von vereiterten Zähnen, bei Phantomschmerzen nach einer Zahnbehandlung, als Alternative zur Antibiotikabehandlung vereiterter Zähne, zur Herdbeseitigung im Dentalbereich und Ausleitung von Schwermetallen nach Amalgambeseitigung.

Bei vereiterten Zähnen kann das Markorgan (die Pulpa) durch eine vorausgegangene Karies nekrotisch geworden sein, und die Zerfallsprodukte wandern in Richtung Wurzelspitze ab, wodurch es zu einem schmerzhaften Prozess kommt. An der Wurzelspitze bildet sich ein Granulom, welches sich zur Zyste, zum Abszess oder zu einer Fistel ausweiten kann. In jedem Fall entsteht Eiter, welcher durch eine fachmännische Wurzelbehandlung entfernt werden muss.

| 25 g Wermutkraut | $^1/_4$ l Wein |
| 25 g Eisenkraut | 1–2 TL Rohrzucker |

1 EL der Kräutermischung 1–3 Minuten in Wein kochen, absieben und die warmen Kräuter über den Zahnherd außen als Kompresse $^1/_2$–1 Stunde aufbinden. Den abgesiebten Wein mit Rohrzucker süßen und warm schluckweise trinken. Ein- bis zweimal täglich wiederholen (3–5 Tage).

Meistens verschwinden die Zahnschmerzen sofort, und nach wenigen Tagen hat sich der Herd beruhigt. Diese Anwendung ist einer Antibiotikabehandlung vorzuziehen, da sie wirksamer hilft und keine Nebenwirkungen hat.

Wermut-Eisenkraut-Wein nimmt nicht nur den intensiven Zahnschmerz, sondern heilt auch Beinhautentzündungen und sogar Entzündungen an den Zähnen. Auf diese Art und Weise kann man seine eigenen Zähne erhalten, bevor man sich zum Zähneziehen entschließt. Auch die Irritationen nach der Zahnbehandlung verschwinden mit Wermut-Eisenkraut-Wein.

Da dieser Wein sehr leicht die Blut-Hirn-Schranke passieren kann, eignet sich die Behandlung auch zur Entfernung von Schwermetallen, besonders Quecksilber, aus dem Nervensystem. Diese Methode ist jeder anderen Schwermetallsanierung vorzuziehen, da sie keinen Schaden anrichtet.

Die reinigende Wirkung beruht auf der stimulierenden Wirkung der aktiven Bitterstoffe. Sowohl Wermut als auch Eisenkraut sind stark bitter und lösen eine Sekretion in den Schleimhäuten aus. Dadurch werden die abgelagerten Schwermetalle freigesetzt und ausgeschwemmt.

Um ein Wurzelgranulom in kürzester Zeit zum Verschwinden zu bringen, sollte man sich von einem erfahrenen Heilkundigen das Zahnfleisch mit einer kleinen Nadel anstechen und dadurch den Eiter entfernen lassen: »Wer an den Zähnen leidet, soll mit einem kleinen Aderlassmesser (Injektionsnadel) das Zahnfleisch öffnen und diese Öffnung etwas erweitern, damit der Eiter dort herauskann, und es wird ihm besser gehen.«

Durch diese Methode wurde kürzlich bei einem sechzehnjährigen Jungen, dem drei Zähne gezogen werden sollten, das Granulom beseitigt und die Zähne wurden erhalten. Hildegard beschreibt eine äußerst geniale Räucherungspistole gegen Karies, die infolge von zu viel Bonbons, Schokolade, Süßigkeiten und entmineralisiertem weißem Mehl zu einer Zivilisationsseuche geworden ist: »Der Mensch, dem das Zahnfleisch eitert und dem die Zähne schwach und brüchig werden, nehme die Knochen vom Salm, mache daraus ein Pulver und füge ein wenig Salz hinzu. Vor dem Schlafengehen putze mit dieser Pulvermischung die Zähne, aber spüle nicht nach. Dieses Pulver reinigt den Zahngaumen, entfernt den Zahnbelag, heilt und stärkt deine Zähne.«

Zahnfleischschwund, Zahnlockerung, Mundtrockenheit

Lachsgräten

Gräten vom atlantischen oder Bodenseelachs trocknen und im Mörser pulverisieren. Vor dem Schlafen Zähne putzen, 5 Minuten einwirken lassen und, ohne zu spülen, ausspucken. Das Pulver zieht viel Speichel. Der Speichel hat eine wichtige Schutzfunktion für die Zähne. Er spült Essensreste fort und neutralisiert Plaquesäuren. So wird die Härte der Zähne erhalten.

Spirituelle Heilmittel bei Zahnleiden

Nach Hildegards Psychotherapie kämpft an vierter Stelle die Unbarmherzigkeit (Obduratio) gegen die Barmherzigkeit (Misericordia), womit das vierte Sinnesorgan, der Mund mit dem Geschmackssinn, betroffen sein kann. Die Zahngesundheit steht mit dem Essen im engen Zusammenhang und mit dem Geschmackssinn die Auswahl des Essens. Durch die Hartherzigkeit oder Unbarmherzigkeit kann sich der Mensch selbst oder anderen schwere Wunden und Verletzungen zufügen. Daher sagt ein arabisches Sprichwort: »Achte auf dein Wort. Es ist scharf wie ein Pfeil, abgeschossen, kehrt er nicht mehr zurück.«

Hinter der Unbarmherzigkeit stecken die heilenden Worte der Barmherzigkeit, sie können die Unbarmherzigkeit in Taten des Mitgefühls und der Mitmenschlichkeit umformen. Daher nennt Hildegard die heilende Kraft der Barmherzigkeit »Quasi Medicina«, ein Heilmittel wie eine starke heilende Salbe. Das ist der

Sinn des Lebens und der Weg zum Glück. Hildegard nennt ihn »Lex divina«, das göttliche Gesetz oder die sieben Taten der Barmherzigkeit: »Allen Heimatlosen und Bedürftigen, Hungrigen, Durstigen, Obdachlosen, Kranken und Gefangenen, allen Armen und Schwachen, allen, die in Armut seufzen, strecke ich stets meine Hand entgegen« (Scivias III, 3. Vision, 4).

Hautheilkunde und Kosmetik

Die Haut – Spiegel der Seele

Die Haut gilt als ein Spiegel der Seele. Sie ist regenerationsfähig und hat viele Abwehrstoffe. Sie ist kein Panzer, den man mit erdölhaltigen »Rostschutzmitteln« aus Vaseline, Paraffin und Stearin pflegen sollte. Auch wenn sie krank wird, muss man sie daher immer »hautfreundlich« behandeln. Es gibt viele Einflüsse, unter denen die Haut leidet: ein Abszess, ein Schnitt, ein Insektenstich, eine Verbrennung oder ein Ausschlag. Hildegard beschreibt über 300 unbedenkliche Heilmittel, die die Haut reinigen und ihre Selbstheilungskräfte anregen.

Die Haut ist das größte Organ des Menschen. Sie hat eine Ausdehnung von durchschnittlich 2 m² und wiegt etwa 2 kg. Entsprechend hat sie auch zahlreiche Aufgaben. Sie atmet, daher nennt man sie sinnvollerweise die »zweite Lunge«. Sie tauscht mit der Außenwelt Feuchtigkeit aus, um unsere Körpertemperatur zu regulieren. Im Sommer schwitzen wir zum Abkühlen, und im Winter schließen sich die Poren gegen die Kälte.

Sie dient als Organ dem Tastsinn, wie sie uns auch Schmerz und Wärme spüren lässt. Darüber hinaus schützt uns die natürliche Hautflora vor schädlichen äußeren Einflüssen durch Viren, Bakterien und Pilze. Talgdrüsen sondern flüssige ungesättigte Fette ab, um unsere Haut auch in der bittersten Kälte geschmeidig und elastisch zu erhalten. Sind diese Talgdrüsen erschöpft, beginnt die Haut zu altern, wird trocken und bekommt Falten. Die Haut hält den Körper in Form und unterstützt die Gelenke bei ihren Bewegungen.

Die Haut ist ein vielschichtiges Organ. Unter der Hornschicht befindet sich die Oberhaut oder Epidermis. Aus dieser werden ständig, durch häufige Zellteilung, neue Hautzellen gebildet. So kommt es zum Ersatz der Zellschichten, die nach oben abwandern und dauernd von der Hornschicht abgestoßen werden. Die Abstoßung und Erneuerung der Hautzellen verläuft im Rhythmus der Mondphasen, sodass sich die Haut alle 28 Tage erneuert. Die Epidermis ist elastisch und reguliert den Feuchtigkeitshaushalt der Haut. In den tiefen Schichten der Oberhaut befinden sich verschiedene Hautfette und feuchtigkeitsbindende Substanzen, sog. Natural Moisturizing Factors (NMF), die langsam mit den reifenden Hautzellen an die Hautoberfläche wandern. Zusammen bilden sie in der oberen Hornschicht einen Schutz durch einen Hydro-Lipid-Film, der eindringende Krankheitserreger und Allergene abwehren kann und gleichzeitig den Verlust eigener Feuchtigkeit verhindert.

Der untere Teil der Epidermis dient als Strahlenschutz für die darunter liegenden Hautschichten. Hier befinden sich die pigmentbildenden Melanozyten, die den Hautfarbstoff Melanin bilden und Hautzellen vor Schäden durch die UV-Strahlen der Sonne schützen. Die Melaninproduktion wird sowohl durch Sonnenlicht als auch durch Chlorophyll oder pflanzliche Öle aktiviert und führt bei heller Haut zur Sonnenbräune, aber auch zu Sommersprossen.

Unter der Oberhaut befindet sich die Lederhaut, auch Dermis oder Korium, ein zähes, faseriges, derbes Gewebe mit einer gewellten Oberfläche. Sie enthält Talg-, Schweiß- und Duftdrüsen sowie kleine Röhrchen, in denen sich die Haarwurzel befindet. Die Talgdrüsen produzieren die öligen ungesättigten Fettsäuren, die die Haut geschmeidig und elastisch erhalten. In der gleichen Schicht befinden sich auch die Schweißdrüsen, die zur Abkühlung der Haut den Schweiß – eine Mischung aus Wasser, Salz, Kalium und Milchsäure – absondern.

Außerdem liegen hier die Blutgefäße, welche die Haut versorgen und den Wärmehaushalt regulieren. Beim Zusammenziehen wird die Haut blass und kühl, beim Öffnen wird sie warm und errötet. Diese Vorgänge werden von unserem vegetativen Nervensystem gesteuert und spiegeln sichtbar unsere Gefühle wider.

In der Lederhaut fließt auch das lymphatische Kapillarnetz, in dem die Lymphflüssigkeit mit den Schlackenstoffen aus der Haut in den Körper zurücktransportiert wird.

Unter der Lederhaut befindet sich die Unterhaut oder Subcutis (lat. *sub* = »unter« und *cutis* = »Haut«) mit dem Unterhautfettgewebe, das für die Elastizität und die Straffheit der Haut als Ganzes verantwortlich ist. Bei Fettschwund und beim Altern wird die Haut schlaff und faltig. Die Subcutis ist eine Art Polster zwischen den Muskeln und der Haut. Darüber hinaus ist die Haut ein wichtiges Sinnesorgan. Dazu ist sowohl die Leder- als auch die Unterhaut mit vielen Nervenfasern und Rezeptoren ausgestattet.

Hildegard erwähnt in ihrem Lehrbuch *Causae et Curae* insgesamt dreizehn Hautkrankheiten und nennt in der *Physica* weitere Erkrankungen, welche die Haut betreffen. Die begriffliche Zuordnung ist wie ein Buch mit sieben Siegeln, das man erst verstehen kann, wenn man den zugehörigen Originaltext und die entsprechenden Heilmittel in eine inhaltliche Beziehung zueinander setzt. So nannte Hildegard z. B. immer wieder die »Lepra«, worunter sie jedoch ganz allgemein den Hautausschlag und nicht die Lepra im heutigen Sinne versteht.

Die meisten Hautkrankheiten sind »nur« Symptome, wobei die eigentlich auslösenden Ursachen im seelischen Bereich liegen. Wie auf einer Projektionsfläche spiegeln sich hier die seelischen und emotionalen Konflikte wider. Die meisten Hautkrankheiten sind chronisch, d. h. vielfach unheilbar, weil die seelischen Ursachen oft nicht erkannt und daher nicht mitkuriert werden. Die meisten Hautpatienten werden schulmedizinisch nur mit Cortison oder Antibiotika behandelt, die das Symptom zwar rasch zum Abklingen bringen, aber nicht heilen. In kurzer Zeit sind die Ekzeme wieder da, meistens schlimmer als zuvor.

Hinzu kommt die Tatsache, dass die Haut und die innere Schleimhaut eine Einheit bilden; d. h., der Darm muss bei jeder Hauterkrankung mitbehandelt werden. Die Nichtbeachtung dieser Tatsache führt zu den vielen Misserfolgen und Frustrationen bei den Patienten, die irgendwann resignieren. Meistens werden sie zum »hoffnungslosen Fall« abgestempelt. Durch die vielen Fehlversuche und wegen der keineswegs gelösten seelischen Konflikte entmutigt, müssen sie meistens noch den Übergang der Hautkrankheit in ein autoaggressives Stadium erleiden. Dabei kann z. B. die Neurodermitis in Asthma und ein Ekzem in Lupus oder Sklerodermie übergehen.

Durch die Heilkunde Hildegards finden wir einen Ausweg aus diesem Teufelskreis, da sie bereits vor 850 Jahren die Ursachen beschreibt, die zu dieser Selbstzerstörung führen. Besonders durch ihre Psychotherapie erkennen wir, wie negative Gedanken und seelische Konflikte sich materialisieren und den Darm als Kriegsschauplatz wählen. Die Krankheit wird sofort gebessert, wenn auch eine Lösung der seelischen Probleme in Aussicht steht.

Weit verbreitet: die Akne

Akne (griech. *akmé* = »Hautausschlag«) ist vor allem eine hormonell bedingte »Teenagererkrankung«. In dieser Lebensperiode sind das Identitätsgefühl und das Selbstbewusstsein noch nicht gefestigt, weswegen die betroffenen Jugendlichen unter ihrem Aussehen psychisch leiden. Akne kann im Gesicht, an den Schultern, am Rücken auftreten, wobei die Talgdrüsen infolge der hormonellen Umstellung in der Pubertät ihre Produktion erhöhen, die Talgdrüsen verstopfen und das Wachstum bestimmter Bakterien anregen. Durch diese Infektion können die Pickel zusätzlich vereitern und Pusteln, Knoten und Zysten bilden. Man unterscheidet vor allem folgende Aknearten:

1. Acne vulgaris (lat. *vulgaris* = »gewöhnlich, alltäglich«): Es bilden sich (meistens im jugendlichen Alter) Pickel. Es treten rote, derbe Knoten an Gesicht, Brust und Rücken auf; die Pickel »schmelzen wieder ein«, können aber Narben hinterlassen. Die Akne ist möglicherweise durch bakterielle Infektionen zusätzlich überlagert. Nach Abschluss der Pubertät klingt sie meistens spontan wieder ab.
2. Acne necroticans varioliformis (griech. *nékrosis* = »das Töten, Absterben«): Pickelbildung an Stirn und Nacken, Haargrenze, zum Teil auch über den ganzen Kopf verteilt mit nekrotischen Pusteln, die mit Narben abheilen. Meistens bestehen zusätzlich Infektionen mit Staphylo- und Streptokokken.
3. Acne conglobata (lat. *conglobare* = »zusammenballen«): Dies ist die schwerste Form der Akne. Meistens tritt sie bei Männern auf und befällt häufig den gesamten Rücken und die Genitalregion. Sie bildet Abszesse, die entweder durch Eisenkrautkompressen oder vom Arzt durch Eröffnung behandelt werden müssen.

Als Therapie bei Akne empfehlen sich nach Hildegard vor allem folgende Maßnahmen: Lavendel-Purgationsmaske (S. 116), Aderlass,

Darm-, Herdsanierung (Zähne, Mandeln, Nebennieren). Sauna-therapie, Bürstenmassagen; vermehrter Aufenthalt an frischer Luft, Seewasser; Entgiftung der Leber mit Ringelblumen- und Lavendel-tee sowie Edelkastanienhonig; Hormonregulation durch Hirsch-zungenelixier, Eisenkrautkompressen; vor allem auch eine Diät, be-ginnend mit dem Hildegard-Fasten (s. S. 310) und einer Umstellung der Kost auf Dinkel, Obst und Gemüse; Meiden von Kuhmilchpro-dukten außer Butter; Einschränkung des Verzehrs von tierischen Fetten in Fleisch, Wurst und Käse; Verzicht auf Alkohol, Nikotin, Bohnenkaffee, Süßigkeiten; Körperhygiene nur mit pflanzlichen, natürlichen Seifen und Waschmitteln, keine chemischen Deodorants oder überflüssige darmschädigende Medikamente.

Akne, Pickel, Abszesse, Nagelbettvereiterungen

Eisenkrautkompresse

Die Eisenkrautkompresse hilft auch bei Brustdrüsenentzündungen, Furunkeln, infizierten Lymphdrüsenschwellungen und Herpes Zoster.

1 EL Eisenkraut
$1/4$ l Wasser

Das Eisenkraut eventuell in einem Mullsäckchen etwa 3 Minuten in Wasser aufkochen. Das warme Kraut in einer sterilen Mullbinde mindestens 1 Stunde lang als Kompresse auf die Wunde legen. Die Kompresse bleibt so lange auf der Wunde, bis sie trocken ist, und kann danach sofort wieder gewechselt werden (zwei- bis dreimal täglich erneuern).

Durch die Eisenkrautbehandlung öffnen sich die Abszesse und hei-len narbenlos rasch wieder ab. Schmerzhafte Herpesbläschen konnten innerhalb von zehn Tagen wieder zum Verschwinden ge-bracht werden.

Folgendes ist auch sehr wichtig: eine natürliche Ernährung, Kör-perhygiene nur mit pflanzlichen, natürlichen Seifen oder Lilienblü-tenwasser und keine chemischen Deodorants oder überflüssige darmschädigende Medikamente (Cortison, Antibiotika).

Allergie

»Wenn jemand wegen Krankheit im Gesicht rot aussieht, hat er durch kranke Eingeweide (poröser Darm) krankes und giftiges Blut (Allergene im Blut) und ist deshalb rot im Gesicht. Aus seinen Gefäßen tritt nämlich ein schlechter Saft aus, der in das Fleisch hineingeht und dies durchzieht, sodass es davon aufgetrieben wird und anschwillt, als sei es von ganz feinen Löchern durchbohrt. Solch ein Mensch ist aber nicht traurig, sondern ganz vergnügt und belästigt seine Umgebung während seiner Krankheit nicht.«

Dieser 850 Jahre alte Text beschreibt ganz eindeutig Ursache und Krankheitsbild der Allergie, obwohl diese Zusammenhänge offiziell erstmals im Jahre 1906 von dem Wiener Kinderarzt Clemens von Pirquet (1874–1929) auf solche Weise formuliert wurden. Heute wird die Allergie als krank machende Überempfindlichkeit des Immunsystems auf innere und äußere Reize verstanden. Prinzipiell können alle Stoffe, die sich im Darm befinden, eine Allergie auslösen, wenn die Darmflora geschädigt ist und die Allergene durch den porösen Darm in die Blutbahn geraten. Das Immunsystem hat verschiedene Möglichkeiten, mit den eingedrungenen Giftstoffen fertig zu werden und die Gifte wieder aus dem Körper zu entfernen, wobei vor allem die weißen Blutkörperchen in Aktion treten. Besonders rasch reagieren die sog. B-Lymphozyten, die sich beim Kontakt mit dem Allergen in eine Plasmazelle umwandeln. Jede Plasmazelle kann Millionen von Antikörpern im Blut freisetzen, die sich mit den Allergenen verbinden. Werden die Allergene vom Immunsystem als unschädlich erkannt, wird die Umwandlung von B-Lymphozyten in Plasmazellen verhindert, sodass keine Allergie auftritt. Beim Allergiker tritt aber keine Hemmung auf, weswegen die B-Lymphozyten auch auf harmlose Substanzen heftig reagieren und den eigenen Körper angreifen.

Eine Allergie wird meistens durch Eiweiß ausgelöst, wie z. B. durch Weizengluten, Milchprodukte, Pflanzenpollen und Hühnereiweiß. Im Prinzip kann aber jeder Stoff eine allergische Reaktion bewirken. Über 90 % aller Allergiker reagieren aber nur auf einige wenige, sehr charakteristische Allergene, z. B.:

1. Allergene in der Atemluft wie Pollen von Gräsern, Bäumen und Sträuchern, aber auch Hausstaubmilben, die mit der Atemluft

eingeatmet werden und dabei Heuschnupfen und Asthma auslösen;

2. Allergene, die auf die Haut einwirken, z.B. Metalle, Nickel in Modeschmuck, Duft- und Konservierungsstoffe, Tierhaare, die eine Kontaktallergie auf der Haut auslösen;

3. Allergene, die über den Magen und Darm eindringen. Hierzu gehören prinzipiell sämtliche Allergene, die sich im Darm befinden, meistens Lebensmittel wie Milch und Milchprodukte, Meeresfrüchte und Fische, Nüsse und »Küchengifte« (Erdbeeren, Pfirsiche, Pflaumen und Lauch), aber auch Zusatzstoffe in unseren Lebensmitteln.

Therapiemethoden sind u.a. Enzianwurzelpulver, Flohsamenwein, Goldwein, Maulbeerblätter-Kompressen und Prasem-Roggenbrot-Kompressen sowie der Austausch aller Weizenprodukte mit Dinkel, weil echter Biodinkel keine Allergie auslöst.

Flohsamenwein

3 EL Flohsamen   1 l Wein

Samen und Wein werden 3 Minuten aufgekocht und durch einen groben Filter gesiebt. Die farblose Flüssigkeit füllt man ab und nimmt davon dreimal täglich 1 Likörglas vor dem Essen ein. Der Flohsamenwein nimmt den Juckreiz und resorbiert bereits im Darm Giftstoffe und Allergene, die das Hautekzem auslösen können. Auch bei inneren Wunden, z.B. einer entzündeten Speiseröhre, hat sich der Wein zur Heilung und zur Beseitigung des Brenngefühls bewährt.

Allergie, Lebensmittelallergie, Eier- und Käseunverträglichkeit

Mutterkümmel

»Ein Mensch, der gekochten oder harten Käse essen will, nehme dazu Kümmel, damit er davon nicht zu Schaden kommt; so mag er ihn essen, und die wohl abgestimmte Wärme des Kümmels löst wieder auf, was von dem Käseeiweiß ausgelöst wurde.«

1–3 Msp. Mutterkümmel (Kreuzkümmel) auf Käsebrot, übers Ei oder anderes unverträgliches Eiweiß streuen. Durch die Verwendung des Kümmels verschwindet die Überempfindlichkeit gegen Eiweiß.

Allergisches Fieber mit Ekzemen, Erysipel (Wundrose)

Prasem-Roggenbrot-Kompresse

Der Prasemstein wird in einen Roggenbrotteig eingewickelt und mit einem Tuch 3 Tage und 3 Nächte auf dem Bauchnabel aufgebunden. Ganz gleich, wo die Ekzeme sitzen, am Nabel zeigt sich meistens eine Hautreaktion, und das Ekzem verschwindet.

Die Kompresse hilft auch bei allergischen Fieberausbrüchen nach Diätfehlern (Küchengifte, Schweinefleisch).

Allergien, allergisches Fieber, dauerhafte Darmstörungen

Enzianwein

1 Msp. Enzianpulver $1/4$ l Wein

Pulver in Wein geben, Wein, mit einem Tauchsieder erwärmt, dreimal täglich vor dem Essen trinken. Der Enzianwein beseitigt die bei Allergien häufig auftretenden fieberhaften Darmstörungen.

Ekzeme, Allergien, Magenfieber, rheumatisches Fieber

Goldwein

Hildegard schreibt über den interessanten Goldwein: »Und wer Magenfieber hat, erhitze mit glühend heiß gemachtem Gold einen reinen Wein und trinke ihn (warm), und die Fiebrigkeit verlässt ihn, denn die gute Goldwirkung samt der durch Feuerkraft gesteigerten Hitze nimmt dem Magen die Parasäfte (›verdrehte Säfte‹). Mit Wein und nicht mit Wasser soll man das (Eintauchen) machen, weil der Wein die Verschleimung im Magen-Darm mehr beseitigt als das Wasser.«

$1/4$ l Wein wird mit einem vergoldeten Reisetauchsieder zum Sieden gebracht. Man trinkt ihn mindestens einmal täglich warm.

Der gleiche Goldwein hilft auch besonders gut bei rheumatischem Fieber, das wie die Allergie durch eine Störung der Darmflora (Dysbakterie) auftritt.

Hautausschlag, atopisches Ekzem oder Neurodermitis

Hautausschläge sind meistens ein Signal dafür, dass Giftstoffe den Körper über die Haut verlassen wollen, weil die inneren Entgiftungsorgane (Leber, Niere, Darm) nicht richtig funktionieren: »Wenn aber schlechte Säfte in einem Ausschlag am ganzen Körper des Menschen ausgebrochen sind, soll man eine Zeit lang bis zu ihrer Reife warten, bis sich die entzündete Haut rot färbt und austrocknet. Dann soll man geeignete Salben auflegen, damit nicht durch zu langes Abwarten die Haut noch schmerzhafter wird und in Fäulnis verfällt.«

Beim atopischen Ekzem handelt es sich um eine unterschiedlich verlaufende chronische Hautentzündung, die in Schüben verläuft und stets von quälendem Juckreiz begleitet wird. Unter einer »Atopie« versteht man die Bereitschaft des Organismus, überempfindlich auf Bestandteile der natürlichen Umgebung zu reagieren, etwa Gräserpollen, Hausstaub oder Nahrungsmittel (griech. *atopía* = »Widerspruch«). Die Haut wird rissig, blutig, trocknet schnell aus, sodass sie gegenüber Hautbakterien, Pilzen sowie Umweltgiften empfindlicher wird. Dazu gehören Holzschutzmittel, Lösungsmittel, Farben, Nickel, Chrom, Quecksilber in Amalgam, Palladium z. B. im Zahngold, gegerbte Lederartikel, Shampoos, Seifen und andere Deodorants. Die durch Kratzen entstandenen Wunden können sich leicht infizieren und Eiterbläschen und Krusten bilden.

Das atopische Ekzem gehört zu den häufigsten Hauterkrankungen. Infolge der Durchimpfung der Kinder nimmt die Allergiebereitschaft immer mehr zu, weil dem kindlichen Immunsystem keine Chance mehr gegeben wird, sich durch die normalen Kinderkrankheiten eine starke körpereigene Abwehr zuzulegen.

In dem Therapieplan für Hautausschläge, atopisches Ekzem und Neurodermitis ist eine Beseitigung der seelisch auslösenden Ursachen sehr wichtig. Cortison sollte kurzfristig nur im Notfall genommen werden.

Kerbel-Engelsüß-Alant-Kompresse

10 g Kerbel	50 g Alant
30 g Engelsüßpulver	1 l Wasser

Die Zutaten werden 3 Minuten im Wasser kräftig abgekocht. Die warmen Kräuter warmfeucht mit einer Mullbinde auf die Haut binden. Diese Kompresse wird 5 Tage hintereinander aufgelegt.

Weihrauch-Schwefel-Salbe

Zu dem Absud dieser Kräuter (Kerbel, Engelsüß, Alant) gibt man 5 g Weihrauch, 5 g Schwefelpulver sowie 150 g Schweineschmalz. Man dickt die Lösung unter ständigem Kochen und Abrühren zu einer Salbe ein. Mit dieser Salbe werden die Hautpartien zwei- bis dreimal täglich einmassiert. Die Salbe enthält Weihrauch (Boswellia sacra), eine Droge, die intensiv von Professor Dr. Hermann Ammon, Heidelberg, untersucht wurde. Der Hauptinhaltsstoff, die Boswelliasäure, zeigt eine starke entzündungshemmende Wirkung, da sie in der Lage ist, die vermehrte Bildung von Leucotrienen zu hemmen. Weihrauch wurde auch erfolgreich bei chronischen Darmentzündungen, bei der rheumatischen Arthritis und Psoriasis als Sallaki (H15) eingesetzt. In der Schweiz wird das gleiche Präparat gegen Hirntumore (Astrozytome) eingesetzt, da Weihrauch auch das Krebswachstum hemmt.

Große Hautkur

Buchsbaumsaft

10 ml Buchsbaumsaft	1/2 l Wein
100 ml Rosenlakritzsaft	

Die Säfte mit Wein erhitzen. Davon dreimal täglich 1 Likörglas vor dem Essen trinken.

Um das Ekzem von innen nach außen auszuheilen, wird zunächst die Einnahme von Buchsbaumsaft mit Rosenlakritzsaft empfohlen. 8 Tage danach beginnt die eigentliche Hauttherapie mit einer Mischung aus Buchsbaumsaft und Olivenöl. Mit dieser Kombination wird die innere »Unreinheit« nach außen getrieben.

Buchsbaumsaft-Olivenöl

10 ml Buchsbaumsaft   50 ml Olivenöl

Mit der Mischung aus Buchsbaumsaft und Olivenöl werden die Hautausschläge vorsichtig abgetupft und verbunden. Dreimal täglich wiederholen.

(Infizierte) Hautausschläge, Ekzeme, Akne und Geschwüre

Quendel

»Wenn ein Mensch krankes Fleisch (Gewebe) hat, sodass seine Haut wie räudig ausblüht, der nehme Quendel und esse es oft mit Fleisch oder Gemüse gekocht, und die Haut seines Körpers wird von innen heraus geheilt und gereinigt werden.«Quendel ist das klassische Hautgewürz, das bei keiner Kur fehlen darf. Es sorgt für eine gute Durchblutung der Haut, wobei man jedem Essen 1–3 Msp. zufügt und in Fleischgerichten und beim Gemüse mitkocht. Besonders hat sich Quendel bei Hautausschlägen bewährt, wenn man mehrmals wöchentlich 1–3 Msp. in einer Dinkelmehlschwitze zusammen mit gekochter Roter Bete als Gemüse isst.

Trockene, rissige Haut, Ekzem

Quendelsalbe

100 g Ziegenfett   30 g Quendelpulver

Ziegenfett im Wasserbad zerlassen, das Quendelpulver daruntermischen und zu Salbe kalt verrühren. Mehrmals täglich die Haut damit einmassieren. Ziegenfett ist sehr gut hautverträglich und hilft schon allein bei rissiger, juckender Haut.

Verbrennungen, Hautausschläge

Leinsamenkompresse

Leinsamen werden in 1 l Wasser 3 Minuten aufgekocht, abgesiebt, und durch den flüssigen Absud wird ein sauberes Leintuch gezogen. Dieses durchtränkte Leintuch wird warm und feucht für mindestens 1 Stunde auf die Wunde gelegt und nach dem Abtrocknen erneuert. Bei Bedarf dreimal täglich solange, bis die Wundheilung einsetzt. Bei allerschwersten Verbrennungen saugt diese Kompresse die verbrannten Hautstücke auf, wodurch eine Wundheilung ohne Narbenbildung ermöglicht wird.

Hautausschläge

Liliensalbe

»Die Lilie ist mehr kalt als warm. Nimm daher den Kopf einer Lilienwurzel und zerstoße ihn stark mit altem (Schweine)fett, und dann zerlasse es in einer Schüssel, und so gebe es in ein Gefäß. Und wer dann die weiße Lepra (Hautausschlag), nämlich ›quedick‹, hat, den salbe oft damit, nachdem die Salbe zuvor erwärmt wurde, und er wird geheilt werden. Und wer Ausschläge hat, der trinke oft Ziegenmilch, und die Ausschläge gehen vollständig von ihm weg. Und dann nehme er den Stängel und die Blätter von Lilien und zerstoße sie und drücke ihren Saft aus und knete diesen ihren Saft gleichzeitig mit Fett, und wo er am Körper vom Ausschlag Schmerzen hat, dort salbe er sich, (und) Ziegenmilch trinke er immer. Auch der Duft ihrer Blumen erfreut das Herz des Menschen und bereitet ihm richtige Gedanken.«

Dieses Loblied auf die Lilie war die Inspiration, eine neue Hildegard-Kosmetik mit der ganzen Lilie (Blüten, Blätter und Knolle) als Hauptinhaltsstoff aufzubauen. Das neue Lilienblütenwasser und die Lilienblütencreme sind das Ergebnis dieser Vision.

Juckreiz

Mohnkörnerkur

»Der Mohn ist kalt und mäßig feucht, und seine Körner führen, wenn man sie isst, den Schlaf herbei und verhindern den Juckreiz, sie unterdrücken die rasenden Läuse und Nissen, und im Wasser gesotten, können sie gegessen werden. Aber roh sind sie besser und nützlicher zu essen als gekocht. Das Öl aber, das aus ihnen ausgepresst wird, nährt den Menschen nicht und erquickt ihn nicht. Es bringt ihm auch nicht vollkommene Gesundheit oder Krankheit. Und dieses Öl ist kalt, die Körner aber sind warm.«

1–3 EL Mohnkörner werden täglich ins Essen gestreut, mit Apfelkompott oder mit Mohnkuchen gegessen.

Die Inhaltsstoffe des Speisemohns beruhigen die aufgekratzte Haut und sorgen dafür, dass der Juckreiz verschwindet.

Juckreiz, Allergien, Ekzeme, Neuralgien, Sklerodermie und Schmerzen

Oliven-Rosen-Öl

1 ml echtes Rosenöl mit 100 ml Olivenöl mischen und mit diesem Öl die Wunden massieren. Bereits nach kurzer Zeit verschwindet der Juckreiz, und die Wunden heilen.

Hautkrebs, Brustkrebs, Gürtelrose

Die Schlüsselstellung für die echte Krebskrankheit finden wir bei Hildegard in der Beschreibung des Brustkrebses. Hier wird die Quintessenz von Herz, Leber, Magen, Lunge und den übrigen inneren Organen genannt, die ihre schlechten Säfte (Eiweißfaktoren) abgeben, aus denen der Krebs entsteht: »Auch durch verschiedene gute und schlechte Säfte schwellen das Fleisch und die Gefäße des Menschen an, wie das Mehl durch die Hefe aufgetrieben wird und aufquillt.

Die Säfte aber, welche vom Herzen, der Leber, der Lunge, dem Magen und den übrigen inneren Organen her stammen, werden, falls sie einmal zu einem verkehrten, gegenseitigen Verhältnis und zum Übermaß umgewandelt werden, manchmal schwerflüssig, schlüpfrig und nur lauwarm. Wenn sie dann im Menschen verbleiben, lassen sie ihn krank werden. Brechen sie aber aus ihm heraus, dann machen sie ihn gesünder.«

Ein operabler bösartiger Tumor muss prinzipiell entfernt werden; darüber sind sich alle Fachleute einig. Die ungeschützte Entnahme ist allerdings ein Kunstfehler, man sollte solche Operationen immer unter Schafgarbenschutz durchführen (siehe unter Wundheilung). Der Tumor sollte schonend, ohne die Kapsel zu öffnen, entfernt werden, denn bei jeder Operation besteht die Gefahr der Metastasierung. Die meisten Metastasen entstehen bei der Erstoperation. Vier von fünf Krebspatienten sterben an Metastasen, nicht am Ersttumor. Es ist ein Irrtum, zu glauben, mit der Entfernung des Tumors sei auch die Krebskrankheit beseitigt!

Krebs ist das weit fortgeschrittene Stadium eines krankhaften Prozesses, der seine Ursache mit größter Wahrscheinlichkeit im seelischen Bereich hat. Deshalb wird er nach vorübergehender Symptomfreiheit mit großer Sicherheit wiederkehren, solange nicht die psychischen Ursachen, die hinter jeder Tumorkrankheit stecken, mit berücksichtigt werden. Eine Tumoroperation ohne Psychotherapie führt sehr wahrscheinlich zum Rückfall.

Nach Hildegard ist das Entstehen von Hautkrebs auf zu langes Fasten, Ernährungsfehler und, wie wir heute sagen, Vitaminmangel zurückzuführen. Neuerdings wurde entdeckt, dass auch ein Vitamin-D-Mangel Krebs auslösen und ein kurzes tägliches Sonnenbad diesen Mangel beseitigen kann. Wenn die Haut anschwillt, können sich drei verschiedene Hautkrankheiten bilden, eine davon ist Hautkrebs.

»Eine Art von Hautkrankheiten ist von beinahe schwarzer Farbe. Sie bringt den Menschen Gefahr und droht mit dem Tode ... Die Beule aber, welche schwarz ist, ist gefährlich und beinah unheilbar; die graue aber und die weiße sind etwas milder und können geheilt werden«, schreibt Hildegard. Sie fährt fort: »Betroffen sind vor allem sensible Menschen mit grazilem Knochenbau, aber mit fetten, gesunden und gut entwickelten Körperzellen. Weil sie aber ein so vollwertiges Knochenmark haben, haben Sie auch ein festes, feines, weißes und gesundes Fett frei von Viren (Pediculi). Scheidet aber dieses Fett einmal Schweiß aus, so erzeugt dieser Schweiß an der äußeren Haut vereinzelt Viren und ernährt den Hautkrebs.«

Jede Veränderung eines Muttermals ist ein Alarmzeichen für die Entstehung von Melanomen oder Hautkrebs. In Deutschland erkranken bereits 120 000 Menschen jährlich, von denen über 2000 sterben. Zu den verdächtigen Krebsvorstufen gehören die noch harmlosen Warzen, Fibrome, Lipome oder Bindegewebszysten in der Frauenbrust.

Man achte besonders auf das ABCD der Muttermale, an dem man ein Melanom frühzeitig erkennen kann:

A: Asymmetrie des Hautflecks,
B: unregelmäßige Begrenzung, zackig, unscharf,
C: unregelmäßige Coloration, schwarz, braun, rötlich, grau-weiß-lich,
D: Durchmesser größer als 5 mm.

Veilchencreme

Zur Verhütung und Behandlung steht uns die Veilchencreme zur Verfügung.

20 ml Veilchenblätter und -blütensaft	10 ml Olivenöl
	30 g Ziegenfett

Zutaten vorsichtig zum Sieden bringen, wässrige Schicht abtrennen und zur Salbe verarbeiten. Mehrmals täglich um den Hauptherd vorsichtig auftragen. 5 Tropfen echtes Rosenöl verstärken die Wirkung.

Die Salbe hat sich ganz besonders zur Wundheilung, zur Verhütung von geschwulstartigen Narben (auch Operationsnarben) bewährt. Darüber hinaus wird sie zur Verhütung von Brustkrebs, bei gutartigen Hautzysten oder zur Behandlung von Schäden durch Röntgenstrahlen eingesetzt. Sie hilft auch bei manchen Formen von Kopfweh (Stirn-, Nebenhöhlenkopfweh), wobei sie kräftig quer über die Stirn eingerieben wird.

Wasserlinsenelixier

Das Mittel ist schwer herzustellen (s. S. 71), aber z.B. bei der Fa. Jura erhältlich. Man gibt in jede Flasche 20 Tropfen Rainfarnsaft.

Man trinkt davon täglich 1 Likörglas (20 ml) vor dem Frühstück und 1 Likörglas vor dem Schlafengehen. Die Behandlungsdauer beträgt 6–8 Wochen (eine Kur: 6 Flaschen Wasserlinsenelixier à 0,5 l). Danach 2 Monate Pause.

Warzen, kleine Myome

Amethyst

Bei einer Geschwulst, frischen Schwellungen, Tennisellenbogen, Schwellungen der Gelenke, Bindegewebszysten, kleinen Myomen oder Warzen sollte man mit einem Amethyst die Heilung anregen, wie Hildegard es vorschlägt. Auch bei Hämatom, Bluterguss, Zysten oder Brustknotenschwellung ist der Amethyst das Heilmittel.

»Wenn ein Mensch irgendwo frisch an seinem Körper eine Schwellung (Geschwulst) findet, dann befeuchte er den Amethyst (mehrmals täglich) mit seinem Speichel und bestreiche die Stelle der Schwellung überall und die Geschwulst wird kleiner und vergeht.«

Bei Prellungen und Blutergüssen gehen Spannungen und Schmerzen rasch zurück. Auch bei Warzen ist ein Versuch sehr ratsam. Oft verschwinden die Warzen narbenlos. Bei Schleimbeutelschwellungen an den Gelenken wird zusätzlich die Wermutsalbe (s. S. 317) im Wechsel mit der Amethystbehandlung angewendet. Besonders beeindruckend ist das Verschwinden von Überbeinen durch die Amethystbehandlung. Hier wird zusätzlich Veilchencreme über das Überbein einmassiert.

Hygrom, Fibrom, Neurinom, Lipom, Neurofibrom, Ganglion (Überbein), Kopfweh, Schmerzen in der Nierengegend

Veilchenöl

»Wenn jemand am Kopf oder im Bereich der Nierengegend Schmerzen leidet oder wenn sich bei jemandem, ohne gefallen zu sein oder dass er gestoßen/geschlagen wurde, von selbst an seinem Körper eine Geschwulst bildet, der koche am Feuer Olivenöl und lege dann in dieses Öl Veilchen und salbe sich damit, wo er Schmerzen leidet; und wenn es ein Tumor ist, dann salbe er sich neben der Geschwulst, nicht aber über der Geschwulst selbst.«

1 EL Veilchenblüten und -blätter
500 ml Olivenöl

Blüten und Blätter in Öl entweder zehn Tage in der Sonne stehen lassen und absieben oder vorsichtig erhitzen und absieben.

Fisteln, Furunkel, Geschwüre

»Eine Fistel entsteht aus schädlichen und überflüssigen Säften, die, wenn sie ein bestimmtes Maß überschreiten, mit ihrer Schärfe die Haut durchbohren und langsam abfließen. Weil sie ständig wiederkommen, lassen sie nicht zu, dass die Haut zur Heilung kommt. Sind immer noch schlechte Säfte vorhanden, sodass sie dort ein oder mehrere Geschwüre erzeugt haben, dann muss der Mensch diese zur Reife kommen lassen, damit sie ausfließen, und nicht nach innen zurückhalten, sonst wird er an noch größeren Schmerzen leiden. Haben sich die Säfte in ihrer Reife nach außen entleert, dann muss der Mensch eine Behandlung mit Salben anwenden.«

Fisteln sind natürliche Entgiftungsmöglichkeiten für schlechte Säfte. Diese Purgation darf man nicht unterdrücken. Beim Furunkel handelt es sich um eine Staphylokokken-Infektion mit akuter eitriger Entzündung eines Haarbalgs sowie seiner Talgdrüse (lat. *furunculus* = »kleiner Dieb«). Die tief sitzenden, schmerzhaften, bohnen- bis walnussgroßen roten Knoten entstehen vor allem dort, wo man viel schwitzt oder die Haut durch Reibung überbeansprucht wird, etwa im Gesicht, Genick, unter den Achselhöhlen und an den Pobacken. Die Furunkel werden »reif« und brechen in der Regel nach etwa 2 Wochen nach außen auf. Diesen Prozess kann man mit Eisenkrautkompressen beschleunigen.

»Karbunkel« nennt man eine Gruppe von mehreren dicht beieinander stehenden Furunkeln, die ineinander übergehen (lat. *carbunculus* = »fressendes Geschwür«). Sie können die Größe eines Handtellers erreichen und treten vor allem im Nacken und am Rücken auf. Ein Furunkel am Rand des Augenlids heißt »Gerstenkorn«. Das Erkrankungsrisiko ist besonders hoch bei einem allgemein schlechten Gesundheitszustand, bei Diabetes, aber auch schon bei mangelnder Körperhygiene.

Eisenkrautkompresse

Die Eisenkrautbehandlung ist zuverlässig, rasch und in den meisten Fällen hundertprozentig wirksam, wenn sie rechtzeitig und richtig angewendet wird.

1 EL Eisenkraut in ein kleines Leinentuch oder eine Mullkompresse einnähen. 2 Minuten kräftig aufkochen, Wasser leicht ausdrücken und handwarm auf den Eiterherd legen, 1 Stunde als Kompresse liegen lassen. Sobald sie ausgetrocknet ist, wird die Auflage erneuert (mindestens zweimal am Tag, bis der Eiterherd verschwunden ist).

Mit der Eisenkrautauflage kann man Furunkel, Karbunkel, Abszesse am Nacken und am Rücken, Nagelbettvereiterungen, Brustdrüsenentzündung, chronische Wundeiterungen sowie komplizierte Schweißdrüsenabszesse in den Achselhöhlen behandeln.

Nur selten muss der Arzt entscheiden, dass der Abszess zusätzlich noch geöffnet werden muss. Meistens kann man mit dieser Behandlung operative Eingriffe verhindern, wie beispielsweise bei einem sechzehnjährigen Mädchen mit zwei schweren Abszessen am Hals, direkt am siebenten Halswirbel. Schon der Vater hatte ähnliche Abszesse und starb kurz nach einer Operation. Durch die einfache Eisenkrautbehandlung heilten die Abszesse in 4 Wochen ohne Komplikation vollständig aus.

Gürtelrose (Herpes Zoster)

Gürtelrose oder Herpes Zoster ist eine virale Erkrankung des Nervensystems, die von den gleichen Viren ausgelöst wird, die auch Windpocken verursachen. Das Immunsystem kann während der Erstinfektion die Windpockenviren nicht restlos beseitigen, sodass sie in das Nervensystem einwandern und in den Nervenzellen des Rückenmarks und im Gehirn viele Jahre abgekapselt ruhen, von wo sie dann durch eine Immunschwäche wieder in das Nervensystem eindringen und über die Nervenbahnen bis zur Haut gelangen. Hier verursachen sie einen Bläschenausschlag auf gerötetem Hautgrund. In den grauen Bläschen befindet sich eine klare Flüssigkeit. Solange die Bläschen vorhanden sind, ist die Krankheit ansteckend. Sie geht mit Fieber, Abwehrschwäche und Müdigkeit einher. Die Gürtelrose klingt normalerweise nach einem Monat ab und verursacht heftige Nervenschmerzen (postherpetische Neuralgie) infolge einer Schädigung der Nervenzellen durch die Viren.

Besonders gefürchtet ist das Übergreifen auf den Kopfbereich, wobei auch Augen und Mundbereich befallen werden können. In schweren Fällen hat dies dann eine Hirnhautentzündung oder sogar Blindheit zur Folge.

In dem Gürtelrose-Therapieplan sind zwei Therapien hilfreich: die Eisenkrautauflage und Galgantwurzelwasser.

Eisenkraut

Eisenkraut in Wasser 2–3 Minuten aufkochen, absieben und warme Kräuter 1 Stunde auflegen.

Galgantwurzelwasser

1 EL Galgant in 100 ml Wasser aufschlemmen, eine Kompresse damit tränken und für 1 Stunde direkt auflegen. Nicht auf die Schleimhäute oder die Augenpartie legen, da der Galgant hier brennt.

Psoriasis, Hautausschläge, juckende Allergien, Krätze

Die Psoriasis ist eine immer wieder in Schüben auftretende Hauterkrankung, bei der sich auf der Haut silbergraue Schuppen mit roten Flecken bilden. Wie fast alle Hauterkrankungen ist auch die Psoriasis eine Autoimmunkrankheit, wobei die körpereigene Abwehr die Hautoberfläche zerstört. In schweren Fällen werden nicht nur die Haut, sondern auch die Gelenkhäute von dem körpereigenen Abwehrsystem angegriffen, wodurch zusätzlich eine rheumatische Psoriasis-Arthritis auftritt.

Bei der Psoriasis ist der Erneuerungsprozess der Haut um das Siebenfache beschleunigt, sodass die Erneuerung der Keimschicht und die Abblätterung der Hornschicht alle 4 anstatt alle 28 Tage stattfindet. Bei der Zellreifung geht auf der Hautoberfläche der Zellkern verloren, wodurch die tote Zelle abgegeben wird, während bei der Psoriasis die Hautzelle ihren Kern nicht verliert und sich daher nur unvollständig lösen kann. Der Vorgang gleicht dem einer Schlange, die sich häuten möchte, die Haut aber nicht abwerfen kann, wodurch es zu einer eigenartigen Panzerbildung kommt. So kann auch der Psoriasispatient seine Haut nicht abwerfen, weil er sowohl durch seelische als auch durch körperliche Ursachen daran gehindert wird.

Psoriasis, das Hautzellenwachstum außer Rand und Band, gilt wie die meisten Autoaggressionskrankheiten schulmedizinisch als »unheilbar«. Im Gegensatz dazu konnten wir bei Tausenden von Patienten beobachten, dass man mit der Hildegard-Heilkunde »Unheilbares« kurieren kann. Fast alle Hautkrankheiten haben ihre Ursachen auch im Darm, was man anhand einer sorgfältigen Darmfloraanalyse, z. B. im Mikrobiologischen Institut von Dr. Rüdiger Pohl in Bad Saarow, nachweisen kann.

Da die Darmflora und damit die körpereigene Abwehrkraft vor allem durch einen stressigen Lebensstil, chemische Medikamente (Cortison, Hormone, Antibiotika) und eine falsche Ernährung zerstört wird, kann man durch eine Wiederherstellung der Ordnung in diesen Bereichen und durch eine gezielte Darmsanierung mit Bärwurz-Birnen-Honig (s. S. 171) die Ursachen beseitigen, die die Hautkrankheit und hier speziell die Psoriasis ausgelöst haben.

In einem Psoriasis-Therapieplan sind Aderlass, Darmsanierung und Maulbeerblätter-Kompressen die wichtigsten Heilmittel.

Maulbeerblätterkompresse

1 Hand voll Maulbeerblätter $1/4$ l Wasser

Die Maulbeerblätter werden 3 Minuten in Wasser kräftig ausgekocht und abgesiebt. Mit diesem Maulbeerblätterwasser die juckenden Hautstellen waschen. Die warmen Maulbeerblätter werden als Kompresse 1 Stunde lang auf die Hautstellen aufgebunden und nach dem Trocknen erneuert. Der Maulbeerblättertee kann auf heißen Saunasteinen zum Verdampfen gebracht und inhaliert werden.

Brandwunden

Leinsamen-Leintuch-Kompresse

Bei allen Verbrennungen und Verbrühungen, einschließlich Sonnenbrand, hilft rasch eine ganz einfache, hautfreundliche Wundbehandlung mit dem warmen Leinwasserumschlag: 3 EL Leinsamenkörner mit 1 l Wasser 3 Minuten stark abkochen. Rasch durch ein steriles Leinentuch gießen und handwarm mit der schleimigen Seite direkt auf die Brandwunde legen. $^1/_2$–1 Stunde als Kompresse liegen lassen.

Sobald die Brandwunde gereinigt ist und eine normale Hautwunde entstanden ist, beendet man die Behandlung mit den Leinwasserumschlägen und trägt anschließend Sonnenschutzcreme oder Veilchensalbe auf.

Wundheilungsstörungen, Wundinfektion, -reinigung

Das beste Mittel, um Hautinfektionen zu verhüten oder zu behandeln, ist Schafgarbenpulver aus Blättern und Blüten und -tee, wobei die Schafgarbe alle inneren Verletzungen heilt und alle inneren Blutungen zum Stillstand bringt.

Schafgarbentee

Die Schafgarbe ist das beste Wundheilmittel der Hildegard-Heilkunde. Keine Operation soll ohne Infektionsprophylaxe mit Schafgarbenpulver erfolgen. Bei Operationen hat es sich bewährt, 3 Tage vor der Operation und 10 Tage danach diesen Tee zu trinken, um Wundinfektionen zu vermeiden. Die Wunden heilen nach Operationen innerhalb von 10 Tagen komplikationslos.

1 EL Schafgarbenblätter $^1/_4$ l Wasser
3 Msp. Schafgarbenpulver

Schafgarbenblätter ca. 3 Minuten in kochend heißem Wasser ziehen lassen, absieben, 3 Msp Schafgarbenpulver zufügen und schluckweise trinken.

Schafgarbenkompresse

1 EL Schafgarbenblätter und   ¹/₄ l Wasser
 -blüten

Blätter in Wasser aufkochen und feucht über einen Wundverband direkt auf die Wunde binden. Sobald der Verband trocken ist, erneuern.

Beginnt die Wunde zu heilen, kann man die Schafgarbenblätter direkt auf die Wunde binden. Mit dieser Methode heilen auch die allerschlimmsten infizierten Wunden. Selbst antibiotikaresistente Keime lassen sich so beseitigen. Es hilft auch in sog. hoffnungslosen Fällen, wie z.B. bei einer Patientin, die nach der Beinamputation 7 Wochen in einer Universitätsklinik ergebnislos mit den verschiedensten Antibiotika behandelt wurde. Die Wunde heilte dank der Schafgarbe spontan nach 10 Tagen.

Wundheilungsstörungen, Desinfektion, Wundversorgung

Weingeist-Oliven-Rosen-Öl

Die natürliche Wundheilung dauert normalerweise 10 Tage, wenn sie nicht durch Infektionen, Schmutz oder chemische Arzneimittel gestört wird. Es gibt kein Mittel, um diese Zeit zu verkürzen, wohl aber hochwirksame Hildegard-Wundheilmaßnahmen, um eine Störung der Wundheilung zu verhindern: Weingeist-Oliven-Rosen-Öl, hat sich als »Erste-Hilfe-Arznei« bewährt und gehört in jede Hausapotheke.

30 ml Weingeist (Alkohol 70%ig)
10 ml Oliven-Rosenöl 1%ig

Zutaten getrennt in der Hausapotheke aufbewahren und bei Bedarf frisch verschütteln. Die Wunde wird mit dem Wein-Öl-Gemisch desinfiziert und eine Mullkompresse mit dem gleichen Gemisch getränkt auf die Wunde aufgebunden. Bei großen Wunden erwärmt man den Ölwein und macht einen warmen Verband. Zwei- bis dreimal täglich erneuern, 1 Woche lang anwenden.

Infizierte Abszesse und Beingeschwüre

Beifuß-Honig-Kompresse

100 ml Beifußsaft
60 ml abgeschäumter Honig (s. S. 72)
1 Ei

Der Beifußsaft wird mit dem Honig vermischt, und ein- bis dreimal täglich wird das (Bein-)Geschwür damit eingepinselt. Eischnee schlagen und das Geschwür damit abdecken, gegebenenfalls eine Mullkompresse darauflegen und 1–2 Stunden die Beine hochlagern. Mit dieser Beifuß-Honig-Kompresse kann man infizierte Wunden und Beingeschwüre reinigen. Erst wenn die Geschwüre nicht mehr eitern, kann man sie mit weiteren Maßnahmen schließen.

Altersflecken, Warzen, Verhornung, Basaliome, Pigmentflecken

Veilchenblütenwasser, -creme und Lilienblütencreme

Diese Erscheinungen sind typisch für die Doppelfunktion der Haut zwischen Absterben und Neubildung der Hautzellen in der Oberhaut, wobei es bei Stoffwechselstörungen, Austrocknung oder beim Altern zu Wucherungen, Schrunden, Warzen- und Schwielenbildung kommen kann. Dabei wird die Haut rau, unrein, ledern, unelastisch und kann Verhornungen, Risse an Körperöffnungen und Virusinfektionen bekommen. Gutartige Warzen werden von Virusinfektionen hervorgerufen. Auf einer gesunden Haut haben diese Erscheinungsbilder keine Chance. Besonders das Veilchenblütenwasser, die Veilchencreme und die Lilienblütencreme (s. S. 96 u. 144) sind in der Lage, die Haut optimal zu ernähren und wirksam vor diesen Erscheinungen zu schützen. Veilchencreme kann helfen, dass Warzen, Wucherungen und Basaliome narbenlos verschwinden und nicht bösartig entarten. Bösartige Feigwarzen, der schwarze Hautkrebs oder epitheliale Zellatypien gehören in die Behandlung zum Hautarzt.

Darmsanierung bei allen Hauterkrankungen

Bärwurz-Birnen-Honig

Haut und Magen-Darm-Schleimhaut müssen immer als Einheit gesehen werden, weil entwicklungsgeschichtlich das äußere Keimblatt (Ektoderm) und das innere Keimblatt (Entoderm) zusammengehören. Für eine vollständige ganzheitliche Heilung ist daher bei allen Hautkrankheiten auch eine Darmsanierung mit Bärwurz-Birnen-Honig (s. S. 171) notwendig, besonders weil 90 % aller Hautkrankheiten sowieso im Darm ihren Anfang nehmen. Das Spektrum der Darmflora ist dabei ein sichtbar gewordener Spiegel seelischer Konflikte, die sich im Darm und auch auf der Haut widerspiegeln. Über Bärwurz-Birnen-Honig schreibt Hildegard: »Das ist das köstlichste Heilmittel und wertvoller als Gold und nützlicher als das reinste Gold, weil es die Migräne vertreibt und die Blähungen mindert, welche rohe Birnen in der Brust des Menschen machen, und alle Fehlsäfte im Menschen vertilgt und den Menschen so reinigt, wie man einen Topf vom Schimmel reinigt.«

Dieser Hinweis auf die Reinigung von Schimmel brachte mich auf die Idee der Darmreinigung nach Hefepilz- und Schimmelpilzinfektionen des Darmes. In Zusammenarbeit mit Herrn Dr. Pohl vom Institut für Mikrobiologisch-Biochemische Analytik in Bad Saarow wurde eine erfolgreiche Darmsanierung dokumentiert, die sich mit einer Sanierungsrate von 70–80 % in der Praxis außerordentlich bewährt hat.

Die wichtigsten Ausleitungsverfahren zur Heilung der Haut

Fördern Sie die Ausleitung von Körpergiften. Was in den Körper hineingeht, kommt nicht unbedingt wieder heraus. Nach einem alten Sprichwort kann erst die Heilung nach der Entgiftung erfolgen: »Qui bene purgat, bene curat – gut kuriert, wer gut purgiert.«

Die größten, gesundheitszerstörenden Ursachen bestehen in der Selbstvergiftung durch übermäßiges Essen, Rohkost, Schadstoffe und die vier »Küchengifte« Erdbeeren, Pfirsiche, Pflaumen und Lauch. Kummer, Sorgen, Hetze und Stress können zu Hautkrankheiten führen.

Fasten

Die Fastenkur ist nicht nur ein Entgiftungsmittel für den Körper, sondern gleichermaßen eine Reinigung für die Seele. Fasten ist das Universalheilmittel, um sich körperlich, geistig und seelisch zu regenerieren und um sein Leben neu zu orientieren. Darüber hinaus wird der Körper von Gift- und Schlackenstoffen befreit, die sich in Magen und Darm, in Bindegewebe und Gelenken, den Blutgefäßen und in der Haut abgelagert haben.

Aderlass

Der Aderlass reinigt das Blut von krank machenden Schlacken- und Fäulnisstoffen, er beseitigt auch die »Schwarzgalle«, verbessert die Fließeigenschaften des Blutes und normalisiert Stoffwechselstörungen. Durch den Reiz der Blutentziehung werden gleichzeitig körpereigene Heilstoffe, besonders das körpereigene Kortison, freigesetzt und die Selbstheilungskräfte aktiviert.

Schröpfen

Das Schröpfen befreit das Bindegewebe von seinen Schlacken- und Schmerzstoffen, wobei die Haut mit einem chirurgischen Schröpfschnepper angeritzt wird und die Giftstoffe von einem Vakuumglas angesaugt werden. Schröpfen ist besonders wirksam bei Krampfadern, Hexenschuss, Nierenschwäche, Bronchitis, Asthma, Migräne.

Edelkastaniensauna

In der Edelkastaniensauna kann man sowohl sanfter und geduldiger werden als auch die Giftstoffe über die Haut ausschwitzen: »Ein Mensch, der jähzornig ist ... koche Blätter, Schalen und Früchte der Edelkastanien in Wasser und verdampfe diesen Extrakt auf den heißen Saunasteinen.«

Ingwerwürzmischung, granuliert

Hildegard warnt ausdrücklich davor, drastische Abführmittel (wie z. B. Glaubersalz oder Laxantien) einzusetzen, wie es in der Volksmedizin üblich ist. Das kann zu schweren Herz-Kreislauf-Schäden und Mineralienmangel führen. So hat sich in der Praxis das kunstgerechte Purgieren bewährt.

Hildegard warnt: »Abführmittel, die den Magen reinigen, taugen für Leute nicht, die sehr krank und so heruntergekommen sind, dass sie davon wie gelähmt werden. Auch nützen sie solchen Menschen nicht viel, die Stoffwechselstörungen haben, weil sie durch Abführmittel mehr Schaden leiden, als dass sie ihnen nützen. Denn die schlechten Säfte fließen nach ihrer Verdauung mit dem Blut in den Körper. Wird also ein Abführmittel in den Magen und Darm gebracht, so findet es dort gar keinen Saft zum Reinigen vor.«

Reinigungsmittel, die nur den »Darm reinigen«, sind vollkommen wirkungslos und sogar gefährlich! Hildegard beschreibt im Gegensatz dazu ein geniales Purgiermittel, die »Ingwerwürzmischung, granuliert«, für eine Reinigung des ganzen Körpers, wobei nur die schlechten Säfte den Organismus verlassen, gute Säfte aber zurückgehalten werden.

12 g Ingwerwurzelpulver	5 g Dinkel(fein)mehl
6 g Süßholzwurzelpulver	ganz wenig Wasser zur
4 g Zitwerwurzelpulver	Herstellung des Teiges
22 g (Rohr)zucker	

Das Pulver zu Granulat verbacken und täglich 1 TL nüchtern vor dem Aufstehen einnehmen.

Das Ingwergranulat beseitigt nicht nur Schlacken- und Giftstoffe, sondern auch Krebs erregende Fäulnisstoffe aus Magen und Darm. Es ist mit Recht ein Universalheilmittel nicht nur für Hautkrankheiten, und man kann damit sowohl die Gesundheit erhalten als auch Krankheit heilen.

Die Hautdiät: Lebensmittel wie Heilmittel einsetzen

Die Dinkeldiät ist die Standardbehandlung für alle Hautleiden. Deswegen steht Dinkel im Mittelpunkt der Hautdiät. Wichtig sind auch die richtige Auswahl von Obst und Gemüse, die Anwendung von Heilkräutern und Gewürzen und die gezielte Auswahl von Fisch, Leber und Fleisch als Beilagen, die nur sehr beschränkt eingesetzt werden.

Die Dinkeldiät ist zeitlebens ratsam. Bei Hautkrankheiten sollten Kartoffeln und Nachtschattengewächse weit gehend gemieden werden. Milchprodukte sind zu meiden.

Diese Diät gilt im Wesentlichen auch für Allergiker und Ekzematiker, wobei allerdings noch einige wenige zusätzliche Medikationen verordnet werden:

1. Alle Weizenprodukte durch Dinkel ersetzen.
2. Gegen Juckreiz Speisemohn und Leinsamenkompressen einsetzen.
3. Flohsamenwein: Die Quell- und Schleimstoffe nehmen im Darm alle allergieauslösenden Stoffe auf und sorgen für deren natürliche Ausscheidung.
4. Rote-Bete-Salat mit Dinkelmehlsoße und Quendel.
5. Salz und Gewürze in vernünftigen Mengen.
6. Kuh- durch Ziegenmilch ersetzen.
7. Behutsames Absetzen von Cortison, Antibiotika und überflüssigen Arzneimitteln.
8. Vermeidung von Schweinefleisch einschließlich Wurst.
9. Weglassen der vier »Küchengifte« Erdbeeren, Pflaumen, Pfirsiche, Lauch.

Hautgesund und darmfreundlich sind:

1. Dinkelvollkornprodukte: Die Ballaststoffe des Dinkels sind gut »bioverfügbar« und leicht abbaubar. Sie werden von der Darmflora zu Essigsäure, Propionsäure und Buttersäure abgebaut, die ein gutes schwach saures Milieu bilden, ideal für das Wachstum von Milchsäurebakterien – der beste Schutz gegen Hefepilze im Darm.
2. Äpfel, Quitten, Zitronen, Apfelsinen, Birnen.
3. Fenchel (»gibt eine gute Durchblutung, guten Körpergeruch und verursacht eine gute Verdauung«).
4. Edelkastanien, Bohnen, Sellerie, Rote Bete, Möhren, Kichererbsen, Kürbis.
5. Knoblauch (1–2 Zehen roh pro Tag bei Darmpilzen).
6. Zwiebeln, Rettich (»reinigt innerlich die dicken Menschen ... vermindert die schädlichen Säfte der Eingeweide«).

7. Meerettich (reinigend bei Darmpilzen).
8. Kopf-, Eissalat, Lollo rosso, Feldsalat.
9. Darm- und magenreinigende Heilkräuter sind Beifuß, Melde, Brennnessel, Bachbunge.
10. Bio-Geflügel, Lamm, Ziege, Reh, Hirsch.
11. Kabeljau, Kretzer, Dorsch.
12. Pochiertes Ei.
13. Biojoghurt, Kefir, Buttermilch, Quark.
14. Sauerrahmbutter, Sonnenblumenöl, kalt gepresst.
15. Getränke: unbedenkliches Leitungswasser, stilles Wasser, Fencheltee, Gold- und Zitronenmelissetee; Apfelsaft 1:1 gemischt mit Fencheltee oder Wasser, Dinkelkaffee, Dinkelbier, gelöschter (erhitzter) Wein.

Rohkost kann schädlich sein. Durch Kochen und Backen werden die Lebensmittel oft erst verdaulich und viele Wertstoffe genießbar. Die Kohlenhydrate enthalten Phytine, die die Mineralien festhalten, erst durchs Kochen werden die Phytine abgebaut und die Mineralien freigesetzt. Durch die Salatsoße aus Weinessig, Salz, Knoblauch und Dill wird der Salat enzymatisch »vorgekocht« und wird damit gut bekömmlich.

Achten Sie auf den Vitaminreichtum: besonders von Vitamin C in Salat und im Obst, Vitamin E in Dinkel, Mandeln, Nüssen und Beta-Karotin, einer Vorstufe von Vitamin A, die allesamt in grünem, gelbem und orangefarbenem Gemüse wie Karotten und Kürbissen vorkommen, aber vor allem in der Vitaminbombe Fenchel. Vitamin C in Salat und Früchten hat darüber hinaus eine große Wirkung für die Stimulation der körpereigenen Abwehrkräfte, die indirekt durch die Freisetzung des Tumor-Nekrose-Faktors (TNF) vor Krebs schützen.

Rote und gelbe Gemüse- und Obstfarbstoffe in Roter Bete, Kürbis, Himbeeren, Blaubeeren, Kirschen, schwarzen und roten Johannisbeeren und Bioflavonoide schützen vor Entzündungen.

Das Permeabilitätsvitamin P: Blüten- und Gemüsefarbstoffe aus Roter Bete, Karotten, Kürbis, Brombeeren, Kirschen, Johannisbeeren und Blaubeeren enthalten Antocyane (rote Farbstoffe bzw. Flavone, Quercitin, das sind gelbe Farbstoffe), die wertvolle Schutzstoffe für die Zellmembran und die Blutgefäße sind. Zu diesem

Vitamin P gehört auch das Rutin der Weinraute, das in der Lage ist, das Aufplatzen der Blutgefäße, z. B. bei Krampfadern, und Besenreiser zu verhindern bzw. Mikroblutungen im Auge bei Diabetikern zu verhüten.

Der große Mineralienreichtum in Dinkel, Obst und Gemüse ist ein großartiger Schatz gegen die Übersäuerung von Blut und Organgewebe und verhindert auf diese Weise die zerstörende Wirkung der Schwarzgalle bei seelischer Erregung oder der Harnsäure aus einer Überernährung mit Fleisch, Käse, Eiern und Milchprodukten. Besonders die Schwarzgalle (die Gallensäure) ist bei der Entstehung und Auslösung von Hautentzündungen, Herzinfarkt oder Gehirnschlag sowie Rheuma verantwortlich und führt zu einer Sauerstoff-Verarbeitung des Gewebes und zum Zelluntergang.

Gestützt auf diese Aussagen Hildegards und der modernen Wissenschaft wurde bereits vor 30 Jahren mit der konsequenten Anwendung von Dinkel als Basisdiät bei der Behandlung von Hautausschlägen, Neurodermitis und anderen Allergien begonnen.

Die Empfehlung für fast jeden unseren Hautpatienten ist, dreimal täglich Dinkel in irgendeiner Form zu sich zu nehmen, etwa:

1. morgens: Dinkelhabermus (s. S. 215), -kaffee,
2. mittags: Dinkelreis, -nudeln, -spätzle, -grießsuppe mit Gemüse, Kopfsalat mit Dinkelkörnern,
3. abends: Dinkelbrot mit vegetarischen Brotaufstrichen auf der Basis von Zwiebeln, Bohnen, Edelkastanien, Kichererbsen, Äpfeln oder Kürbis.

Bisher wurde noch keine Dinkelunverträglichkeit, insbesondere keine Allergie, beobachtet, ein besonders wichtiger Vorteil gegenüber Weizen, von dem die Weizen-(Gluten-)Allergie bekannt ist.

Wenn zu viel tierisches Eiweiß bei einer Ernährung mit zu viel Fleisch, fettem Käse, Eiern und Milchprodukten im Körper ein Übermaß an Harnsäure und Arachidonsäure bildet, wird ebenfalls der Organismus übersäuert, und dabei werden Gewebe, Knorpel und Knochen angegriffen und zerstört. Der Mineralienreichtum des Dinkels sorgt im Körper stets für eine genügend große basische

Reserve, um den Organismus gegen Übersäuerung sowohl von innen als auch von außen zu schützen.

Die Hildegard-Kosmetik: Schutz und Nahrung für die Haut

Das Wirkbild der weißen Madonnenlilie war die Inspiration für eine außergewöhnliche Kosmetik, die weltweit nicht ihresgleichen hat: Die neue Hildegard-Kosmetik ernährt und schützt die Haut ganzheitlich!

Hildegard gibt uns das Geheimnis der Lilie preis, wenn sie schreibt: »Der Duft der Lilie erfreut das Herz und führt zu rechten Gedanken.«

Menschen mit Hautproblemen, Akne, Ekzemen haben »kosmetische Sorgen« und brauchen diese herzerfreuende Wirkung der Lilie. Wird das Herz wieder richtig froh, heilt alles besser, auch die Haut.

Darüber hinaus verrät uns Hildegard in ihrem Spätwerk *Welt und Mensch*, dass die Körperhaut geschwürig, schuppig und trocken wird, wenn im Alter die Sexualhormone nachlassen. Die gleichen Vorgänge sind für alle anderen Hautausschläge, Psoriasis oder sogar Akne verantwortlich. Die Lilienkosmetik führt zur Auffrischung der Hormone. Ihre Inhaltsstoffe auf der Basis von Dinkel, Molke, Sonnenblumenöl, Heilkräutern und Gewürzen ernähren die Haut, beseitigen oxidativen Stress und schützen die Haut vor vorzeitiger Beschädigung.

Die menschliche Haut lebt; sie ist regenerationsfähig und besitzt viele Abwehrstoffe. Man darf sie nicht mit billigen Erdölprodukten pflegen, sondern verwendet am besten eine natürliche Kosmetik. Ganz besonders sanft muss man die kranke Haut pflegen, auf keinen Fall mit Cortison. Cortison kann nicht heilen, nur unterdrücken. Durch Cortison kommt alles wieder, und zwar schlimmer, als es war.

Wir finden in der Hildegard-Heilkunde über 300 hautfreundliche Mittel, die die Haut schützen und heilen. In meinem Taschenbuch *Hautkrankheiten* sind die wichtigsten Heilmittel, Anwendungen und Erfolgsberichte der Patienten im Umgang mit diesen Rezepturen zusammengefasst.

Es fällt auf, dass Hildegard besonders viele aromatische Gewürz- und Duftpflanzen, wie z. B. Eisenkraut, Quendel, Fenchel, Rosen, Veilchen, Lilien, Iris, Schafgarbe oder den Salbei für eine gesunde und schöne Haut empfiehlt. Sie beschreibt auch zahlreiche Öle pflanzlicher und tierischer Herkunft zur Pflege und Regeneration der Haut. Heute wissen wir, dass diese Öle und Fette wichtige essenzielle (lat. *essentia* = »das Wesentliche«) Ausgangsstoffe für die Ernährung, Elastizität, Schönheit und Funktion der Haut sind.

Genau diese Tatsachen haben uns inspiriert, eine einzigartige neue Hildegard-Kosmetik herzustellen. Es ging uns dabei nicht darum, noch eine weitere Naturkosmetik auf den Markt zu bringen, sondern darum, die beste Kosmetik für die Haut zu entwickeln, die sich von allen anderen durch ihre heilende Wirkung und Hautfreundlichkeit unterscheidet. Zusammen mit Senora Marie Carrasquedo, einer spanischen Hildegard-Freundin mit einer dreißigjährigen Erfahrung auf dem Gebiet der natürlichen Kosmetik, haben wir aus Hildegards Hautheilmitteln zunächst zehn außergewöhnliche Hildegard-Kosmetika mit einem faszinierenden Duft und einer ausgezeichneten Wirkung hergestellt. Diese neue Kosmetik ist 100 % natürlich und absolut hautfreundlich, weil ihre Bestandteile, wie z. B. Dinkel, Molke, Fruchtsäfte, Pflanzenöle, Kräuter und Gewürze, auch als Lebensmittel verwendet werden.

Tumoren und Kosmetik

Somit unterscheidet sich die Hildegard-Kosmetik wohltuend von der herkömmlichen chemischen Kosmetik, deren Inhaltsstoffe aus Erdölprodukten die Haut nicht nur schädigen, sondern sie auch daran hindern, zu atmen und zu transpirieren; zusätzlich haben diese Schmiermittel zum Teil lebensgefährliche Nebenwirkungen. Sie bestehen aus Fetten der Erdölindustrie: Vaseline, Paraffine und Stearin, Kerzenwachs. Zusätzlich auch noch viel Wasser, das man mit dem Erdölfett und Emulgatoren zu einer Salbe verarbeiten und mit Parabenen vor bakteriellem Befall schützen muss. Sie legen sich als Barrieresubstanz wie ein Plastikfilm über die Haut und behindern nicht nur die natürliche Hautatmung, sondern auch den Feuchtigkeitsaustausch. Selbst die natürlichen Pflanzeninhaltsstoffe können diese Barriere nicht durchdringen. Dafür können aber die Parabene eindringen und lebensgefährliche Nerven-, Leber- und Nierenschäden auslösen. Das Lymphsystem möchte sich von diesen Giften befreien, wodurch die Lymphknoten anschwellen. Darüber hinaus können die synthetischen Duftstoffe, meistens Nitroverbindungen, das Erbgut verändern und Krebs auslösen. Die »Deutsche Krebsgesellschaft« warnt in einer offiziellen Mitteilung vor der Verwendung der Deodorants und Kosmetika, die Parabene enthalten, weil in einer britischen Studie (2004) von zwanzig Patienten achtzehn Brusttumoren mit Paraben verseucht waren.

Aufgrund ihrer chemischen Zusammensetzung kann die Erdölkosmetik fast alle Autolacke bis aufs Blech auflösen. Daher testet die Automobilindustrie die Autolacke mit Hautcreme und bestimmt den »Cremefaktor«. Man kann sich leicht vorstellen, wie sehr die Haut unter diesen Erdölprodukten unter Sonneneinwirkung leidet.

Im Gegensatz dazu dringt die Hildegard-Kosmetik in sämtliche Schichten der Haut ein, wobei bei der Herstellung alle Anteile der Pflanzen (Blüten, Blätter und Wurzeln) verwendet werden. Diese drei Pflanzenteile beeinflussen die drei wesentlichen Schichten unserer Haut. Die ätherischen Öle der Blüten schützen und ernähren die Oberhaut, die Wirkstoffe in den Blättern und die Pflanzenharze ernähren die Lederhaut und die Wurzelstoffe die Unterhaut. Alle Cremes enthalten Dinkel mit seinem Mineralienreichtum und mindestens 50 % essenzielle ungesättigte Fettsäuren (Vitamin F), überwiegend aus Sonneblumenöl biologischer Herkunft.

Für eine optimal gesunde und schöne Haut stehen Ihnen folgende Hildegard-Kosmetika zur Verfügung.

Lilienblütenwasser

Dies ist eine milde Reinigungs- und Erfrischungslotion auf der Basis von Milchsäure und Dinkel mit den biologisch wirksamen Inhaltsstoffen der weißen Madonnenlilie sowie hautwirksamen Hildegard-Pflanzen. Die vorhandene Molke sorgt für eine Tiefenreinigung und nach dem Duschen oder Baden für die Wiederherstellung des natürlichen Säureschutzmantels vom pH-Wert 5,5. Diese einzigartige Lotion sorgt für eine sofortige Entspannung der gestressten, geröteten und erschlafften Haut, fördert die Durchblutung, die Feuchtigkeitsaufnahme und die Hautatmung. Aufgrund der hautfreundlichen Inhaltsstoffe erfrischt die Lotion auch die durch Computerarbeit oder Fernsehen angestrengten Augen und deren Umgebung.

Die Lotion eignet sich auch zur Reinigung und Pflege von allen Hautausschlägen und Entzündungen und zur Intimpflege. Bei manchen Hauttypen kann das Lilienblütenwasser die Hautdurchblutung sichtbar anregen, sodass es zu einer Rötung kommt, die aber nach kurzer Zeit wieder verschwindet. Eine Allergie ist bisher noch nie beobachtet worden.

Lilienblütencreme

Diese kostbare Creme eignet sich besonders zur Nahrung, Heilung und Regeneration von trockener und extrem sensibler und reaktiver Haut und zur zärtlichen Hautpflege von Babys, Kindern und Erwachsenen. Das Sonnenblumenöl und die Shea-Butter mit ihrem hohen Anteil von essenziellen ungesättigten Fettsäuren dringen rasch ins Hautzentrum ein und füllt die leeren Talgdrüsen wieder auf. Dadurch verschwinden die Falten, die Haut wird wieder elastisch und vor vorzeitiger Alterung geschützt.

Veilchenblütenwasser

Diese Lotion eignet sich zur Vitalisation, Tiefenreinigung und Heilung verletzter und gereizter Haut und ist besonders bei Neurodermitis oder Psoriasis wirksam. Die Veilcheninhaltsstoffe fördern eine rasche und natürliche Wundheilung, auch bei kleinen Wunden nach der Rasur.

Salbei-Anticellulitecreme

Diese Creme reinigt und fördert insbesondere den Lymphfluss, die Durchblutung und regt den Fettstoffwechsel an. Durch die Straffung von Haut und Bindegewebe entsteht eine elastische, faltenfreie Haut, insbesondere bei Orangenhaut (Cellulite). Die Creme ist auch zur Lymphdränage geeignet.

Die Cellulite ist eine typische Erkrankung der Unterhaut. Sie entsteht durch vermehrte Fetteinlagerung ins Unterhautbindegewebe. Die Fettzellen verselbständigen sich und werden in die Unterhautbindegewebe wie Läppchen eingelagert. Dadurch lagert die Haut am Bauch, Po und den Oberschenkeln vermehrt Körperflüssigkeit ein und bekommt beim Drücken Dellen. Die Salbei-Anticellulitecreme verbessert den Fettstoffwechsel und aktiviert die Lymphflüssigkeit zum Fettabtransport, wodurch sich der Zustand der Haut innerhalb von 4 Wochen intensiver Behandlung sichtbar verändern kann.

Iris-Peelingpulver

Die sichtbare Haut besteht aus toten, abgestorbenen Hautzellen, die dauernd abfallen und sich erneuern. Mit dem Peelingpulver können wir diesen Prozess auf natürliche Weise unterstützen, sodass eine sofortige und sichtbare Regeneration und Verjüngung der Haut zu beobachten ist. Die Tiefenreinigung mit der Schwertlilie aktiviert den Hautstoffwechsel und die Hautfunktion. Peeling beseitigt dadurch in kürzester Zeit tote Hautzellen der Oberhaut und langfristig sogar Besenreiser auf den Beinen.

Das Pulver wird mit Wasser oder Lilienblütenwasser angerührt und auf alle Hautpartien mit sanfter kreisförmiger Bewegung aufgetragen und einmassiert, dann noch 3 Minuten einwirken lassen und abduschen. Das Ergebnis ist eine wunderbar verjüngte Haut. Das Iris-Peelingpulver ist eine professionelle Fußpflege und beseitigt sanft und rasch Hornhaut, Schwielen und Warzen. Es gibt dem Fußpilz keine Chance.

Orangenblüten-Regenerationsöl

Dieses wohltuende Körperöl auf Basis von biologischem Sonnenblumenöl und einem hohen Anteil von Vitamin F ernährt und schützt trockene, faltige und empfindliche Haut. Sie wird wieder elastisch, die Falten verschwinden, und die Vitamine F und E als Radikalfänger beseitigen stressbedingte Sauerstoffradikale und schützen so die Haut vor vorzeitigem Altern und Krebs.

Sonnenschutzcreme

Die Hildegard Sonnenschutzcreme hat einen doppelten Schutz von innen und außen und bietet dadurch einen optimalen natürlichen Sonnenschutz. Durch den Zusatz von Titandioxyd und Shea Butter mit dem natürlichen Sonnenfilter Zimtsäureester werden sowohl UVA als auch UVB Strahlen abgeschirmt. Sesamöl regt in der Haut die Bildung von körpereigenen Melaminpigmenten an, wodurch ein zusätzlicher Schutz vor UVA entsteht. Auf der Basis von Dinkelextrakt schützen und ernähren die Heilkräfte aus Orangenblüten, Lavendel, römischer Kamille und Eibisch die Haut zusätzlich vor allen schädlichen Angriffen, sodass sich diese Sonnencreme auch unter extremsten Bedingungen bewährt hat.

Lavendel-Purgationsmaske

Vor jeglicher Behandlung und Anwendung von Kosmetika sollte die Haut gereinigt werden. Diese einzigartige Creme dringt sehr rasch durch alle drei Hautschichten und sorgt für eine gute Durchblutung und Erwärmung der Haut. Dadurch werden alle Verunreinigungen in der Haut aufgelöst und wegtransportiert. Die Purgationsmaske erwärmt die verstopften Talgdrüsen und erleichtert die narbenlose und natürliche Entleerung der Pickel. Dadurch verschwinden Aknepickel, Mitesser und Altersflecken.

Hildegard-Make-up, kristallhell und bernsteinbronzierend

Diese getönte Tagescreme bringt alle Hautunebenheiten, Pickel, Mitesser, Venen und Hautröte zum Verschwinden. Die rissige, gerötete und sensible Haut wird vor Umwelteinflüssen optimal geschützt und die Haut erhält eine natürliche Ausstrahlung und eine beachtliche Ebenmäßigkeit.

Hildegard-Kosmetik und die verschiedenen Hauttypen

Die Hildegard-Kosmetik wird nach den sichtbaren Zuständen der Haut eingesetzt. Beobachten Sie Ihre Haut und berücksichtigen Sie folgende Empfehlungen:

Hypersensible, reaktive und empfindliche Haut

Morgens: Reinigung mit Lilienblütenwasser für alle Hauttypen, als Tagescreme Lilienblütencreme.

Abends: Reinigung mit Lilienblütenwasser, als Nachtcreme Lilienblütencreme.

Spezialpflege: Iris-Peelingpulver einmal wöchentlich zur Regeneration und Verjüngung der Haut.

Strapazierte Haut an Füßen und Händen: mehrmals wöchentlich mit Orangenblüten-Regenerationsöl gegen Umwelteinflüsse und Stress schützen. Aufgrund seiner Inhaltsstoffe (Vitamin E und F) ist das Öl in der Lage, als Antitoxin stressbedingte freie Sauerstoffradikale zu beseitigen und so autoaggressive Angriffe zu verhüten.

Misch- und Normalhaut

Morgens: Reinigung mit Veilchenblüten- oder Lilienblütenwasser, als Tagescreme Lilienblütencreme.

Abends: Reinigung mit Veilchenblütenwasser, als Nachtcreme Lilienblütencreme.

Spezialpflege: Iris-Peelingpulver einmal wöchentlich. Mehrmals wöchentlich mit Orangenblüten-Regenerationsöl die Haut einmassieren.

Fettige, ölige Haut mit Pickeln

Morgens: Reinigung mit Veilchenblütenwasser, als Tagescreme Lilienblütencreme.

Abends: Reinigung mit Veilchenblütenwasser, als Nachtcreme Lilienblütencreme.

Spezialpflege: Iris-Peelingpulver und Lavendel-Purgationsmaske zweimal wöchentlich.

Unreine Haut mit Akne und Mitessern

Morgens: Reinigung mit Veilchenblütenwasser, als Tagescreme Lilienblütencreme.

Abends: Reinigung mit Veilchenblütenwasser.

Spezialpflege: zweimal wöchentlich. Lavendel-Purgationsmaske für alle Hauttypen, besonders bei Akne, zweimal wöchentlich. Bei Akne täglich vor den Schlafengehen dick auftragen, mindestens 30 Minuten einwirken lassen, auch über Nacht. Unter der Dusche abspülen.

Fleckige Haut, auch bei Aknenarben und für reife Haut

Morgens: Reinigung mit Veilchenblütenwasser, als Tagescreme Sonnenschutzcreme.

Abends: Reinigung mit Veilchenblütenwasser, als Nachtcreme Lilienblütencreme.

Spezialpflege: Iris-Peelingpulver zweimal wöchentlich und einmal wöchentlich Lavendel-Purgationsmaske. Mehrmals wöchentlich mit Orangenblüten-Regenerationsöl die Haut einmassieren.

Cellulite/Orangenhaut

Morgens: Reinigung mit Veilchenblütenwasser, als Tagescreme Salbei-Anticellulitecreme.

Abends: Reinigung mit Veilchenblütenwasser, als Nachtcreme Salbei-Anticellulitecreme.

Spezialpflege: Iris-Peelingpulver zweimal wöchentlich.

Rote, brennende, juckende Haut

Morgens und abends: Reinigung mit Veilchenblütenwasser, danach Sonnenschutzcreme.

Haut- und Nagelpilz

Morgens und abends: Teebaumöl, anschließend Rosen-Lakritzsaft und Sonnenschutzcreme einmassieren.

Regeln zur Hautpflege

1. Feucht auf feucht: nässende Ekzeme mit feuchten Leinsamen-Umschlägen oder Schafgarbenkompressen und anschließend mit Sonnenschutzcreme behandeln.

2. Fett auf trocken: je trockener und rissiger die Haut, umso fett-haltigere Öle und Cremes einsetzen, z.B. Orangenblütenöl und Lilienblütencreme.

3. Die Hautreinigung durch Bäder und Duschen erfolgt am besten seifenfrei mit Iris-Peelingbrei, selbst mit Lilienblüten- oder rei-nem Wasser gemischt, sowie rückfettendem Orangenblütenöl. Das Öl im Bad verteilt sich in feinsten Tröpfchen auf die Haut, die gleichmäßig rückgefettet wird. Nach dem Baden oder Du-schen die gesamte Haut mit Lilienblütenwasser befeuchten und mit Lilienblütencreme eincremen.

Seelische Ursachen für Hautkrankheiten

Bei Hautkrankheiten geht es nach Hildegard um das 5. Paar der Stärken und Schwächen der Seele: Feigheit (Ignavia) und Gottver-trauen (Divina victoria).

Zu jeder Heilung, besonders der Hautkrankheiten, gehören Ge-duld und eine Beseitigung jener seelischen Risikofaktoren, die ei-nen »aus der Haut fahren« lassen. Wegen der langen Dauer der Hautausschläge – die Patienten haben meistens schon im Kindesal-ter unter Milchschorf gelitten – sind die Betroffenen oft verzweifelt und resigniert. Nachdem meistens Cortisonsalben ausprobiert wurden, sind sie so frustriert, dass sie an keine Heilung mehr glau-ben.

Resignation ist nach Hildegards Psychotherapie eine Zerstö-rungskraft, die im Zusammenhang mit chronischen Hauterkran-kungen jede Heilung blockiert. Zudem sind Hautpatienten auch noch sehr sensibel und reagieren auf jede Störung ihrer Umwelt. Sobald sie gelernt haben, nicht mehr auf die Grausamkeiten ihrer Umgebung zu reagieren und sich den »Schutzmantel des goldenen Hildegard-Zelts« umzulegen, läuft die Heilung sekundenschnell von allein ab. Das goldene Zelt ist ein Symbol für die schützende Nähe Gottes: je näher an Gott, umso stärker die Heilungskräfte. Das Teufelchen schießt zwar immer noch seine Giftpfeile, aber sie bleiben im goldenen Zelt stecken und können nicht mehr ver-letzen.

Das ist die frohe Botschaft, die hinter jeder Hautkrankheit steckt: Sprich zu Gott wie mit einem Freund, stell dir vor, der

Schöpfer des Universums ist dein Freund, was kann dir noch passieren? Du wirst über dich und deine Resignation einen Triumph feiern, einen Sieg über dich selbst. Es wird etwas passieren, was du dir gar nicht mehr vorstellen konntest, deine Haut wird heilen! Und das ist die Kraft des Gottessieges, die die Feigheit überwindet. Von jetzt an wirst du nicht mehr auf die Verletzungen deiner Umwelt reagieren, sondern alle segnen, die dich verletzen, und dich freuen, dass du dich darüber nicht mehr ärgerst, sondern einen gelöschten Wein trinken und Nervenkekse essen. Dann kannst du mit der Tapferkeit sprechen: »Ich kämpfe auf der Siegerseite und orientiere mein Leben an den positiven Kräften des Lebens. Damit besiege ich alle finsteren Mächte und auch die Verzweiflung, Resignation, Frustration und Feigheit und alles, was das Leben blockiert.«

Sag dir dies jeden Tag neu, besonders mit der Vorstellung des goldenen Zelts, und der Tag ist positiv programmiert.

Herz-Kreislauf-Erkrankungen

Anti-Aging und Gefäßsklerosen

Zu allen Zeiten haben die Menschen nach Mitteln und Wegen gesucht, um das Altern aufzuhalten. Heute suchen viele in Indien und Asien nach Rezepturen und Methoden, die ewige Jugend und Gesundheit versprechen. Dabei liegt der Schlüssel zur Verhütung des frühzeitigen Alterns in der eigenen Verantwortung, denn sowohl eine gesunde Ernährung als auch ein vernünftiger Lebensstil geben dem Alterungsprozess einen natürlichen Verlauf. Heute wissen wir, dass körperlicher und seelischer Stress, vor allem die von Hildegard beschrieben 35 psychosozialen Fehler, den Alterungsprozess beschleunigen. Was nützt es, 75 oder 85 Jahre alt zu werden, wenn wir, wie es heute schon in Amerika bei 50 % der Bevölkerung bereits der Fall ist, den Rest unseres Lebens in Demenz verbringen?

An erster Stelle aller Alterungsursachen werden heute die unter Stress entstehenden freien Sauerstoffradikale verantwortlich gemacht. Sie richten ihre zerstörende Wirkung gegen alle Körperzellen und Organe, vor allem gegen unser körpereigenes Immunsystem. Gott sei Dank stehen uns aber in der Natur eine Fülle von sog. »Antioxidantien« oder »Radikalfängern« zur Verfügung, die in der Lage sind, die aggressiven Sauerstoffradikale wieder einzufangen. Wir finden sie vor allem in allen roten, gelben und grünen Pflanzen, Gemüsearten und Früchten, wie z.B. in Roten Beten, Kürbis, Himbeeren, schwarzen und roten Johannisbeeren, Brombeeren, Kirschen, in Salat, Kräutern und in Form von Vitamin F und E in den pflanzlichen Speiseölen, wie z.B. Sonnenblumenöl.

An allererster Stelle nennt Hildegard aber die Frühjahrskur mit dem Wermuttrank, als »Meister gegen alle Erschöpfung« und einen Jungbrunnen gegen das vorzeitige Altern. Wer regelmäßig jedes Jahr diese Kur anwendet, hat den besten Anti-Aging-Schutz und ein Volksheilmittel gegen die Arteriosklerose mit ihren gefürchteten Folgen, Schlaganfall und Herzinfarkt, an denen 50 % aller Menschen in der westlichen Welt leiden und sterben.

Über 10 000 Patienten haben in zahlreichen Erfolgsberichten die schützende Wirkung des Wermuttranks erfahren und die von Hildegard beschriebenen Indikationen bestätigt. Aufgrund der aktiven Inhaltsstoffe kann die Wirksamkeit heute auch wissenschaftlich verifiziert werden.

Ursachen und Entstehung der Arteriosklerose

Hartherzigkeit ist eine der seelischen Ursachen für die Arteriosklerose, wobei es zu Durchblutungsstörungen des Herzens, des Gehirns und der Beine kommen kann. Die Krankheit hat einen schleichenden Verlauf, es kann bis zu 30 Jahre dauern, bis sie mit einem Herzinfarkt, Gehirnschlag oder mit einem Verschluss der Becken- und Beinschlagadern (»Schaufensterkrankheit«) endet. Die Krankheit steht an der Spitze der Todesursachen in der westlichen Welt mit jährlich 14 Millionen Toten. Allein in Deutschland erleiden 260 000 Menschen jährlich einen Herzinfarkt, von denen etwa 180 000 sterben.

Es stimmt schon, dass man die Risikofaktoren wie Bluthochdruck, Cholesterin, Übergewicht und die Zuckerkrankheit sowie das Rauchen unter Kontrolle halten muss, aber die tieferen Ursachen liegen im seelischen Bereich. Da man diese Tatsache viel zu wenig beachtet, steigen die Arterioskleroseerkrankungen immer mehr an, und die Herzkliniken schießen wie Pilze aus der Erde. Dabei könnte man diese unheilbare Krankheit durch einen sinnvollen Lebensstil mit ausreichender körperlicher und geistiger Betätigung und einer gesunden Ernährung nach Hildegard von Bingen verhindern. Weltweite Studien bestätigen, dass diese Faktoren bis zu 80 % eine Arteriosklerose verhüten könnten. Darüber hinaus beschreibt Hildegard bereits vor über 800 Jahren verschiedene Mittel und Methoden, um das Altern und die Alterungsprozesse aufzuhalten.

Die Frühjahrskur mit dem Wermuttrank

Die Verhütung der Arteriosklerose und ihrer katastrophalen Folgen, wie z. B. Schlaganfall, Hörsturz, Augeninfarkt, Herzschmerzen, Angina-pectoris-Anfälle sowie Herzinfarkt, mit dem Wermuttrank (s. S. 38) gehört zu den besten Anti-Aging-Möglichkeiten der Hildegard-Heilkunde. Warum sollten Sie 30 Jahre zusehen und warten, bis die Arteriosklerose erbarmungslos die Gefäße verstopft und die Organe versteinert? Schützen Sie schon jetzt Ihre Gesundheit!

Die im Wermut enthaltenen Bitterstoffe regen die Sekretion und damit die Durchblutung sämtlicher Blutgefäße an, sodass es zu einer Leistungssteigerung des Gehirns, der Sinnesorgane und besonders der Herz-Kreislauf-Leistung kommt. Zusätzlich werden durch das Chlorophyll die freien Radikale gebunden, die für die Alterungsprozesse verantwortlich sind. Aufgrund seiner wirksamen Inhaltsstoffe (ätherische Öle und Bitterstoffe) ist der Wermut ein besonders schönes Beispiel eines Amarum-Aromatikums, da er gleichzeitig bitter und aromatisch wirkt. Der Anteil an ätherischen Ölen verleiht dem Wermut krampflösende und durchblutungsfördernde Eigenschaften. Dadurch werden die Verdauungsorgane und Nieren so gut durchblutet, dass es nicht nur zu einer vollständigen Verdauung, sondern auch zu einer besseren Ausscheidung kommen kann. Man nimmt sogar an, dass die ätherischen Öle des Wermuts eine Hormonstimulation und damit Blutdruckregulation der Nebennieren auslösen kann.

Dieselben ätherischen Öle sind krampflösend und beseitigen den Zwerchfell-Hochstand, das nach einem deutschen Arzt benannte Roemheld-Syndrom, mit Druck auf dem Herzen und starken Blähungen. Die Aufgetriebenheit des Oberbauches mit Völlegefühl, Druck, Aufstoßen und Appetitlosigkeit mit Stimmungsschwankungen ist eine Teilfolge der Arteriosklerose, ja vielleicht des Alterns überhaupt. Durch den Wermuttrank werden die übermäßigen Darmgase beseitigt, wobei der Druck sowohl auf das Herz und die Herzgefäße (gastrokardial) als auch auf Leber- und Gallenwege beseitigt wird. Zu dieser »Betriebseinheit« gehört auch der obere Dünndarm mit seiner Beziehung zum Magen, dem Leber-Gallen-System und der Bauchspeicheldrüse, die nach Hildegard neben den Sexualorganen zu den Drüsen der inneren Sekretion gehören. Im Laufe der Zeit kann sich infolge einer Bauchspeicheldrüsenschwäche eine Altersdiabetes entwickeln.

Zusammenfassend hat der Wermuttrank folgende pharmakologischer Wirkungen: Er ist antioxidierend, krampflösend, durchblutungsfördern, karminativ (reinigend für die Blutgefäße), tonisierend für die Speichel- und Magensaftsekretion, beschleunigend für die Magen- und Darmentleerung, appetitanregend, zentralregulierend, antiinfektiös, immunstimulierend und ist dadurch wirksam bei diesen Beschwerden:

1. Arteriosklerose: Anti-Aging, Verhütung und Beseitigung von Koronar-, Zerebral-, Nephrosklerose, Sklerose der Blutgefäße im Verdauungssystem.
2. Magen-Darm-Leiden: verbessert die Verdauung durch die Anregung der Speichel-Galle- und Magensaftsekretion.
3. Rheuma und Gicht: Verhütung durch eine verbesserte Entsorgung der Stoffwechselendprodukte aus allen Körperzellen, Entgiftung von Leber, Darm, Niere und Bindegewebe.
4. Steigerung der körpereigenen Abwehrkraft durch Stimulation von Immunglobulinen in den Schleimhäuten des darmassoziierten Immunsystems.
5. Grippe: Prophylaxe und zur Rekonvaleszenz nach überstandenen Infektionskrankheiten.

Die kurmäßige Einnahme von Wermutelixier hat – gemäß Hildegard – eine derartig starke Regenerations- und Leistungssteigerung auf den menschlichen Organismus, dass sie den Wermut den »wichtigsten Meister gegen alle Erschöpfungen« genannt hat. Erstaunlicherweise beschreibt Hildegard bereits vor 850 Jahren in ihrem Naturheilkundebuch im Wermutkapitel das Krankheitsbild und eine vorbeugende (Wermut)kur gegen die Arteriosklerose, eine Krankheit, die zu Hildegards Zeiten noch unbekannt war!

Hildegard beschreibt die Arteriosklerose und ihre Folgen als Kettenreaktion, die an den Nieren beginnt, wobei die Schlacken- und Stoffwechselprodukte aufgrund der Nierenschwäche nicht mehr ausgeschieden werden können, sondern sich in den Gefäßen und im Bindegewebe ablagern. Das Auge als empfindlichstes Organ registriert diese Ablagerungen als Erstes mit einer Sehschwäche, die wir vielleicht im beginnenden grauen Star erkennen. Ganz besonders sind bei der Arteriosklerose die Herzkranzgefäße betroffen, mit Herzschmerzen, die wir als Angina-pectoris-Anfälle oder Herzattacken mit der Gefahr des Myokard-Infarktes kennen. Die Arteriosklerose vermindert die Lungendurchblutung und führt zur Winteranfälligkeit mit Grippe und chronischer Bronchitis.

Quitten

Ein anderes wunderbares Vorbeugungsmittel gegen Arteriosklerose und Zerebralsklerose sind die Quitten: gekocht, gepresst als Quittensaft oder sogar roh als Quittenschaum. Die Quitten sorgen für eine gründliche Ausscheidung von Harnsäure und rheumatisch-entzündlichen Schlacken- und Ermüdungsstoffen.

Herzinfarkt, -schmerzen, -schwäche und -schwindel

Hildegard beschreibt noch eine viel stärkere und wirksamere Hilfe gegen Herzinfarkt, -schmerzen, -schwäche und -schwindel: den Galgant. Es gibt keinen besseren Schutz vor diesen lebensgefährlichen Zuständen. Als ich 1984 die Galgant-Monographie für das damalige BGA schrieb, wurde mir nahe gelegt, die von Hildegard beschriebene Herzwirksamkeit aus der Monographie zu streichen, da sie nur von Hildegard und in keiner Pharmakopöe der Welt zu finden sei. Nun, wir mussten uns der Ansicht beugen, sonst hätte es keine Zulassung gegeben. Seitdem finden Sie die Herzwirkungen vom Galgant aufgrund unserer tausendfachen Erfahrungen in unseren Büchern, nicht aber auf dem Beipackzettel. Indirekt lieferten damit die Experten in der Kommission des BGA einen Beweis für die Originalität und Einzigartigkeit der Hildegard-Heilkunde ...

Galgant (Alpinia officinalis, Alpinia minor Hance) aus der Familie der Ingwergewächse ist das beste Herzschmerzmittel der Hildegard-Medizin und eine ihrer größten Entdeckungen. Rasch und zuverlässig, wie Nitroglyzerin, beseitigt Galgant Herzschmerzen, -schwäche und starken Herzschwindel und verhütet den Herzinfarkt. In keiner Kloster- oder Volksmedizin wird die Herzwirksamkeit des Galgants erwähnt, nur Hildegard schreibt: »Wer Herzweh hat und im Herzen schwach ist, der esse bald genügend Galgant, und es wird ihm besser gehen.«

Wenn es ein Mittel gäbe, »um Tote aufzuwecken«, dann müsste es Galgant sein, denn Galgant ist so ungefähr das schärfste Gewürz der Welt. Paprika ist ein Lutschbonbon dagegen. Galgant wächst in Südchina, Indonesien, Indien, Australien und Thailand und wird als Scharfstoff für das Currygewürz hoch geschätzt.

Aufgrund meiner Monographie wurde der Galgant als wirksam und unbedenklich anerkannt. Der Wirkungsmechanismus des Galgants basiert auf seinen aktiven Inhaltsstoffen:

1. Bioflavonoide als Antioxidantien von stressbedingten Sauerstoffradikalen,
2. ätherische Öle mit antimikrobieller Wirkung gegen Bakterien, Viren und Pilze und karminativen (reinigenden) Eigenschaften,
3. Scharfstoffe mit krampflösender (spasmolytischer) Wirkung und schmerzlindernden Eigenschaften.

Galgant verhindert die Entstehung von schmerzauslösenden Substanzen, weil es die Prostaglandinsynthese hemmt. Galgant beseitigt sofort die Herzschmerzen und verhütet so den Herzinfarkt, heilt aber nicht das Anfallsleiden. Er ist eben nur ein Hilfsmittel, kann aber Leben retten. Galgant verbessert die Blutfließeigenschaft, weil er das Aneinanderkleben der Blutblättchen verhindert. Er verhindert so die Thrombose- bzw. Emboliegefahr.

Galgant ist so vielfältig wirksam, dass er in keiner Hosentasche, auf keinem Nachttisch und in keiner Hausapotheke fehlen sollte.

Für den Galgant ergibt sich folgendes Haupteinsatzgebiet: Herzinfarkt, Herzschmerzen, -schwäche und -schwindel, Schlaganfall-, Hörsturz- und Augeninfarktprophylaxe.

Galganttabletten

Dreimal täglich nach dem Essen oder bei Bedarf eine 0,2- oder 0,1-g-Tablette auf der Zunge zergehen lassen.

Bei einer Herzattacke nimmt man zunächst eine Galganttablette (0,2 g) und lässt sie langsam im Munde zergehen. Auf den

Schweißausbruch folgt eine Entspannung. Nach 5 Minuten nimmt man noch einmal Galgant, trinkt anschließend einen Petersilientrank hinterher.

Das Ganze kann man dreimal wiederholen. Sind bis dahin die Herzschmerzen nicht verschwunden und bleiben quälende Vernichtungsschmerzen, muss man sofort ins Krankenhaus. Aber auch in diesem Falle kann der Galgant lebensrettend sein, da er den quälenden Herzschmerz beseitigt und eine gute Überlebenschance bietet. Herzinfarkt ist für die meisten innerhalb von einigen wenigen Stunden ohne Galgant tödlich.

Im Falle von Herzschmerzen bei Blähungen und gastrokardialen Schmerzen (Roemheld-Syndrom) oder beginnenden Gallenkoliken nimmt man zunächst eine Tablette Galgant (0,1 oder besser gleich 0,2 g) und lässt sie ebenfalls langsam auf oder unter der Zunge zergehen. Durch die spasmolytische Wirkung öffnen sich die verkrampften Blutgefäße, der Blutdruck normalisiert sich, und mehr Sauerstoff erreicht wieder den Herzmuskel. Der ganze Körper wird warm, eine Folge der besseren Durchblutung. Manchmal geht ein Wind ab, oder es kommt zum Aufstoßen, und die ganze Situation entspannt sich. Galgant beseitigt die Symptome ohne Nebenwirkungen oder Gewöhnungseffekt.

Fenchel-Galgant-Tabletten

Fenchel-Galgant-Tabletten sind eine beliebte Kombination für alle, denen Galgant zu »scharf« ist. Sie können für die gleichen Zwecke eingesetzt werden, haben sogar noch eine stärkere reinigende Wirkung für Magen und Darm, aber nicht die gleich starke Wirkung bei Herzbeschwerden.

Galganthonig

Bei Wetterwechsel, bei Neuschnee und Kaltwetterfronten, bei Aufregung oder unter Stress kann man vorbeugend Galgant in Form des Galganthonigs (5–30 %) nehmen: 5, 10, 20 oder 30 g Galgantwurzelpulver mit 100 g abgeschäumtem Honig verrühren. 3–4 Msp. mehrmals täglich nach dem Essen oder aufs Brot. Das schont das Herz und entlastet es vorbeugend vor jeder Belastung. Auch hier gibt es keine Gewöhnung, sodass Galgant auch im »Ernstfall« noch wirkt.

Bei Kindern ist ein 5–10%iger Galganthonig beliebt, womit man Herz-Kreislauf-Schwäche, Müdigkeit oder sogar pseudoepileptischen Anfällen vorbeugen oder diese beseitigen kann. Man gibt mehrmals täglich 2–3 Msp., eventuell aufs Brot.

Herzinsuffizienz und Atemnot, Druck auf der Magengegend

Galgant-Latwerge

Galgant hilft auch im Alter bei Herzschwäche mit Atemnot als Galgant-Latwerge oder Mus.

6 g Galgantpulver	4 g weißer Pfeffer
12 g Majoranpulver	400 g abgeschäumter Honig
12 g Selleriesamenpulver	

Alles miteinander in Honig verrühren, im Wasserbad erwärmen und zu Mus verrühren. Vom Galgantmus nimmt man 2 Wochen lang dreimal täglich 1 TL, danach steigert man die Menge auf vier bis sechsmal täglich 1 TL kurmäßig für 2 Monate. Dazu sollte öfter 1 Likörglas guter Biowein getrunken werden. Wenn am Anfang der Behandlung eventuell Durchfall auftritt, muss die Menge um die Hälfte verringert werden. Gelegentlich sollte auch der Urin kontrolliert werden, da, wenn auch sehr selten, Nierenreizungen möglich sind.

Die große Herzkur (Nachkur beim Herzinfarkt)

Jedes organische Herzleiden sollte mit der großen Herzkur behandelt werden. Hierzu gehören die Griechenkleetabletten (Herzpillen), der Fencheltrank (Herzsaft) und die Griechenkleepulvermischung (Herzpulver):

Griechenkleetabletten

Die Tabletten sind als homöopathisches Arzneimittel zugelassen (mit Bohnenmehl, Griechenkleesaft, sonnengetrocknet (die Herstellung ist schwierig). Sie enthalten u. a. 300 mg Griechenkleesamen D1, 100 mg Galgant D1, 100 mg Bertram D1 und 42 mg weißen Pfeffer D1.

Man nimmt dreimal täglich 3 Tabletten vor und nach dem Essen und trinkt sofort danach 1 Likörglas des Fencheltranks:

Fencheltrank

50 g Fenchelsamen	25 g abgeschäumter Honig
10 g Süßholzwurzelpulver	(s. S. 72)
20 g roher Rohrzucker	500 ml Wasser

Alles miteinander 5 Minuten aufkochen und steril abfüllen. Im Kühlschrank aufbewahren. 1 Likörglas jeweils nach den Tabletten.

Dadurch beseitigt man den Ursachenstoff des echten Herzleidens, wenn die Schmerzen selbst schon beseitigt sind. Die Herzpillen entkrampfen das Herz, der Saft nimmt den verursachenden Vergiftungsstoff.

Treten darüber hinaus plötzliche Herzschmerzen auf, nimmt man sofort 1–3 Msp. Griechenkleepulvermischung (Herzpulver):

Griechenkleepulvermischung

60 g weißer Pfeffer	10 g Griechenkleesamenpulver
20 g Mutterkümmel	

Dreimal täglich 1–3 Msp. auf trockenes Brot, auch vorbeugend nach üppigem oder fettem Essen oder bei körperlichen und seelischen Anstrengungen.

Die Angst vor den Herzanfällen kann Herzschmerzen auslösen. Um diese Angst zu beheben, nimmt man öfter solche Bissen Herzbrot. Das gibt Ruhe und eine gewisse Sicherheit zur Vorbeugung von weiteren Herzanfällen. Die Herzkur stärkt und heilt das angeschlagene Herz. Sie sollte über 3 Wochen bis 3 Monate durchgeführt und kann jährlich wiederholt werden. Die Griechenkleepulvermischung ist ein ausgezeichnetes Gewürz und verleiht jedem Essen einen raffinierten und pikanten Geschmack.

Die von der Schulmedizin angegebenen Gründe für Herzkrankheiten beschränken sich oft nur auf die messbaren physikalischen und chemischen Daten und lassen die eigentlichen seelisch auslösenden Risikofaktoren unberücksichtigt. Die bekannte Framingham-Studie (Framingham ist ein Vorort von Boston, in dem seit 1949 regelmäßig Herz-Kreislauf-Untersuchungen aller Bewohner durchgeführt werden) nennt für die Ursachen der Herz-Kreislauf-Erkrankungen folgende Risikofaktoren: Bluthochdruck, einen erhöhten Blutfettspiegel (Cholesterin, Triglyceride), Diabetes, Rauchen, Alkohol, Arzneimittelmissbrauch und Übergewicht. Das trifft zwar zu, doch die moderne Medizin beschränkt sich meist darauf, nur diese Risikofaktoren zu erfassen und mit Arzneimitteln zu beeinflussen. Paradoxerweise lösen aber alle chemischen Arzneimittel lebensgefährliche und die Lebensqualität zerstörende Zustände aus und laut Roter Liste (Arzneimittelverzeichnis) u.a. Schlaganfall, Herzschmerzen, Rhythmusstörungen, Herzinfarkt, Nierenschäden und Sexualitätsverlust. Im Gegensatz dazu erkennt die Hildegard-Heilkunde die eigentlichen tieferen Ursachen der Herzkrankheiten in einem Mangel an guten Eigenschaften, im Superstress und in den Überlastungen und psychosozialen Fehlern, denen wir alle im täglichen Umgang ausgesetzt sind. Sie sind aber auch gleichzeitig die Meisterprüfungen für die Schule des Lebens.

Jeder Mensch bekommt irgendwann in seinem Leben einmal Herzschmerzen. Aber wie man meistens im EKG feststellen kann, muss nicht jeder Herzschmerz eine Herzkrankheit oder ein Herzinfarkt sein. Es hängt zum größten Teil von uns selbst und dem Hausarzt ab, ob wir uns zum Herzpatienten abstempeln lassen und chemische Medikamente nehmen oder ob wir den Herzschmerz als eine Warnung ansehen, um unsere Konflikte zu lösen und unseren Lebensstil ändern. Chemische Medikamente können keine seelischen Probleme lösen. Herzschmerzen können ein wichtiges Warnsignal sein, über unsere Gedanken und Gefühle nachzudenken, um die Lebensgewohnheiten zu ändern, die die Herzschmerzen ausgelöst haben. Für den einen signalisiert der Herzschmerz, die Zigarette wegzuwerfen, für den anderen, sich selbst und das Leben nicht zu ernst zu nehmen, für einen Dritten, mit sich, mit seiner

Mutter, seinem Vater und seinen engsten Freunden und mit Gott Frieden zu schließen oder seine Angst und seinen Ärger besser unter Kontrolle zu bringen.

Dazu schreibt Hildegard bereits in ihrem ersten Buch *Scivias* über Herzschmerzen und Angina-pectoris-Anfälle: »Manchmal berühre ich auch den Menschen in seiner Seele und ermahne ihn, er möge anfangen, recht zu handeln und das Böse zu meiden. Er aber verachtet mich und glaubt, alles tun zu können, was er nur will ... später werde ich ihn wiederum mahnen, das Gute zu tun und das Böse zu lassen. Wer nun wiederum nicht auf mich achtet, dem werde ich viele Missgeschicke entweder an seinem Besitz oder Ähnlichem schicken, die ihn gewissermaßen unfreiwillig das Gute tun lassen ...« (Scivias 3, 10).

Ganz konkret verlangt Hildegard: »Wende Dich zu Gott, flehe, bitte und versprich Ihm Besserung deines Lebens, und Gott wird dir helfen ... nimm Verstand an und werde stark, denn das tut dir Not ... betrachte deine Krankheit und suche einen Arzt auf, bevor du stirbst, und dieser wird dir einen bitteren Kräutertrunk reichen, durch den du geheilt werden kannst. Das sind die harten Worte, durch die erprobt werden soll, ob deine Reue aus den Wurzeln deines Herzens kommt oder aus deiner Unbeständigkeit« (Scivias 1, 4).

Nun, ganz so bitter ist der Kräutertrunk gar nicht, sondern im Gegenteil, der Petersilientrank ist honigsüß und ein echter Schlager bei funktionellen Herzschwächen und bei Herzschmerzen sowie Seitenstechen, die zwar vom Herzen kommen, aber dennoch keine eigentliche Herzkrankheit sind:

Herz-Kreislauf-Schwäche, stressbedingte Herzschmerzen, Altersherz

Petersilientrank

8–10 frische glatte Petersilien-blätter	1 l Biorotwein
	150 g Honig
2 EL Weinessig	

Petersilie in Essig und Wein 5 Minuten aufkochen, anschließend Honig (Diabetiker nehmen die Hälfte Honig) hinzugeben und nochmals aufkochen. Abschäumen, absieben, steril abfüllen. Bei

Wasseransammlungen im Körper kann man zum Entwässern noch zusätzlich eine geschnittene Petersilienwurzel mitkochen.

Dreimal täglich 1 Likörglas nach dem Essen und bei Bedarf. Bei Schlaflosigkeit abends $^1/_2$ Tasse schluckweise trinken.

Der Petersilientrank ist ein ideales Heilmittel bei nervösen Herzbeschwerden, wenn sich die Nerven und die Seele mit dem Herzen melden. Bei diesen funktionellen Herzbeschwerden kann man auch mit dem EKG nichts finden, sondern irgendein Konflikt bedrückt unser Zentralorgan. Derartige Herzschmerzen verschwinden zuverlässig und rasch mit dem Petersilientrank. Bei jeder Herzschwäche, besonders auch im Alter, sollte unbedingt vor jeder Digitalisierung zunächst ein Versuch mit dem Petersilientrank durchgeführt werden, da er die Chemie meistens überflüssig macht. Bei allen chronischen Herz-Kreislauf-Beschwerden und zur Beseitigung von Restschmerzen nach Herzinfarkt nimmt man die »kleine Herzkur«: nach dem Essen 1 Galganttablette und danach 1 Likörglas Petersilientrank.

Herzschmerzen nach Grippevirusinfektion, Herzschwäche

Pelargonienmischpulver

Das Herz kann auch durch eine Mandelinfektion mit Staphylokokken oder eine Virusgrippe schwer geschädigt werden. Alle Bakterien und Viren haben einen Stoffwechsel und scheiden Toxine aus. Diese Giftstoffe lagern sich gern auf Herzklappen und Herzmuskel ab, wodurch sie angegriffen und zerstört werden können. Erst viel später machen sich diese Schäden als Herzschwäche bemerkbar. Daher sollten unbedingt nach jeder Infektion die Toxine mit dem Pelargonienmischpulver ausgeschwemmt werden. Es ist das beste Pulver zur Erhaltung der Herzgesundheit.

Wie im Kapitel über die Atemwegserkrankungen besprochen, nimmt man das Grippepulver auch vorbeugend, 2–3 Msp. über jedes Essen oder den Salat gestreut.

Herzschwäche, -versagen, Intensiv-Herzschmerz

Enzian

Der Enzian hat nach Hildegard lebensrettende Eigenschaften. Er holt das fast schon in die Ewigkeit abdriftende Herz wieder auf die Erde zurück: »Wer solche Herzschmerzen hat, als ob sein Herz nur noch an einem Faden hinge, der pulverisiere Enzian, esse dieses Pulver in Suppen, und es stärkt sein Herz.«

Die Wirkung ist auf den Gehalt an Bitterstoffen zurückzuführen. Da der Enzian keinen Gerbstoff enthält, entfällt die magenreizende Wirkung, und die tonisierende Bitterstoffwirkung kommt isoliert heraus (R. F. Weiß: *Lehrbuch der Phytotherapie*). Daher ist der Enzian ein reines Amarum, also ein appetitanregendes Mittel, das als Stärkungs- und Kräftigungsmittel sowohl die Herzmuskeln als auch die Herznerven anregen kann.

Man gibt 3 Msp. in die Mitte der Dinkelmehl- oder -grießsuppe und nimmt zunächst ein- bis dreimal aus der Suppenmitte den Enzian und löffelt dann die restliche Suppe hinterher. Der Enzian ist sehr bitter! Man sollte die Enziansuppe vor der Hauptmahlzeit nehmen, damit die anregende Wirkung des Enzians auf Magen, Darm, Leber und Bauchspeicheldrüse bereits eingetreten ist, bevor man mit dem Essen beginnt.

Enzianwein

Der Enzian ist gleichzeitig ein großartiges Heilmittel gegen Allergie und Magenfieber. Magenfieber ist weit verbreitet, sowohl bei Allergien wie auch bei fieberhaften Gallenerkrankungen kann man diesen Wein trinken: 2–3 Msp. Enzianpulver in 1 Likörglas warmen Wein geben.

Herzschmerzen durch Arteriosklerose, Stenosen der Blutgefäße, Gallen- und Nierensteine

Diptam

Dreimal täglich 1–3 Msp. ins Essen geben.

Der Einsatz von Diptampulver als bitteres Gewürz lohnt sich schon deshalb, weil er eine starke Kraft gegen alle »Versteinerungen« im Menschen hat und damit arteriosklerotische Herzschmerzen beseitigen kann:

Achtung: Diptam ist bitter und nur für pikante Speisen geeignet. Die konsequente Einnahme von Diptam über 3 Monate hat schon vielen Stenosepatienten die Operation erspart, weil Diptam verstopfte Gefäße wieder öffnen kann.

Herzleiden mit Traurigkeit, Herzschwäche

Die Hildegard-Heilkunde kennt viele Mittel gegen die Traurigkeit. Manchmal ist die Traurigkeit eine Folge eines Herzleidens und tritt oft bei sog. Herzfamilien auf, bei denen Vater oder Mutter am Herzen leiden.

Storchenschnabelmischpulver

40 g Geranienpulver   20 g Weinrautenpulver
30 g Poleiminzepulver

Ein- bis dreimal täglich die Mischung aufs Brot oder ins Essen. Es handelt sich hier ganz besonders um eine von den Patienten geschätzte »herzerfreuende« Wirkung.

Linksherzinsuffizienz, Kurzatmigkeit, Stauungsbronchitis, nächtliche Atemnot

Meerrettich-Galgant-Mischung

Man spricht von einer Herzinsuffizienz, wenn das Herz seine Pumparbeit nicht mehr schafft, um das Blut in den Arterien zu befördern. Dabei kann es zum Stau kommen, besonders zum Rückstau in der Lunge mit Linksherzinsuffizienz. Bei lang anhaltender Herzschwäche kann es auch zur Rechtsherzinsuffizienz mit Ödemen und Emphysem kommen. Hier hilft die Meerrettich-Galgant-Mischung, weil Meerrettich ein Mittel für die Lunge und Galgant für das Herz ist.

Am besten nimmt man 1 EL Meerrettich gerieben und mischt ihn mit 1 EL Galgantwurzelpulver. Von dieser Mischung nimmt man mehrmals täglich 3 Msp. aufs Brot. Vorsicht: Beide Stoffe sind scharf, die Mischung auch, sodass man ordentlich Luft bekommt …!

Herzrhythmusstörungen

Jaspis

Wer nachts mit Herzklopfen aufwacht oder tagsüber von Herz- und Seitenschmerzen geplagt wird, dem hilft oft ein Jaspisstein, hautnah aufs Herz gedrückt.

Der Jaspis ist so zuverlässig wie der Galgant und gilt als der »Herzschrittmacher« in der Hildegard-Heilkunde. Sehr viele Herzbeschwerden gehen auf mangelnde Durchblutung des Herzmuskels zurück, weil die Herzkranzgefäße verstopft sind. Dadurch entstehen die primären Rhythmusstörungen, bei denen der Jaspis hilft. Sekundäre Rhythmusstörungen entstehen durch Arzneimittelvergiftungen wie z. B. durch Digitalis, Betablocker oder andere chemische Herzmittel. Hier kann der Jaspis wenig ausrichten, bevor nicht eine Entgiftung stattgefunden hat.

Die kalte Jaspisscheibe wird auf die Schmerzstelle gelegt, wobei der Stein warm wird und damit die Entzündungswärme entzieht. Man legt den Jaspis zur Seite und lässt ihn abkühlen. Kalt wird er wieder drei- bis viermal aufgelegt, bis die Beschwerden verschwunden sind. Bei der Ischialgie wird der Jaspis mit medizinischer Seide (Leukosilk) 3 Tage lang auf die Schmerzstelle aufgeklebt.

Viele Patienten mit Rhythmusstörungen haben sich eine Schrittmacheroperation erspart, weil die Rhythmusstörungen mit dem Tragen einer Jaspiskette oder Auflegen einer Jaspisscheibe verschwanden.

Herzschmerzen mit Blähungen und Zwerchfellhochstand

Smaragd

Der Smaragd, oft auch bei Restschmerzen nach einem Herzinfarkt eingesetzt, ist einer der heilkräftigsten Edelsteine bei Hildegard, da er »gegen alle Schwächezustände und Beschwerden des Menschen wirksam ist«. Solche Zustände verschwinden mit den Galganttabletten, aber auch durch den Smaragd, als Kette getragen oder »auf den Bauch geklebt«.

»Wenn jemand im Herzen und im Magen oder in der Seite Schmerzen leidet, der trage einen Smaragd bei sich, sodass sein Körperfleisch von jenem Smaragd warm werde, und es wird ihm besser gehen.«

Der grüne Smaragd wird von Hildegard als Inbegriff der Lebenskraft »Viriditas« oder »Grünkraft« gesehen, um die Lebensenergie wieder aufzufrischen. Man befestigt ihn über dem Herzen, der Magengrube oder steckt den sechseckigen rohen Smaragd in den Bauchnabel und lässt ihn dort einige Stunden liegen.

Herzschmerzen, Kropfherz mit Rhythmusstörungen

Bergkristallscheibe und -kette

Der Bergkristall hat eine Beziehung zur Schilddrüse und zu den durch sie ausgelösten Beschwerden wie z. B. Giftkropf oder Rhythmusstörungen. Bereits das aus dem sonnengewärmten Bergkristall hergestellte Kristallwasser kann merklich die Schilddrüse reinigen.

Man legt eine Bergkristallscheibe in einer Schachtel in die volle Sonne und den erwärmten Kristall in ein Glas Wasser. Dieses Kristallwasser kann man mehrmals täglich trinken, und die Beschwerden werden verschwinden. Zusätzlich hat eine Bergkristallkette eine harmonisierende Gitterstrahlung, die die Schilddrüse nicht nur vor Elektrosmog und Handystrahlung schützt, sondern auch den geschwollenen Kropf schwinden lässt.

Interkostalneuralgie, Herzschmerzen, Atemnot nach Herzinfarkt

Chrysolith in Olivenöl

Herzschmerzen, bei denen der Patient gleich die ganze Hand aufs Herz legt, vergehen mit Galgant. Zeigt der Patient aber mit einem Finger auf einen Punkt im dritten Rippenzwischenraum und sagt: »Hier tut's weh!«, dann handelt es sich um funktionelle Herzschmerzen im dritten Interkostalraum nach Überforderung, Stress und Atemnot.

Auch diese Herzschmerzen sollte man ernst nehmen, seinen Lebensstil überprüfen und einen Chrysolith in Olivenöl tauchen und mit diesem Stein den Schmerzpunkt bestreichen. Die Schmerzen verschwinden innerhalb weniger Minuten.

Herznahrung

Die Hildegard-Ernährung und das Hildegard-Fasten (s. S. 310) sind sehr wirksame Methoden gegen das frühzeitige Altern, die Arteriosklerose und ein Schutz vor Schlaganfall und Herzkrankheiten. Das Fasten und die darauf folgende Hildegard-Ernährung sind die tiefgreifendsten Prozesse zur Beseitigung von Schlacken und Entzündungsstoffen aus allen Körperzellen. Der Körper wird gereinigt, mobilisiert seine Selbstheilungskräfte und nimmt die körpereigene Selbstregulation für die Stoffwechselvorgänge, den Blutdruck und die Hormonregulation auf natürliche Weise wieder auf. Dadurch normalisieren sich nicht nur die Blutfette, sondern auch alle aus dem Ruder gelaufenen Blutwerte.

Ich konnte mich selbst nach einem Wadenbeinbruch davon überzeugen, wie das Fasten die Entzündung, Schmerzen und Schwellung innerhalb von nur einer Woche aus dem angeschwollenen Fuß beseitigte und die Leistungsfähigkeit beim Gehen unterstützte. Wohl keine andere Methode ist besser zur Rehabilitation geeignet als das maßvolle Hildegard-Fasten und die anschließende Hildegard-Küche. Selbst bei einem Herzinfarkt- und Schlaganfallpatienten konnte ich durch das Hildegard-Fasten eine deutliche Verbesserung des Gesundheitszustandes beobachten, wobei sich der Blutdruck, die Blutfettwerte, die Viskosität des Blutes und der überhöhte Glukosespiegel normalisierten.

Von der deutschen Gesellschaft für Ernährung wird der normale Cholesterinspiegel mit weniger als 220 mg/dl und der normale Triglycerid-Blutspiegel (Neutralfette) mit weniger als 150 mg/dl angegeben. Da die Fettstoffwechselstörungen schulmedizinisch als Risikofaktor Nr. 1 bei Herz-Kreislauf-Krankheiten angesehen werden, empfiehlt man folgende Maßnahmen:

1. Vermeiden Sie gesättigte Fette (Margarine, tierische Fette, Milchprodukte),

2. feste Pflanzenfette wie Kokosnussfett, Pommes frites sowie in Fett frittierte Fische und Hühnchen,
3. Schlagsahne, Eiscreme,
4. Eigelb, die Haut von Geflügel, Wiener Schnitzel, Hamburger, Schellfisch, Karpfen, Krabben, Kaviar, Nieren, Gehirn oder Zunge, rotes Rindfleisch (zu viel Cholesterin [ein Eigelb enthält z.B. 300 mg Cholesterin]),
5. zu viel Salz (nicht mehr als 1 TL pro Tag).
6. Beachten Sie, dass Käse, Salatsoßen, Brot und andere Lebensmittel ohnehin immer stark gesalzen sind. Essen Sie Kräuterdinkelbrot, in dem das Salz durch Galgant, Quendel und Bertram ersetzt wurde.
7. Alkoholische Getränke sollten Sie auf 1 Glas Rotwein oder Bier pro Tag beschränken und hochprozentige Liköre oder Schnäpse meiden.

Mit der kardioprotektiven Hildegard-Kost auf Basis von stark mineralhaltigem Dinkel, Obst und Gemüse lassen sich Herz-Kreislauf-Erkrankungen vermeiden. Einige Fleisch-, Fisch- und vor allem Pflanzenöle enthalten essenzielle, ungesättigte Fettsäuren und das sog. Vitamin F, die die Ablagerungen in den verstopften Blutgefäßen lösen und abtransportieren. Es handelt sich dabei vor allem um die auch bei tiefen Temperaturen dünnflüssigen Fettsäuren Alpha-Linolensäure (Omega-3-Fettsäure) und Gamma-Linolensäure (Omega-6-Fettsäure), die auch unsere Haut elastisch und faltenfrei erhalten und als Antioxidantien vor Alterungsprozessen schützen.

Bei den »Eskimos« in Grönland und bei den sich traditionell ernährenden Japanern, die viel Fisch essen, vor allem Lachs und Wal»fisch«, sind Herz-Kreislauf-Erkrankungen vergleichsweise selten. Die cholesterinsenkenden essenziellen Fettsäuren befinden sich auch in Frisch- und Salzwasserfischen wie Hecht, Saibling, Kretzer, Felche, Barsch, Flunder, Schwert- und Stockfisch.

»Schlechte« Speisen und Getränke schädigen Magen und Darm, ganz speziell die Darmflora, und so geraten »schlechte Säfte« ins Blut. Erst in Verbindung ebenjener Säfte mit der »Schwarzgalle« (Gallensäure) kommt es zu einer Übersäuerung im Blutkreislauf und zu organischen Herzleiden. Da das Blut alle Körperzellen versorgt, können alle Organe durch diesen Zustand autoaggressiv erkranken. Hildegard beschreibt sehr faszinierend, wie diese Mischung zunächst die Milz angreift, wodurch das Organ anschwillt und sich entzündet. Die Milz als »Filter« für den Herzstoffwechsel verursacht erst Herzschmerzen, wenn die aggressive Säftemischung ihr Maß überschritten hat.

Menschen mit organisch bedingten Herzerkrankungen sind »oft traurig und verbittert, essen und trinken nur wenig, werden davon körperlich schwach und können sich kaum noch auf den Beinen halten. Außerdem leiden sie viel an Aufstoßen.«

Seelische Ursachen für Herz-Kreislauf-Erkrankungen

In der Hildegard-Heilkunde gibt es 35 psychosoziale »Fehler«, die Herzkrankheiten auslösen können, aber auch 35 Heilmittel für die Seele sowie für das Herz und den Kreislauf. Nicht der Kopf, sondern das Herz ist der Mittelpunkt und das Hauptquartier der menschlichen Seele. Hier entstehen die guten oder bösen Gedanken, die den Menschen vergiften und über Krankheit oder Gesundheit entscheiden können. Hildegard beschreibt das Herz als Gedankenfabrik, in der die Gedanken, Gefühle und seelischen Belastungen molekularbiologisch in gute oder schlechte »Säfte« umgeformt werden.

»Die Seele wohnt im Herzen wie in einem Haus und lässt die Gedanken wie durch eine Tür aus und ein gehen, betrachtet sie wie durch ein Fenster und führt sie wie ein angezündetes Feuer durch einen Schornstein zum Gehirn, um sie dort zu überprüfen und zu entscheiden. Wenn der Mensch keine Gedanken hätte, dann wäre er auch ohne Einsicht, sondern wäre wie ein Haus, das weder Tür noch Fenster oder Schornstein hätte.«

Die Hartherzigkeit oder Sturheit (Obstinatio) und die Umkehr (Compunctio cordis) sind das 28. »Tugenden-und-Laster-Paar« der Hildegard-Psychotherapie. Erstere kann der Nährboden für die Arteriosklerose sein. Das Herz und die Blutgefäße werden im Lauf des Lebens durch Lieblosigkeit und Egoismus hart, versteinern und verursachen Zerebral-, Arterio- oder manchmal auch multiple Sklerose (MS). Die Hartherzigkeit kümmert sich nur noch um sich selbst und um materielle Dinge. Sie nimmt keine Rücksicht auf sich und auf andere. Die spirituelle himmlische Welt mit dem inneren Reichtum hat sie einfach »vergessen«. Am Ende liegt sie unbeweglich am Boden.

Da fällt so manchem vielleicht Wilhelm Hauffs Märchen vom kalten Herzen ein (Märchen sind Heilmittel für die Seele und können manchmal den Psychiater ersetzen ...): Zwei Wünsche hat der Köhlerjunge vom »Glasmännlein« frei. Aber statt Klugheit und Verstand wünscht er sich, gut tanzen zu können und Geld zum Spiel und fürs Wirtshaus zu haben. Nachdem sein Geld verspielt ist, plagen ihn Zorn und Verbitterung und ein versteinertes Herz.

Hartherzige Menschen sind verbittert, aber das Herz meldet sich mit Schmerzen und Klopfen. Hildegard nennt sie *compunctio cordis* – wörtlich »Herzklopfen« als Heilmittel, das zur Umkehr zwingt. Das geht nicht ohne Einsicht, Umkehrwillen und Einsatz: »Du hast in dir große Intelligenz, das Gute vom Bösen zu unterscheiden, daher wird von dir auch Großes verlangt. Wenn dich das Böse überwältigt, verlange ich von dir, dass du dich mit verwundetem Herzen unter Tränen zu mir wendest, zu mir schreist und mich um Hilfe bittest, das Gute zu tun. Dann werde ich alles tun, was du begehrst, und meine Wohnung in dir haben« (Scivias III, 10. Vision).

Der Wille zur Umkehr und die Kraft zur Erneuerung vertrauen auf die Hilfe Gottes, denn die Verhärtung ist folgenschwer und tödlich: »Weil du nichts von Gott erwartest, bekommst du auch von ihm keine Hilfe ... aber alles, was aus Gott geboren ist, besiegt die Welt ... und auch deine schwere Krankheit ... so wird der Mensch ein anderer in seiner Natur, weil das, was in dir himmlisch ist, das, was in dir irdisch ist, besiegt und verändert.«

Magen-Darm-Krankheiten

Magen und Darm – Zielorgane der Leidenschaften

Magen-Darm-Erkrankungen sind vor allem auf ernährungsbedingte und »psychosoziale Fehler« zurückzuführen, aber auch auf genetische oder Umwelteinflüsse. Die Hauptursachen sind ein Musterbeispiel für das Zusammenspiel von Körper und Seele. Magen und Darm gelten als Zielscheibe seelischer Konflikte, die sich in vielfältigen Krankheitsbildern widergespiegeln können, alle mit autoaggressivem Charakter: Gastritis, Magengeschwür, -krebs, Zwölffingerdarmgeschwür, Morbus Crohn und Colitis ulcerosa, die schließlich in 40 % aller Fälle in Dickdarmkrebs übergehen kann.

Hildegards Psychotherapie spielt bei der Ausheilung der Magen-Darm-Erkrankungen eine wichtige Rolle, denn neben dem maßlosen Essen und Trinken und den gravierenden Diätfehlern durch Küchengifte gibt es bei Hildegard auch noch 35 seelische Risikofaktoren, die uns derartig plagen können, dass unsere ganze Lebensenergie verloren geht.

»Wenn ein Mensch an allerlei Mühsal, Angst und den Folgen von vielerlei Speisen und Getränken leidet, sodass sich dadurch verschiedene und verkehrte Säfte und Schleime ansammeln, dann kommt die erschütterte und ermüdete Seele, von Widerwärtigkeiten geplagt, zum Erliegen und stellt ihre Lebenskraft bis zu einem gewissen Grade ein.«

Betroffen ist der gesamte Verdauungstrakt von der Speiseröhre bis zum Enddarm, ja sogar die Eingeweide und die Drüsen innerer Sekretion: Bauchspeicheldrüse, Leber, Galle, Milz, Nebennieren und das Steuerungsorgan, die Hirnanhangsdrüse (Hypophyse).

Der gesamte Stoffwechsel wird zentral vom Gehirn und von den Drüsen mit innerer Sekretion (Hormondrüsen) gesteuert: »Das Gehirn gibt im Stadium der Fülle ein Sekret ab, wodurch die Verdauung in Gang gesetzt wird.«

Heute wissen wir, dass sämtliche Nervenübertragungsstoffe wie z. B. Dopamin, Serotonin und Acetylcholin sowohl die Gehirn- als auch die Darmfunktion steuern und in beiden Organen ausgeschüttet werden. Man könnte bei diesen Zusammenhängen von Gehirn und Darm auf die Idee kommen, dass »das Gehirn mitverdaut und der Darm mitdenkt«.

Dass der Magen bei Hildegard als Funktionseinheit neben Eingeweiden und Nierenorgan gilt, zeigt sich z. b. an der Kälte- und Wärmeempfindlichkeit von Magen und Niere, genauso wie im Zusammenhang von Magen- und Nierenschwäche. Leidet ein Mensch an Nieren- oder Kreuzschmerzen, so kommt dies häufig von einer Schwäche des Magens: »Die Nierengegend ist das Firmament und der Wärmespeicher für den gesamten Organismus ... In der Nierengegend selbst aber liegen sehr starke Blutgefäße, die sie kräftig festhalten und durch die der gesamte Organismus geschützt wird. Wenn aber ein Mensch an den Nieren Schmerzen empfindet, so kommt das von der Schwäche des Magens.«

Hildegard von Bingen beschrieb die uns heute bekannten Ursachen und die Folgen der Darmschädigung bereits vor 850 Jahren: Durch die maßlose Schlemmerei, das viele Durcheinanderessen, die Rohkost, Müsli und Frischkornbrei oder das zu fette Essen entstehen im Körper schlechte und krank machende Säfte, die nicht nur den Magen, sondern den ganzen Organismus durcheinander bringen können.

Hildegard gibt den Anblick der Magenschleimhaut wieder, als hätte sie eine Endoskopie durchgeführt: Was ungekocht gegessen wird, kann nicht verdaut werden und bleibt »wie ein toter Hund« im Magen liegen, bis es verfault und wie ein »verfaulter Düngerhaufen« stinkt. »Wenn die Menschen zuweilen übermäßig viele Speisen gegessen haben, die entweder zu roh oder ungekocht oder halbgar und insbesondere außergewöhnlich fett und schwer, aber auch saftlos und trocken waren, dann können manchmal das Herz, die Leber und die Lunge und die anderen Wärmespeicher, die im Menschen sind, dem Magen nicht mit so viel und so starker Wärme beispringen, als wenn diese Speisen gar gekocht werden. Daher gerinnen sie im Magen, verhärten sich und werden schimmelig, sodass sie den Magen bisweilen etwas grün oder blaugrün oder auch bleifarben machen oder mit viel Schleim belasten. Dadurch senden die schlechten Säfte die schädlichen, übel riechenden Darmgase wie einen faulenden Düngerhaufen durch den ganzen Körper aus.«

Die Roh- und Frischkost hat tatsächlich katastrophale Folgen für die Verdauung, die in Fäulnis übergeht, weil der menschliche Darm, im Gegensatz z.B. zu den Kühen, keine Zellulose spaltenden Enzyme hat. Die angeblich so vitamin- und mineralstoffhaltige Frisch- und Rohkost kann nicht verwertet werden und gelangt schließlich in den Dickdarm, wo sie von Fäulnisbakterien verstoffwechselt wird. Hierbei produzieren die Fäulniserreger die von Hildegard beschriebenen Krebs erregenden Gasmengen, wie einen Düngerhaufen, wobei hochgiftiges Ammoniak und Schwefelwasserstoff entstehen, die die Leber und ihren Stoffwechsel vergiften. Die normale Darmflora wird von Fäulniserregern verdrängt, und das Spektrum verschiebt sich zugunsten der Darmpilze. Daher sollte die Vollwerterkost stets durch Kochen oder Dünsten darmflorafreundlich zubereitet sein, weil sie erst in diesem Zustand das Wachstum und Gedeihen der natürlichen Darmflora fördert.

Die Magenschleimhaut kann nicht nur durch die beschriebenen schlechten Essgewohnheiten, sondern auch durch unzureichendes Kauen, verdorbene Speisen, hochkonzentrierte Alkoholika, Tabakgenuss, Bohnenkaffee, zu kalte oder zu heiße Speisen, durch Helicobacter-pylori-Infektion oder chemische Arzneimittel angegriffen und zerstört werden. Jede Magen-Darm-Schleimhautentzündung (Gastritis) kann in ein Magengeschwür und ein unbehandeltes Magengeschwür in Magenkrebs übergehen.

Beim Magengeschwür (Ulcus ventriculi) treten häufig krampfartige Magenschmerzen beim Essen oder bald danach auf. Charakteristisch sind Erbrechen, Übelkeit und Aufstoßen. Zwölffingerdarmgeschwüre sind häufiger als ein Magengeschwür. Für sie ist der Nüchternschmerz 1–3 Stunden nach dem Essen charakteristisch, aber auch nachts der Nüchtern-Nachtschmerz. Dieser vergeht rasch mit Fencheltabletten oder einer Scheibe Dinkelbrot.

Prophylaxe von Magen- und Darmleiden

Wermuttrank

Mit dem Wermuttrank (s. S. 38) haben wir ein Universalvorbeuge-mittel, das Magen und Darm bei guter Gesundheit erhält, Durch-blutungsstörungen von Magen, Darm und Nieren und bei krankem Magen, Verdauungsstörungen und die Nierenschwäche beseitigt. Die Wirkung geht u. a. auf den Gehalt von Bitterstoffen aus dem Wermut zurück und auf aromatische Öle, die für eine gute Magen- und Nierendurchblutung sorgen. Nach Untersuchungen Dr. Zim-mermanns vom Krankenhaus für Naturheilwesen in München re-gen die Bitterstoffe die gesamte Sekretion von Verdauungsflüssig-keit an, also Speichel, Magensäfte, Zwölffingerdarm, Leber- und Gallensekretion. Zusätzlich wird durch die Bitterstoffe das ge-samte körpereigene Immunsystem stimuliert. Durch Wermut wird aus der gesamten Schleimhaut von Mund, Magen und Darm die Produktion von Abwehrstoffen angeregt und z. B. das Immunglo-bulin IgA freigesetzt. Wermut fördert aber auch die Durchblutung der Nieren, wodurch sich die Nierenfunktion und damit die Aus-scheidung von Giftstoffen verbessert.

»Das Wermutelixier unterdrückt die Nierenschwäche und die Me-lancholie in dir, es macht deine Augen klar, es stärkt das Herz, und es lässt nicht zu, dass die Lunge krank wird; und es wärmt den Magen, reinigt die Eingeweide, und es bereitet eine gute Verdauung.«

Verhütung von Nierenschwäche wegen Magen-Darm-Leiden

Weinrautensalbe

20 g Weinrautenblätter	50 g Bärenfett
20 g Wermutblätter	5 Tropfen Rosenöl

Alles zusammen zu einer Salbe verarbeiten. Rhythmisch über der Nierengegend einmassieren. Es muss bei offenem (Ulmenholz)feuer eingerieben werden, weil Ulmenfeuer selbst schon eine heilende Wirkung hat. Bei der Bluthochdrucktherapie zwei- bis dreimal wö-chentlich anwenden. Diese Massage wird auch notfallmäßig zur Bluthochdruckregulation eingesetzt.

Gastritis, Magengeschwüre und Magenkrebs

Pfingstrosenelixier

Das klassische Universalheilmittel für Magen-Darm-Erkrankungen, Gastritis, Magengeschwüre, Magenkrebs, Verdauungsstörungen und zur Beseitigung der Magenschmerzen ist die 10-Tage-Kur mit dem Pfingstrosenelixier und einer anschließenden Magendiät aus Pfingstrosenelixier, Dinkelmehl und Eidotter.

200 ml Pfingstrosensaft-Urtinktur	600 ml Wein
50 ml Stabwurzsaft-Urtinktur	je 3 Msp. Galgantpulver,
40 g Fünffingerkraut-Pflanzenbrei	Bertram und weißer Pfeffer

Die Kräutersäfte und das Fünffingerkraut 3 Minuten mit gutem Naturwein aufkochen, absieben, abfüllen. Nochmals zwei- bis dreimal mit dem Tauchsieder aufkochen und in der Siedehitze mit Galgantpulver, Bertram und Pfeffer würzen. Täglich einmal 1 Likörglas vor dem Essen, im Mund aufgewärmt, 5 Tage lang trinken.

Danach 5 Tage eine Magendiät durchführen: Man nimmt einmal täglich als Vorspeise 1 Likörglas Pfingstrosenelixier und verrührt es mit 1 Eidotter und 1 EL Dinkelmehl. Das Ganze wird mit etwas Wasser gemischt: eine warme Vorspeise!

Zusätzlich 3 EL rohen Ysop in 1 l Wein mazerieren – d. h. darin liegen lassen – und einmal täglich 1 Likörglas davon trinken.

Helicobacteri-Infektion, Magenschleimhautentzündung, Magengeschwür und -krebs

Muskatellersalbei-Elixier

Wie konnte Hildegard sicher sein, dass die Magenschleimhautentzündung in Wirklichkeit eine eitrige Infektionskrankheit ist, die, wie wir heute erst wissen, von den Bakterien Helicobacter pylori ausgelöst wird? Hier ist ein weiterer Beweis für eine zeitlos gültige visionäre Medizin! Hildegard beschreibt tatsächlich einen vereiterten Magen, der mit dem Muskatellersalbei-Elixier behandelt werden sollte.

»Wenn der Magen so schwach ist, dass er von Speisen leicht eitrig ist, nehme man Muskatellersalbei ... Dein Magen wird angenehm geheilt oder gereinigt, und du wirst den Appetit wiederhaben.«

10 g Muskatellersalbeiblätter	50 g abgeschäumter Honig
6 g Poleiminze	(s. S. 72)
2 g Fenchelsamen	1 l Biorotwein

Kräuter und Honig 3–5 Minuten in Wein aufkochen, absieben und steril abfüllen. Nach dem Mittagessen und nach dem Abendessen nimmt man 1 bis 2 Likörgläser, bei empfindlichem Magen anfangs auch etwas weniger (1 EL).

Es handelt sich hier um eine hochwirksame Arznei gegen Gastritis. Schulmedizinisch wird bei der Gastritis eine sog. Tripeltherapie durchgeführt, die nicht nur die Darmflora schädigt, sondern in 30 % aller Fälle zu Rezidiven führt.

Sodbrennen, Magenschmerzen, Zwölffingerdarmgeschwüre

Fenchel

Sodbrennen mit brennenden Schmerzen ist eine Folge der Übersäuerung des Magens durch Gallensäure, in harmlosen Fällen durch zu viel Süßigkeiten oder fette Speisen, schlimmstenfalls ein Frühwarnzeichen für eine Infektion durch Helicobacter pylori bei Gastritis, Magengeschwüren oder auch Magenkrebs. Auch hier hilft neben dem Muskatellersalbei-Elixier immer auch der Fenchel. Fenchel wirkt wegen seines Mineralienreichtums als Neutralisationsmittel so zuverlässig wie chemische Antacida, die jedoch alle gefährliche Nebenwirkungen haben:

»Aber wenn jemand gebratenes Fleisch oder gebratene Fische oder etwas anderes Gebratenes gegessen hat und davon Schmerzen leidet, esse er alsbald Fenchel oder seinen Samen, und es wird ihn weniger schmerzen.«

Fenchel in Form von Fencheltabletten sind ein Klassiker zur Behandlung von Verdauungsstörungen und beruhigen Magen und Darm, sodass man wieder ruhig durchschlafen kann. Die Heilwirkung des Fenchels beruht auf der krampflösenden und karminativen (reinigenden) Eigenschaft des Fenchelöls. Eine Überdosierung durch Fenchel oder Fencheltee ist bei vernünftiger Einnahme unmöglich. Warnungen vor Fenchel wegen der angeblichen Krebsgefahr durch den Inhaltsstoff Eugenol sind vollkommen übertrieben. Man müsste schon 500 l Fencheltee pro Tag trinken, um in die Krebsgefahrenzone zu kommen. Bei diesen Mengen besteht eher die Gefahr des Ertrinkens als die, an Krebs zu erkranken ...

Noch einfacher geht es mit Fencheltabletten: Man kaue dreimal täglich 3–5 Tabletten vor und nach dem Essen und bei Bedarf. Bei nächtlichen Magen- oder Darmschmerzen gleich 3–5 Fencheltabletten vor dem Schlafen.

Fenchel hilft auch bei Blähungen, Verdauungsstörungen, Übersäuerung mit Gallensäure, Mundgeruch, Sehschwäche und bei der Beseitigung des Druckgefühls mit krampfartigen Schmerzen, besonders auch nach Magen-Darm-Operationen.

Magenschmerzen, Magen- oder Zwölffingerdarmgeschwüre, Nabelkoliken, Gastritis, Colitis, Verdauungsstörungen

Ingwermischpulver

10 g Ingwerpulver   5 g Zitwerpulver
20 g Galgantpulver

2–4 Monate lang nimmt man 2–4 Msp. Ingwermischpulver nach dem Essen und vor dem Schlafengehen in $1/2$ Glas Rotwein, bis die Magenschmerzen verschwinden. Dieses Ingwermischpulver räumt mit den lästigen Oberbauchbeschwerden gründlich auf.

Magenschmerzen, schwaches Bindegewebe, Bruchleiden

Ziegenleber

»Wer Magenschmerzen hat, brate die Ziegenleber und esse sie oft bis Mitte August, und sie reinigt seinen Magen und heilt ihn wie ein guter Trank. Ziegenfleisch, oft gegessen, heilt gebrochene und zerrissene Eingeweide (Bruchleiden) und heilt und stärkt den Magen.«

Durch den Verzehr von Ziegenleber verschwinden nicht nur die

Magenschmerzen, sondern es findet eine Magenreinigung und echte Heilung statt.

Magen-Darm-Schmerzen, vegetative Beschwerden, Krämpfe

Tannencreme

50 g Frühlingstannenspitzen, -rinde und -holz
25 g Salbeiblätter

100 g Maibutter
$^1/_4$ l Wasser

Alles klein schneiden und im Wasser zu Brei verkochen. Mit Butter unter ständigem Rühren kalt rühren, Wasser abtrennen und die Salbe im Salbengefäß im Kühlschrank aufbewahren. Zunächst am Herzen, dann am Sonnengeflecht, bei Kopfschmerzen auch auf Stirn und Schläfen einmassieren.

Alle Magen-Darm-Leiden, insbesondere Geschwüre, Gastritis sowie Bauchspeicheldrüsen-, Leber- und Gallenerkrankungen

Edelkastanien-Habermus

»Wer Magenschmerzen hat, koche 3–5 Kastanien (bzw. 2–3 EL Edelkastanienmehl) 10 Minuten mit 1 Tasse Dinkel (Habermus oder Gries) und 2–3 Tassen Wasser und mische dann einen gehäuften EL Süßholzpulver und … einen gestrichenen EL Engelsüßpulver und koche daraus ein Habermus (s. S. 215) und esse es zum Frühstück. Es wird seinen Magen reinigen und ihn warm und kräftig machen.«

Der Maronibrei hat sich besonders im Frühling und Herbst bewährt, wenn die Magen- und Zwölffingerdarmgeschwüre »Hochsaison« haben. Dieser Morgenbrei sollte mindestens 4–6 Wochen lang regelmäßig gegessen werden.

Mundgeruch, Verschleimung

Salbeiwein

Schlechter Mundgeruch ist fast immer ein Zeichen unzureichender Verdauung und macht sich bei alten Menschen besonders oft bemerkbar. Dabei ist er so leicht zu beseitigen.

1 TL Salbeiblätter   1 Tasse Bio-Südwein

1 Minute kräftig aufkochen, absieben und ein- bis zweimal täglich trinken.

Mundgeruch, Sinusitis

Pfirsichelixier

Schlechter Mundgeruch kann auch aus der Mundhöhle, dem Nasen-Rachen-Raum oder der Lunge kommen, die täglich bis zu 15 l Darmgase ausatmet. Bei Bronchitis und Infektionen können die Fäulnisgase auch aus der Lunge kommen. Selbst in ganz hartnäckigen Fällen – auch bei »Stinknase« (Ozeana), Angina, Bronchiektasie und schlechtem Körpergeruch – hilft das wohlschmeckende Pfirsichelixier.

3 EL frische Pfirsichblätter   150 g Honig
3 EL Süßholzwurzelpulver   1 l Biowein
1 TL weißer Pfeffer

Alle Zutaten miteinander 3 Minuten aufkochen, absieben und zweimal täglich 1 Likörglas nach dem Mittag- und Abendessen einnehmen. Das Elixier soll nicht heruntergekippt, sondern im Mund noch etwas eingespeichelt und erwärmt werden.

Bei empfindlichem Magen nimmt man 1 EL, ja sogar nur 1 TL voll und steigert die Menge auf 1–2 Likörgläser nach dem Mittag- und Abendessen, manchmal bis zu 2 Monate lang.

Schluckauf und Aufstoßen

Schluckauf ist bei Hildegard eine eigene Krankheit und ein wichtiges Alarmzeichen der Vorkrebserkrankung bzw. Präkanzerose. Viele Jahre vor der Krebserkrankung kann man sie am Schluckauf

erkennen: »Sind die ›schlechten Säfte‹ über ihre Grenzen hinausge-
gangen, so erzeugen sie geräuschvolles Aufstoßen und Schluckauf,
lassen den Krebs entstehen, sodass ihn die Würmer (Viren) verzehren und sein Fleisch zu missgestalteten Geschwüren anschwillt, sodass auch durch die wachsende Geschwulst Arme oder Beine größer werden (Osteome). Dies tun sie so lange, bis die Würmer von
dieser Infektion wieder abgelassen haben. Daher können diese
Menschen nicht lange leben.«

Zuckerwasser

Bei harmlosem Schluckauf hilft 1 TL Zucker in $1/_2$ Tasse heißem
Wasser.

Zucker, Gewürznelke, Zitwerwurzel

In schweren Fällen hilft es, vor dem Essen 1 TL trockenen Zucker
und eine Gewürznelke zu kauen; nach dem Essen empfiehlt es sich,
$1/_2$ TL Zitwerwurzel zu kauen – mindestens 1 Monat lang.

Sodbrennen bei Zwerchfellhochstand, Roemheld-Syndrom

Auch bei der Hiatushernie kann Sodbrennen auftreten. Durch den
ständigen Magendruck nach blähenden Speisen und zu viel Überessen verlagert sich ein Teil des Magens durch einen Spalt des
Zwerchfells in den oberen Brustraum. Fast alle Menschen über 60
leiden mehr oder weniger an folgenden Beschwerden: Roemheld-
Syndrom mit Zwerchfellhochstand und Magenkrämpfen, Sodbrennen mit Herzbeklemmungen, Übelkeit, Aufstoßen mit bitte-
rem bzw. saurem Geschmack sowie Völlegefühl nach dem Essen.

Galgant

Bei Bedarf 1 oder 2 Tabletten im Mund zergehen lassen.

Erbrechen, Übelkeit, Reisekrankheit

Bibernellmischpulver

Hildegard beschreibt eine einfache und wirksame Kur gegen das Erbrechen bei Schwangerschaft, Seekrankheit oder beim Fliegen. Auch beim Erbrechen nach der Chemotherapie, Dialyse und Röntgenbestrahlung kann das Bibernellmischpulver eingesetzt werden. Es besteht aus 31 g Mutterkümmelpulver, 11 g weißem Pfefferpulver und 8 g Bibernell-Wurzelpulver.

Bibernell-Dotter-Keks-Kur

2 TL Bibernellmischpulver mit 100 g Dinkelmehl, etwas Salz und Zucker mischen und mit 2 Eigelb und 3–4 EL Wasser zu einem Teig kneten, Kekse formen und bei 180 °C in 5 Minuten zu Plätzchen backen.

Dotterkekse und das Bibernellmischpulver auf Brot essen: täglich 3–5 Dotterkekse essen und zusätzlich 1–3 Msp. Bibernellmischpulver aufs Brot. Hat der Brechreiz nachgelassen, mit der täglichen Menge langsam zurückgehen.

Diese Kur hat bereits vielen Schwangeren mit starkem Brechreiz und Gewichtsverlust geholfen.

Bei schweren Erkrankungen oder nach Unfällen, bei denen auch Erbrechen auftritt, muss man sofort zum Arzt oder ins Krankenhaus.

Esszwang, Bulimie

Diamant

Bei Esszwang, Heißhunger, Bulimie und Gefräßigkeit hilft der Diamant als Appetitzügler. Der Rohdiamant wird einfach in den Mund gelegt. Man kann den Stein auch als Anhänger an einer Kette tragen oder einfassen lassen, damit man ihn nicht versehentlich verschluckt.

Fettsucht, Übergewicht

Fettsucht (Adipositas) mit Völlegefühl oder Übergewicht ist nicht nur ein Schönheitsfehler, sondern auch eine Krankheit (»Selbstmord mit Messer und Gabel«) und mit dem Verlust von Lebensenergie, -zeit und -freude verbunden. Übergewicht ist vor allem für Herz-Kreislauf-Erkrankungen, Schlaganfall, Krebs, Diabetes, Gicht, Arthrose u. a. m. verantwortlich.

Im Verhältnis zu ihrer körperlichen Tätigkeit essen die Fettsüchtigen regelmäßig zu viel. Die Ursache ist fast immer die Unfähigkeit des Maßhaltens. In anderen Fällen spielt die sinnlose Schlemmerei und Genusssucht als Droge gegen die vermeintliche Sinnlosigkeit des Lebens eine Rolle. Zusätzlich ist das Essen auch ein Ersatz für Sex, Erfolgserlebnisse, Frustration, Trauer (Kummerspeck) oder eine falsche Belohnung für einen stressigen Lebensstil.

Die Behandlung besteht vor allem in einem bewussten Essen. Beten Sie vor dem Essen und machen Sie sich klar, wie viel Sie wirklich zum Leben brauchen. Kauen Sie jeden Bissen mindestens dreißigmal; das Sättigungsgefühl kommt mit der Länge des Kauens. Wer hastig und schnell alles hinunterschluckt, wird niemals satt. Auch das viele Durcheinanderessen macht dick.

Übergewichtige sollten den Genuss folgender Speisen einschränken: Butter, Käse, Honig, Feigen und Ingwer, Kohl und chemischer Zuckerersatz. Die Süßungsmittel sind meistens nicht nur Krebs erregend, sondern stimulieren die Insulinausschüttung, wodurch der Hunger so richtig angekurbelt wird. Besser ist es, als Süßungsmittel Rosenlakritzsaft oder Steviatinktur zu verwenden.

Roggenbrot

»Roggenbrot ist für jene gut (aber nur, wenn sie keine Magenschleimhautentzündung haben und sonst eine gesunde Verdauung), die Fett angesetzt haben, weil es ihre Fleischpartien reduziert und sie trotzdem stark und kräftig macht.«

Bachminze

Ganz besonders hilfreich gegen Fettansatz ist Bachminze: als Gewürz 2–3 Msp. über das Essen streuen.

Völlegefühl, Überessen, Gallesteinleiden bei Fettsucht

Zitwerkekse

2 TL Zitwerpulver mit 100 g Dinkelmehl, etwas Salz und Zucker mischen und mit 1 Eigelb und 3–4 EL Wasser zu einem Teig kneten, Kekse formen und bei 180 °C in 5 Minuten zu Plätzchen backen. Kekse zerreiben und $1/2$ TL vor dem Frühstück und vor dem Schlafengehen essen.

Verdauungsstörungen, Melancholie, Hitzewallungen

Verdauungsstörungen bringen nicht nur den gesamten Stoffwechsel durcheinander, sondern lösen auch viele chronische Krankheiten aus.

»Wenn der Stoffwechsel (›die Säfte‹) durch Krankheiten oder krank machende Ernährung durcheinander gebracht wird, treiben mitunter die Säfte selber die unverdauten Speisen und Getränke wieder heraus ... Wenn die schlechten Säfte überhand nehmen, bereiten sie im ganzen Menschen einen nebelhaften Rauch (faulende Darmgase, Blähungen). Diese verteilen sich in den Eingeweiden, im Magen und im ganzen Körper und lösen fast alle übrigen schweren Krankheiten im Menschen aus.«

Weinraute

Jedes gute Hildegard-Essen sollte grundsätzlich mit bitteren Kräutern beschlossen werden. Dazu ist ganz besonders die Weinraute geeignet, die nicht nur das lästige Sodbrennen nach dem Essen beseitigen kann, sondern auch die Gallensäure neutralisiert. Die Weinraute ist daher besonders im Klimakterium als ein Antimelancholikum hilfreich.

»Die Weinraute ist gut gegen die brennenden Bitterkeiten, die in jedem Menschen sind ... Daher ist es besser und nützlicher, sie roh (als Blätter) zu essen als pulverisiert ... So unterdrückt sie die lästigen Hitzewellen des Blutes, denn die Wärme der Weinraute vermindert die lästige Hitze der Melancholie und mäßigt die unrechte Kälte der Melancholie. So wird es dem melancholischen Menschen besser gehen, wenn er sie nach dem Essen isst. Auch wenn jemand eine Speise gegessen hat, die ihm Schmerzen bereitet, esse er nachher Weinraute, und es schmerzt ihn weniger.«

Statt 1–3 frischen Blättern kann man auch 1 Weinrautentablette nach dem Essen einnehmen.

Kreuz-, Hüft-, Rückenschmerzen, Unterleibsbeschwerden

Verdauungsstörungen können eine ganze Kettenreaktion von Leiden auslösen, wie Hildegard es beschreibt: »Denn aus dem Magenleiden entsteht der Seitenschmerz, und aus dem Seitenschmerz geht der Schmerz in den Lenden (Kreuz-, Hüft-, Rückenschmerzen, Unterleibsbeschwerden) hervor«.

Salbeimischkräuter

Hildegard empfiehlt die Salbeimischkräuter zur Beseitigung von diesen ernährungsbedingten Komplikationen.

10 g Salbeiblätter	100 g Weinrautenblätter
50 g Zaunrübenblätter oder geraspelte Wurzel (Bryonia dioica)	$^1/_2$ l Wasser

Alles 1 Minute aufkochen, absieben, die warmen Blätter als Kompresse $^1/_2$ Stunde auf den Schmerzstellen aufbinden. Einmal täglich, bis die Beschwerden verschwinden.

Magen-Darm-Universalmittel zur Verbesserung des Stoffwechsels

Sivesan (Fenchelmischpulver)

Zur Verbesserung des Stoffwechsels, der Herz-Kreislauf-Funktionen, als Rekonvaleszenzmittel nach allen Krankheiten, bei häufigen Schweißausbrüchen, bei schlechter Gesichtsfarbe, zur Reha nach Herzinfarkt, bei Managerleiden empfehlen wir ein Hildegard-Universalmittel: Sivesan oder Fenchelmischpulver. Der Name kommt vom lateinischen Text, in dem es heißt: »Sive sana, sive infirma« – »Sei er gesund oder krank (dieses Mittel bringt die Gesundheit zurück).«

| 15 g Fenchelsamenpulver | 4 g Diptampulver |
| 8 g Galgantpulver | 2 g Habichtskrautpulver |

Man nimmt davon 2–3 Msp. in 1 Likörglas warmen Wein (im Mund anwärmen), z. B. Petersilientrank (s. S. 131), und trinkt dies ¹/₂ Stunde nach dem Mittagessen.

Das Sivesan-Pulver hilft gegen nächtlichen Schweiß, der immer auch ein Zeichen einer nicht stabilisierten Gesundheit ist.

Universal-Reinigungsmittel für alle Verdauungsorgane

Ingwerwürzmischung

Hildegard hat ein geniales Purgiermittel zur Fastenausleitung. Es werden nur die »schlechten« Stoffe ausgeleitet, und die »guten« bleiben zurück: »Menschen, die von gichtiger Lähmung (Gutta paralysis) zermürbt sind … verwenden zum Purgieren ein Granulat aus edlen guten Heilkräutern, weil die guten und angenehmen Gerüche kostbarer Gewürze die zerstörenden Säfte und die schlechten Säfte aus unserer Ernährung ausschwemmen, durch ihr mildes Wirken bändigen und abschwächen.«

»Abführmittel (Purgierkuren), die den Magen reinigen, taugen nicht für Leute, die sehr krank und so heruntergekommen sind, dass sie davon wie gelähmt herumlaufen (Rheumatiker). Auch nützen sie solchen Menschen nicht, die einen raschen Stoffwechsel haben, weil sie durch Abführmittel einen viel größeren Schaden wie Nutzen haben. Durch ihren raschen Stoffwechsel gehen die Säfte sofort in die Blutbahn und befinden sich zum Abführen gar nicht mehr im Magen, um gereinigt zu werden.«

Man nimmt die Ingwerwürzmischung (s. S. 106, statt des Wassers 1 Tropfen Wolfsmilchsaft) ungebacken morgens nüchtern vor dem Aufstehen und bleibt eine Zeit lang liegen, wobei man darauf achten soll, dass man sich nicht verkühlt.

Der Einsatz der Ingwerwürzmischung ist universal; d. h., ihr Indikationsgebiet ist sehr groß. Sie hilft nicht nur bei Krankheiten des Magen-Darm-Trakts wie Dyspepsie, Obstipation und der Leber und Gallenblase wie Gallensteinen und der Gallenblasenentzündung, sondern auch bei Problemen mit Milz und Herz, Nieren, bei

Kopfschmerzen, einer Schlaganfallgefahr, bei Hautkrankheiten (Ekzeme, Akne, Furunkulose), Stoffwechselstörungen (Fettsucht, Gicht, Diabetes), Entzündungen und Ablagerungen in den Augen und Ohren, Kalkablagerungen in den Blutgefäßen und Gelenken sowie Krankheiten, die besonders in den Sommermonaten auftreten (Sommerdiarrhöe, Schübe von multipler Sklerose, auch Kinderlähmung).

Hier soll man die Ingwerwürzmischung schon im Juni/Juli nehmen, ansonsten das ganze Jahr hindurch.

Kräuter, Gewürze und Arzneipflanzen zur Verbesserung der Verdauung

Zur Förderung einer guten Verdauung stehen uns in der Hildegard-Heilkunde eine Reihe von pflanzlichen Heilmitteln zur Verfügung, die auch eine krampfstillende Wirkung haben:

Rainfarn

»Wer im Magen von verschiedenen üblen Speisen Schwere und Drücken hat, der nehme eine (Fleisch-)Suppe ohne Gemüse und ohne andere Kräuter. Dahinein lege Rainfarn und koche es von Neuem, und gekocht esse er das oft, und es erweicht seinen Magen und macht ihn leicht und bereitet eine angenehme Verdauung.«

Die Rainfarnsuppe ist eine Delikatesse. Man nimmt dazu frischen Rainfarn ohne Blüten, hackt die bitteren Blätter (1–2 TL) und kocht sie mit 3 EL Dinkelgrieß in 1 l kochendem Wasser mit etwas Salz zu einer Suppe. Man kann auch 1–2 Msp. Rainfarnpulver »ohne Blüten« nehmen und mit 2 EL Dinkelgrieß zu einer Suppe verkochen.

Kopfsalat

Der »humanisierte« Dinkel-Kopfsalat gehört täglich auf jeden Hildegard-Tisch; denn er sorgt für eine gute Verdauung: Dazu werden unter den Kopfsalat 3 gehäufte EL butterweich gekochte kalte Dinkelkörner gemischt.

»Wer Salat essen will, der beize zuerst mit Dill oder mit Weinessig und mit viel kaltgepresstem (Sonnenblumen-)Öl, sodass er dadurch für kurze Zeit durchfermentiert wird (vorverdaut), bevor er gegessen wird. Wenn der Kranke auf diese Weise Salat isst, stärkt er das Gehirn und bereitet eine gute Verdauung.«

Melde

Unreine Haut mit Pickeln, Furunkeln oder Ekzemen sind meistens die Folge einer schlechten Verdauung. Hier hilft die Melde, die man als Unkraut in allen Gärten und am Wegrand finden kann.

»Gegessen bewirkt die Melde eine gute Verdauung. Und wenn in einem Menschen giftige Drüsen, z.B. Skrofeln (Lymphknotenschwellung), wachsen, dann bereite er mit Melde und weniger Bärlauch (Prieslauch) als Melde und weniger Ysop als Prieslauch täglich ein Gemüse und esse es, und die Skrofeln werden eintrocknen.«

Brunnenkresse

»Wer gegessene Speisen kaum verdauen kann, der dünste ebenfalls Brunnenkresse, weil ihre Kraft aus dem Wasser stammt, und so esse er sie, und sie wird ihm helfen.«

Bachminze

»Wem vom vielen Essen und Trinken der Magen schwer und er davon kurzatmig geworden ist, der esse oft Bachminze roh oder gekocht mit Fleischgerichten oder in Suppen oder Gemüse, und die Kurzatmigkeit vergeht, weil Bachminze die verfetteten und hitzigen Eingeweide kühlt. Wer durch eine kranke Lunge schwer atmet, einen Auswurf hat und bei der geringsten Bewegung husten muss, soll Bachminze verwenden.«

Krauseminze

Krauseminze (Mentha crispa) ist nicht nur ein gutes Rheumamittel, sondern gleichzeitig auch ein gutes Gewürz: »Wie das Salz, mäßig beigefügt, jede Speise schmackhaft macht, so gibt die Krauseminze, wenn sie dem Fleisch, den Fischen oder anderen Speisen beigefügt wird, jener Speise einen guten Geschmack und eine gute Würze und erwärmt, so gegessen, auch den Magen und sorgt für eine gute Verdauung.«

Poleiminze

Poleiminze reinigt und heilt den durch Helicobacter infizierten Magen.

»Wer die Blätter der Polei roh oder mit Salz oft isst, nämlich wenn man sie dem Fleisch beigibt, dem wärmt sie den Magen (bei Gastritis). Und auch wenn sein Magen voll von Gift oder Eiter ist, reinigt und heilt es ihn.«

Bei älteren Menschen nimmt infolge einer schlechten Verdauung die Sehschärfe ab. Hier verwendet man die Poleiminze mit Essighonig: Man mischt 100 ml Weinessig mit 100 g abgeschäumtem Honig (s. S. 72) und trinkt täglich vor dem Essen 1 Likörglas dieser Mischung mit 3 Msp. Poleiminzpulver. Wird es als zu stark empfunden, gießt man diese Menge in eine Tasse Fencheltee. Die Kurdauer beträgt mehrere Monate. Dieses Mittel kräftigt nicht nur den Magen, sondern auch die Durchblutung der Augen. Durch eine verbesserte Magendurchblutung wird auch die Durchblutung der Blase verbessert.

Pappel

Die Salbe aus der Zitterpappel (Populus tremula) beseitigt Schmerzen infolge von Verdauungsstörungen im Kopf, Rücken und Unterleib.

»Nimm auch im Mai die Rinde der Pappel und das äußere Holz bis zum Herzen und schneide es in kleine Stücke und presse den Saft aus. Füge den Saft zu anderen Salben, die du bereitet hast, und so wirken sie umso mehr gegen alle Krankheiten, die den Menschen im Kopf, im Rücken, in den Lenden, im Magen und in den übrigen Gliedern plagen.«

Zitterpappel enthält Salicylsäure, die Vorstufe von Acetylsalicylsäure, als wirksamen Inhaltsstoff, weshalb man auch aus Zitterpappeln ein Bad gegen Rheumaschmerzen und/oder Magenschmerzen bereiten kann.

»Wenn jemand unter Gicht (Rheuma) leidet, oder wenn jemand einen kalten Magen hat (Gastritis), der nehme die Rinde der Zitterpappel, wenn sie grün ist, und das äußere Holz bis zum inneren Kern. Das schneide in kleine Stücke und koche es in Wasser und dann gieße er dieses Wasser mit den Hölzern in eine Badewanne und bade darin. Und das tue er oft, und das Rheuma wird von ihm weichen, und auch ein kalter Magen wird warm, und so wird es beiden besser gehen.«

Schlehenfrüchte

Schlehenfrüchte schmecken nicht nur gut, sondern können auch in Wasser gekocht den Magen stärken und Schleim und Schmerzen beseitigen: »Wer einen schwachen Magen hat, der röste Schlehen in der Pfanne oder koche sie in Wasser und esse sie oft. Unrat und Schleim nimmt es seinem Magen.«

Hagebutten

Hagebutten helfen bei Gastritis: »Wenn jemand am Leib gesund ist, aber doch nur einen schwachen Magen hat, der koche die Hagebutten und esse sie oft, und es reinigt den Magen und nimmt den Schleim.«

Bertram

Bertram ist das beste Gewürz zur Resorption der Lebensmittel: »Bertram mindert die Fäulnis und vermehrt das gute Blut, gibt einen klaren Verstand, aber auch den Kranken, der schon fast in seinem Körper gestorben ist, bringt Bertram wieder zu Kräften und schickt im Menschen nichts unverdaut wieder heraus, sondern bereitet ihm eine gute Verdauung.«

Colitis ulcerosa, Crohn'sche Krankheit, Eingeweide-, Verdauungsschmerzen

Sanikelelixier

Das Sanikelelixier heilt nicht nur den Magen, sondern beseitigt auch Eingeweideschmerzen. »Sanikelsaft ist angenehm und gesund sowie heilsam für den Magen und die kranken Eingeweide.«

100 g frisches Sanikelkraut	300 g Honig
mit Wurzel	50 g Süßholz
2 l Wasser	

Sanikel 5 Minuten im Wasser zum Tee aufkochen. Nach dem Absieben Honig und Süßholz hinzufügen und nochmals 2 Minuten aufkochen. Absieben, steril abfüllen und dreimal täglich 1 Likörglas nach dem Essen einnehmen. Alle Eingeweide, Magen, Leber, Milz, Galle, Bauchspeicheldrüse und der Darm profitieren vom Sanikelelixier.

Verstopfung (Obstipation)

Ein guter Stuhlgang ist die halbe Gesundheit. Wohlbefinden und gute Laune hängen davon ab. Auch die Ärzte früherer Zeiten kannten schon den Satz »Gut kuriert, wer gut purgiert«. Als Ursache werden von Hildegard wiederum das Überessen, die Rohkost und das Vielerlei-durcheinander-Essen genannt. Darunter leiden sogar die Augen.

»So werden den Verdauungsorganen die notwendigen Verdauungssäfte entzogen, und der Magen wird kalt (schlecht durchblutet) und verschleimt. Die Nahrung verhärtet sich im Magen und Darm, und der Mensch wird krank ... Wer am Magen und Darm leidet, weil er keine rechte Verdauung hat, dem werden die Augen schwach.«

Woher wusste Hildegard, dass der Verdauungsvorgang 10 Tage dauert und jedes Organ einen anderen Verdauungsrhythmus hat? »Jene Speise, die den menschlichen Geweben das Fett zuführt, wird in der ersten Nacht nach dem Verzehren verdaut. Eine Speise, die den Eingeweiden Wirkstoffe liefert, geht am ersten Tag nach dem Essen in die Verdauung über. Eine Speise jedoch, welche die Leber stärkt, wird am 2. Tag verdaut; was die Milz stark macht, geht am 3. Tag mit der Verdauung ab. Gar eine Speise, die das Herz und Blut ernährt, wird erst am 10. Tag aufgenommen, weil Herz und Blut beinahe auf einem gleichen Wirkungsprinzip beruhen. Die Lunge wird weniger durch Speisen ernährt als vielmehr durch Getränke. «

Die richtige Abführkunst nach Hildegard ist eine Kur und sie benutzt für die spastische (verkrampfte) Obstipation die oben beschriebene Ingwerwürzmischung. Jede Obstipation erfordert eine Darmsanierung mit Bärwurz-Birnen-Honig und eine Substitution fehlender Darmbakterien mit z. B. Acidophilus-Milchsäurebakterien.

Bei der atonischen Obstipation werden bei Hildegard in Übereinstimmung mit der modernen Ernährungslehre Ballast- und Faserstoffe eingesetzt: Dinkelkörner, -schrot, -grütze, verstärkt mit Dinkelkleie und Flohsamen. Besonders wirksam sind die neu entwickelten Flohkekse aus Flohsamenschalen. Wer sie ständig nimmt hat keine Sorgen mehr mit dem Stuhlgang. Die Flohsamen (Semen Psylli) sind die Samen einer südländischen Wegerichart und quellen bis zu ihrem zehnfachen Volumen im Darm auf. Leinsamen werden von Hildegard innerlich nicht empfohlen, weil ihre Schleimanteile in Lösung gehen und die Resorption der Lebensmittel verhindern. Leinsamen sind wie ein Räuber, der Vitamine und Mineralien aus dem Darm aufnimmt und mit sich ausscheidet. Flohsamen im Gegensatz dazu sind neutral und erlauben die Aufnahme der Wertstoffe durch das Blut.

Flohkekse

1,1 g Flohsamenschalen pro Keks
Maximale Tagesmenge: Erwachsene 3–5 Kekse; Kinder 2–3 Kekse.
Pro Keks 1 Tasse Flüssigkeit. Quellzahl: 7,5.

Weitere Maßnahmen

Auch der tägliche Einsatz von Kopfsalat, mit kalten, gekochten Dinkelkörnern vermischt, sorgt für eine gute Darmpassage. Während des Essens soll immer ausreichend getrunken werden.

Zum Frühstuck schmeckt ein guter schwarzer Dinkelkaffee so gut, dass man auf Bohnenkaffee verzichten kann. Der Dinkelkaffee sorgt wie die »Frühstückszigarette« für eine regelmäßige Verdauung, ohne dem Körper zu schaden.

Bei chronischer Verstopfung kann man verdauungsfördernde Zutaten einsetzen. Das einfachste Mittel gegen eine chronische Verstopfung und für die Gesundheit sind Fencheltabletten, täglich nüchtern vor dem Essen.

Bertram sorgt für eine gute Resorption (s. o.).

Durchfall (Diarrhöe) und Durchfallerkrankungen

»Wenn die Säfte, sei es aus körperlicher Schwäche oder durch ungesunde Nahrungsmittel, erregt werden, sodass der ganze Energiehaushalt durcheinander gerät, dann treiben und drängen sie die unverdaute Nahrung mit Gewalt heraus. Haben die schlechten Säfte überhand genommen …, dann erzeugen sie eine große Überflutung, die einen dicken Rauch zum Gehirn aufsteigen lässt und die kleinsten Gehirnnerven zu einer verkehrten Störung veranlasst. Dann fließt das Blut übermäßig aus und setzt alle Blutgefäße in Bewegung, sodass sie auch in umgekehrte Richtung strömen und ihr Blut zu den Eingeweiden und zum Stuhl hin senden. So wird der Stuhl blutig und tritt mit dem Stuhl aus«.

Einmaliger Durchfall infolge verdorbener Lebensmittel oder chemischer Arzneimittel ist deshalb zunächst kein Unglück, sondern eine ganz normale Reaktion, das Gift auf natürliche Weise wieder loszuwerden. Bei schweren bzw. häufigen Durchfallerkrankungen muss ein Arzt konsultiert werden, um die Krankheit zu diagnostizieren, etwa Morbus Crohn, Colitis und Colon irritabile, Zöliakie bzw. Sprue.

In der Hildegard-Heilkunde wird immer die Ursache gesucht, die in fast allen Fällen auf eine durch Ernährung, Lebensstil oder Arzneimittel zerstörte Darmflora zurückzuführen ist. Durch eine Analyse der Darmflora in einem guten mikrobiologischen Institut, z. B. bei Herrn Dr. R. Pohl in Bad Saarow, kann man die Ursache und damit den Schaden sicher feststellen. Danach sollte eine wirksame Darmsanierung erfolgen.

Bei allen Durchfallkrankheiten kann man sofort die Notbremse ziehen und eine Durchfalldiät einhalten:

1. 1–2 Fastentage mit Fenchel- oder Schwarztee und Dinkelzwieback,
2. anschließend für 1–3 Tage eine dünne Dinkelweißmehlsuppe aus 3 EL Typ-405er-Dinkelmehl in 1 l Wasser gekocht, mit etwas Salz und Quendel,
3. das medizinisch präparierte »Durchfallei« aus Mutterkümmelgewürzmischung, Dinkelmehl und Eidotter.

Omelette bei Durchfall

Das »Durchfallei« ist wieder einmal einer von vielen Hinweisen auf den visionären Ursprung der Hildegard-Medizin. Wie anders kann man verstehen, dass Hildegard zur wirksamen und bedenkenlosen Behandlung von Durchfall das Eigelb empfiehlt? Wie wir jetzt erst durch die Arbeiten von M. Gürtler vom Institut für Lebensmittelhygiene an der Leipziger Universität über die Wirksamkeit von Eigelbantikörpern gegen Salmonella enteritidis wissen, befinden sich im Hühnereigelb Abwehrstoffe gegen den Salmonellendurchfall. Sperrt man Hühner in Käfige, so erkranken sie an Salmonellen. Gleichzeitig liefern die Hühner im Eigelb ein Heilmittel (Salmonellen-Antikörper) gegen den dadurch ausgelösten Durchfall mit. Die Wirkung des »Durchfalleis« tritt erstaunlich rasch ein.

5 g Mutterkümmelpulver	6–8 Eigelb
1,5 g weißer Pfeffer	Backpapier

Kümmel und Pfeffer mischen, und ins Eigelb geben. In einer Schüssel im Wasserbad Eigelb mit dem Mutterkümmelmischpulver einige Minuten schaumig schlagen. Backblech mit Backpapier belegen und den Teig so dünn wie möglich darauf streichen. Im Ofen bei ca. 100 °C mindestens 30 Minuten trocknen lassen. Das Ei danach abbröseln und in einem geschlossenen Behälter aufbewahren.

Zuerst sollte man ein kleines Stück altes Dinkelweißbrot essen, danach 1 EL mürbe gebackenes »Durchfallei« ohne Salz. In schweren Fällen auch zwei- oder dreimal pro Tag.

Bei gewöhnlichem Durchfall genügt ein einziges Mal, bei Sommerdiarrhöe etwas länger, 3–4 Tage lang. Am längsten braucht man das Omelett bei der oft jahrelang bestehenden Colitis ulcerosa und Morbus Crohn (die ärztlich behandelt werden müssen), wo es täglich je nach Belastung zu bis zu zehn und mehr »Stuhlgängen« mit Blut und Schleim kommen kann. Dann muss man wochen- und monatelang geduldig täglich das Ei reichen, natürlich immer auch eine Dinkelmehlsuppe. Besonders wichtig ist das Omelett bei der Reisediarrhöe in tropischen Ländern. Es sollte daher in keiner Reiseapotheke fehlen!

Nachkur für Durchfallerkrankungen

Absolut verboten sind für die ganze Behandlungsdauer:

1. Milch und sämtliche Milchprodukte wie Käse, Quark, Sahne, Speiseeis (Butter in beschränkten Mengen erlaubt),
2. Schwarzbrot, Gersten- und Mehrkornbrote, Grob-, Schrotbrote, frisches Hefegebäck,
3. kaltes Wasser, Mineralwasser,
4. alles Geröstete und Gebratene,
5. Rohkost, Salate, rohes Obst,
6. Nachtschattengewächse (Tomaten, Kartoffeln, Gurken, Paprika, Auberginen),
7. Schweinefleisch, Rindfleisch, Konserven, Wurstwaren,
8. Zucker, Zuckerwaren, Marmeladen, Konfitüren,
9. Küchengifte (Erdbeeren, Pfirsiche, Pflaumen, Lauch) und
10. Pikantes, wie Senf oder Paprika.

Ab dem 3. Tag der Erkrankung oder überhaupt bei Neigung zu dünnen Stuhlgängen sind erlaubt:

1. Dinkelbackwaren (Dinkelweißbrot mit Butter, altes Hefegebäck, Zwieback),
2. Dinkelgrieß, Dinkelmehl und das daraus Zubereitete, z. B. Spätzle, Klöße, Nudeln,
3. gelöschter Wein (s. S. 166),
4. Huhn und Hühnerbrühe,
5. gekochtes Apfelkompott (nicht Apfelmus),

6. nicht ganz frischer Apfelkuchen (schwach gesüßt),
7. gedünstetes Kalbfleisch und Leber,
8. gekochte Himbeeren, Kirschen und Brombeeren.

Bauchspeicheldrüsenerkrankung, Diabetes

Bauchspeicheldrüsenerkrankungen sind schwer feststellbar. Noch immer gilt: Je uncharakteristischer die Beschwerden und je dürftiger die objektiven Befunde, desto wahrscheinlicher ist das Vorliegen einer chronischen Pankreatitis. Charakteristisch sind bei akuter Bauchspeichelinsuffizienz reichliche Fettstühle, Erbrechen, Kreislaufzusammenbruch und durchbohrende Schmerzen vom Oberbauch, die bis in den Rücken oder zum Herzen ausstrahlen oder in den linken Arm wie Angina pectoris.

Eine Bauchspeicheldrüsen-Behandlung erfordert eine regelmäßige Dinkelkörnerkost und die milden Speisen aus der Hildegard-Küche. Speziell bei Schmerzen hilft die Tannencreme (s. S. 148): zuerst über dem Herzen, dann im Uhrzeigersinn das ganze Sonnengeflecht damit massieren. Kurmäßig hilft auch immer eine Hirschzungen-Elixier-Kur.

Enzymmangel kann mit pflanzlichen Enzymen aus Ananas und Papaya ausgeglichen werden. Eine spezielle Behandlung der Zuckerkrankheit ist bei Hildegard nicht beschrieben. In leichteren Fällen helfen das Hildegard-Fasten und die Aufbaukur (s. S. 310). Es hat sich bewährt, alle Gerichte mit Bertram zu würzen, wodurch die Insulinproduktion angeregt wird.

Dinkelkörner

2–3 EL butterweich gekochte Dinkelkörner zu jeder Mahlzeit.

Es werden einfach bei allen Mahlzeiten 3 EL weich gekochte Dinkelkörner übers Essen gestreut. Die ganzen Körner sättigen, ohne vollständig verdaut zu werden. Dadurch bleibt der Glukosespiegel immer gleich, ohne Über- und Unterzuckerung, wodurch Kalorien und etwa die Hälfte Insulin eingespart werden können.

Universalheilmittel gegen Zorn

Gelöschter Wein

1 Glas (Bio-)Wein 1 Minute aufkochen, bis es Blasen gibt. Dabei verschwindet der Alkohol bis auf einen Rest von 3 %. Sofort vom Feuer nehmen und mit $^1/_2$ Tasse Wasser löschen. Schluckweise warm trinken.

Die Nerven beruhigen sich, und der Zorn löst sich auf. Der Wein mildert Stress und Streit, er sorgt für eine Distanzierung von Aufregung und hilft dabei, die Ursachen für eine Autoaggression zu beseitigen. Fast alle Krankheiten haben eine autoaggressive Ursache: Sie werden vom eigenen Immunsystem erzeugt und liegen zum großen Teil im eigenen Verantwortungsbereich. Autoaggressionskrankheiten können entweder durch Diätfehler, psychosoziale »Fehler« oder chemische Arzneimittel ausgelöst werden. Die Auswertung von über 10 000 Fallstudien hat ergeben, dass die Autoaggression meistens durch ein schockierendes Ereignis und jahrelange Fehlernährung bedingt sind.

Erstaunlicherweise hat Hildegard in ihrem medizinischen Lehrbuch *Die Ursachen der Krankheiten und ihre Behandlung* die ganze Kettenreaktion der Autoaggression als Folge eines – wie wir heute sagen – »stressigen« Lebensstils beschrieben, wodurch die Gallensäure (»Schwarzgalle« oder Melanche) derart aktiviert wird, dass der ganze Körper übersäuert, entzündet und von dem eigenen Abwehrsystem zerstört wird.

»Wenn aber die Seele des Menschen fühlt, dass ihr oder dem Leib etwas Widerwärtiges zustößt (wie Stress, Konflikte, Kränkungen, Gemeinheiten, Schicksalsschläge), dann ziehen sich das Herz, die Leber und die Gefäße zusammen.

Dabei erhebt sich um das Herz herum eine Art von Nebel, hüllt das Herz in Dunkelheit, und so wird der Mensch traurig. Nach der Trauer aber erhebt sich der Zorn. Lässt der Mensch den Zorn nicht zum Ausbruch kommen, sondern findet sich schweigend damit ab, dann beruhigt sich die Galle wieder. Hat der Zorn nicht aufgehört, dann dehnt sich der Zorn zur Schwarzgalle aus, bringt sie in Unruhe, sodass sie einen tiefschwarzen Nebel aussendet. Dieser zieht zur Galle und quetscht aus ihr einen äußerst bitteren Dampf heraus. Beide steigen zum Gehirn auf und machen den Kopf krank. Dann ziehen sie zum Bauch, durchbohren seine Eingeweide (›poröser leckender Darm‹) und machen ihn besinnungslos.

So kommt der Zorn unbewusst zum Ausbruch. Denn durch den Zorn rast der Mensch heftiger wie durch irgendeine andere Geisteskrankheit. Auch verfällt der Mensch durch den Zorn. Er würde immer gesund bleiben, wenn er nicht Galle und Schwarzgalle besäße.«

Durch diese Ursachen der Autoaggression können die »schlechten Säfte« und die Allergene, Bakterien, Viren und Parasiten ungehindert in den Blutstrom gelangen und eine fürchterliche Selbstzerstörung auslösen.

Darmsanierung

»Der Tod sitzt im Darm«: Wut, Zorn und Ärger produzieren so viel Gallensäure, dass die natürlichen Darmbakterien zerstört werden und an ihrer Stelle krank machende Keime wie z. B. Hefepilze wachsen, die zunächst Pilzinfektionen auszulösen vermögen.

Die Beschwerden bei der Darminfektion durch Hefe- (Candida albicans) oder Schimmelpilze (Aspergillus fumigatus bzw. Aspergillus niger) sind außerordentlich vielseitig:

1. Blähungen, Sodbrennen, Aufstoßen,
2. Verstopfung oder Durchfall,
3. Juckreiz am After oder in der Vagina,
4. anhaltende Müdigkeit, Erschöpfung,
5. Schlaflosigkeit, Konzentrationsstörungen,
6. Haarausfall, Mund-, Körpergeruch,
7. Stimmungsschwankungen und Depressionen.

Der poröse Darm

Hefe- und Schimmelpilze produzieren gewebsschädigende Enzyme (Proteinasen, Lecithinasen), die die Darmwand durchlässig machen (der »poröse Darm«), sodass die Inhaltsstoffe des Darms, Bakterien, Viren, Pilze, Eiweißreste und Allergene ins Blut und Lymphsystem gelangen. Dadurch wird das Immunsystem angeregt, Abwehrstoffe zu bilden, die die eindringenden Feinde vernichten und eine Blutvergiftung verhüten. Die Abwehrstoffe befinden sich aber im Blut und werden in jede Körperzelle geführt. Es gibt keine Körperzelle, die nicht durchblutet wird, und so können die eigenen Abwehrstoffe theoretisch auch alle Körperzellen und Organe angreifen. Auf diese Weise werden die Autoaggressionskrankheiten ausgelöst.

Folgende Autoaggressionserkrankungen werden im Darm ausgelöst und müssen auch vom Darm her beseitigt werden:

1. Magen-Darm-Erkrankungen (Gastritis, Magengeschwüre, -krebs, Morbus Crohn, Colitis ulcerosa, Darmkrebs, Zöliakie, Sprue),
2. chronisch rezidivierende Entzündungen der Mund-, Nasen-, Rachenschleimhaut und der Atemwege (Sinusitis, Tonsilitis, Otitis, Bronchitis, Lungenentzündung, Asthma, Lungenkrebs),
3. chronische Infektionen des Urogenitalsystems (chronisch rezidivierende Harnwegsinfektionen, Prostatakrebs, Unterleibskrebs, Vaginalinfektion),
4. Hauterkrankungen (Neurodermitis, Ekzeme, Psoriasis, Furunkulose),
5. Erkrankungen des Immunsystems (Krebs, Aids),
6. Erkrankungen der Leber, der Galle und der Milz (Hepatitis, Leberzirrhose, Milzentzündung, Gallenblasenentzündung, Pankreatitis),
7. Erkrankungen der Gelenke (Arthritis, Polyarthritis),
8. Entzündungen der Muskeln und Bänder (Myalgie, Fibromyalgie, Epikondylitis),
9. Krebs im Darm: Besonders unter dem Einfluss einer eiweißreichen Ernährung entwickeln sich sehr viele Fäulnisstoffe im Enddarm, zu denen Ammoniak, Schwefelwasserstoff, Phenol, Indol, Skatol und Kresol gehören. Diese Stoffe sind nicht nur lebertoxisch, sondern auch krebserregend. Viele Hefepilze produzieren darüber hinaus Fuselalkohole, die die Leber angreifen, sodass die Leberwerte steigen, ohne dass man einen Tropfen Alkohol getrunken hätte.
10. Organmykosen: Durch die geschädigte Darmwand gelangen aber auch die Pilze selbst über das Blut zu den Organen, wobei

Organmykosen mit tödlichem Ausgang ausgelöst werden können. Man schätzt, dass in Deutschland bis zu 10 000 Menschen jährlich daran sterben.

Chemische Arzneimittel schädigen die Darmflora

Die übertriebene Verwendung von Hormonen, Antibiotika und chemischen Arzneimitteln hat zu katastrophalen Schäden der Darmflora und damit des Abwehrsystems geführt. Sie sind zum größten Teil selbst die Auslöser der Autoaggression. Dazu gehören vor allem:

1. Antibiotika, Mykotika,
2. Cortison,
3. Chemotherapie,
4. Antibabypille und Hormone,
5. Rheuma- und Schmerzmittel wie Acetylsalicylsäure (ASS), Voltaren,
6. Quecksilber aus Amalganzahnfüllungen,
7. Palladium aus Goldfüllungen.

Diätfehler als Ursache von Autoaggressionserkrankungen

Frischkornbrei und Rohkost können von den Enzymen des menschlichen Darms nicht aufgeschlossen und verwertet werden, da die Verdauungssäfte keine zellulosespaltenden Enzyme enthalten. Die unverdauten Pflanzenzellen sind daher auch keine Vitamin- und Mineralstoffquellen, sondern ganz im Gegenteil blockieren sie die Verdauung. Besonders das in der Kleie enthaltene Phytin, das erst durch den Back- oder Kochvorgang gespalten wird, blockiert in unverdauter Form die Aufnahme von Mineralien, Spurenelementen und Vitaminen. Auch die Eiweiße werden durch Phytine unverdaulich gemacht. Gelangen unverdaute Pflanzenreste in den Dickdarm, so fördern sie das Wachstum von Fäulniserregern, die große Gasmengen produzieren. Eiweißfäulnis entsteht auch in großen Mengen bei übertriebener Ernährung mit tierischem Eiweiß.

Die Roh- und Frischköstler haben bis heute den Sinn des Kochens und Backens nicht verstanden, denn erst dadurch werden die Lebensmittel verdaulich und die Wertstoffe genießbar gemacht.

Hildegard schrieb, dass der Kochvorgang auch durch die Entgiftung der Speisen mit Weinessig, Salz, Knoblauch, Dill in der sog. Salatbeize erreicht werden kann. Nach Hildegard gibt es nur ganz wenige Lebensmittel, die von Natur aus auch roh 100%ig gesund sind und nicht gekocht werden brauchen. Dazu gehören die Edelkastanie, der Fenchel und die Quitten. Alle anderen Lebensmittel sind mit Toxinen oder Antinährstoffen oder groben Ballaststoffen belastet, die den Darm stark schädigen. Die meisten Colitis- und Multiple-Sklerose-Patienten waren vor Ausbruch ihrer Erkrankung Rohköstler und haben angeblich »so gesund« gelebt ...

Die Roh- und Frischkost führt in Wirklichkeit zu katastrophalen Folgen für die Verdauung, die in Fäulnis übergeht, weil der menschliche Darm im Gegensatz z. B. zu dem der Kühe keine Zellulose spaltenden Enzyme hat.

Dinkel sorgt für das richtige Milieu der Darmflora

Im Vergleich zu allen anderen Getreidearten hat Dinkel die wenigsten Ballaststoffe, die aber gut bioverfügbar und abbaubar sind. Daher schreibt Hildegard auch: »Dinkel ist das mildeste (bekömmlichste) Getreide«; d. h., es entstehen am wenigsten Blähungen und Darmgase. Im Gegenteil, die durch den Koch- oder Backvorgang aufgeschlossenen Ballaststoffe werden von der Darmflora zu Essigsäure, Propionsäure und Buttersäure abgebaut, die das richtige schwach saure Milieu bilden, in dem die Milchsäurebakterien im Dünndarm wachsen können. Hefe- und Schimmelpilze wachsen im schwach basischen Milieu. Sie lösen sich unter dieser Bedingung von der Darmwand los und werden so ausgeschieden. Die langfristige Dinkelkost ist daher der beste Schutz gegen Hefepilze und das beste »Futter« für die Milchsäurebakterien.

Sechs wichtige Schritte der Darmsanierung

1. Darmsanierung mit dem »Hildegard-Gold«: die Bärwurz-Birnen-Honig-Kur,
2. eine darmfreundliche Ernährungstherapie,
3. eine mikrobiologische Therapie mit lebendigen essenziellen Darmkeimen,

4. die Entgiftung und Entschlackung des Bluts und damit des ganzen Körpers durch den hildegardischen Aderlass,
5. die Transformation von seelischen Schwächen in spirituelle Heilkräfte und
6. die Heilung mit Universaldarmheilmitteln.

Bärwurz-Birnen-Honig

»Nimm (8) Birnen, schneide sie auseinander und wirf das Kerngehäuse weg. Dann koche sie ganz stark in Wasser und zerstampfe sie zu Brei. Dann nimm Bärwurz, etwas weniger Galgant und Süßholz noch weniger als Galgant und Pfefferkraut noch weniger als Süßholz. Das mache zu Pulver, vermische diese Pulverarten und schütte sie in mäßig erhitzten Honig (8 EL). Dann gib die warmen Birnen dazu und rühre es kräftig zusammen (kochend). Dann fülle es in einen Becher ab. Davon iss täglich (morgens) nüchtern 1 TL voll, nach dem Mittagessen 2 Löffel voll und zur Nacht im Bett 3 Löffel voll. Das ist das köstlichste Latwerge und wertvoller als Gold und nützlicher als das reinste Gold, weil es die Migräne vertreibt und die Dämpfigkeit mindert, welche rohe Birnen in der Brust des Menschen machen, und alle Fehlsäfte im Menschen vertilgt und den Menschen so reinigt, wie man einen Topf vom Schimmel reinigt.«

Bärwurz oder Bärenfenchel (Meum athamanticum) aus der Familie der Doldenblütler wächst auf steinig-lockeren Bergwiesen, vor allem über kristallinem Gestein. Vorkommen: Harz, Rhön, Fichtelgebirge, Bayerischer Wald, Eifel, Hunsrück, Schwarzwald, Schwäbisches und Schweizer Jura und im Allgäu auf Wiesen und Weiden, im Mittelgebirge und in den Alpen.

Die Pflanze wird gegen 40 cm hoch, hat grasgrüne feingliedriggefiederte Laubblätter und blüht im Juni mit weißen Doldenblüten. Der spindelförmige dicke Wurzelstock wird bis 20 cm lang, ist außen dunkelbraun und innen weiß. Er wird im Herbst ausgegraben. Frisch genossen schmeckt die Wurzel zunächst süß, später würzig. Inhaltsstoffe: ätherische Öle, Harz, Gummi, 28 % Stärke, Zucker, Wachs und Pektin.

Verwendet wird der Bärwurz überwiegend zur Herstellung von Bärwurzschnaps, ähnlich dem Enzian, der im Bayerischen Wald, im Erzgebirge und im Allgäu gebrannt wird.

In der Volksmedizin fand dieses Gewürz aber auch als Aromatikum, Tonikum, gegen Katarrh, Blasenleiden, bei Herzschwäche und als appetitanregendes Stomachikum Verwendung. Der Bärwurz ist z. B. Bestandteil eines der in Deutschland meistverkauften Magenbitters. Im Erzgebirge kocht man eine schmackhafte Köpernickelsuppe, die mit Bärwurz gewürzt ist.

Hildegards Hinweis auf die Reinigung von Schimmel durch Bärwurz brachte mich auf die Idee der Darmreinigung nach Hefepilz- und Schimmelpilzinfektionen des Darms. In Zusammenarbeit mit Herrn Dr. Pohl vom Institut für Mikrobiologisch-Biochemische Analytik in Bad Saarow wurde eine erfolgreiche Darmsanierung gefunden, die sich in der Praxis bewährt hat:

35 g Radix Mei (Bärwurz)	15 g Herba Satureia
28 g Rhiz. Galangae	(Pfefferkraut)
(Galgantwurzel)	8 Birnen
22 g Radix Liquiritiae	8 EL abgeschäumter Honig
(Süßholzwurzel)	(s. S. 72)

Das Mischpulver mit gekochten Birnen (Birnenwasser wegschütten!) und abgeschäumtem Honig zu einem Mus vermischen, in Gläser abfüllen und kühl stellen.

Man verwendet den Bärwurz-Birnen-Honig entweder als Brotaufstrich oder pur, indem man 4 Wochen täglich, je nach Lebensalter und Körpergewicht,

1. morgens 1 Msp. bis 1 TL vor dem Frühstück,
2. mittags 2 Msp. bis 2 TL nach dem Essen,
3. abends 3 Msp. bis 3 TL vor dem Schlafengehen

zu sich nimmt. Die zusätzliche Einnahme von Acidophilus-Jura sollte dabei nicht fehlen.

Besonders beeindruckend waren dabei die Erfolge bei chronischen Entzündungszuständen, Sinusitis, chronischen Mandelinfektionen, Gastritis, Colitis, Morbus Crohn, rheumatoiden Beschwerden, Arthritis und Polyarthritis, die als Vorstufen der Krebskrankheit erkannt wurden. Durch die hildegardische Darmsanierung kam erst »Ruhe in den Darm«, sodass die Entzündungen beseitigt werden konnten. Sie ist daher die Voraussetzung, um ein geschwächtes Immunsystem wieder zu stärken. Bei über

10 000 Darmsanierungen wurde Bärwurz-Birnen-Honig mit einer kontrollierten Erfolgsrate von 70–80 % eingesetzt.

Eine darmfreundliche Ernährung

Die menschliche Ernährung ist einer der faszinierendsten Vorgänge zwischen Außen- und Innenwelt. Seit Tausenden von Jahren sind wir mit der Ernährung auf ein optimales Zusammenspiel von Lebensmitteln mit der Darmflora, Mikro- und Makrokosmos angewiesen. Wir benötigen zum Überleben die Nahrungsmittel aus der Natur, welche in unseren Verdauungsorganen unter Mitarbeit der Mikroflora zu allen Bausteinen abgebaut werden, die wir zur Regeneration und zur Energieaufnahme brauchen. Eine intakte Darmflora kann aus den Lebensmitteln alles herstellen, was erforderlich ist, einschließlich sämtlicher Vitamine, Mineralien und Spurenelemente. Wir sind selbst durch die Auswahl unserer Lebensmittel für unsere Gesundheit verantwortlich.

Es liegt auf der Hand, dass eine »Fastfooddiät« mit jährlich 40 Pfund Brot aus Weizenweißmehl, 120 l Cola light, 41 Pfund Kartoffeln und 15 l Frittierfett für die Pommes zu einer Katastrophe führen muss. Gemüse und Obst sind Mangelware, und in den letzten 10 Jahren hat die Übergewichtsrate trotz großer Gesundheitsprogramme um 61 % zugenommen.

Auch eine Darmdiät, die morgens schon Sauerkraut, Weizenkleie und warme Milch empfiehlt, hat wenig Aussicht auf Erfolg. Ebenso ist alles wieder beim Alten, wenn man nach der Darmsanierung Rohkost, Frischkornbrei und Müsli isst. Langfristig hat sich als erfolgreiche Darm-Diät die Hildegard-Kost mit Dinkel, Obst und Gemüse, wenig Fett und Fleisch bewährt. Erlaubt und empfohlen sind hier wie im Allgemeinen:

1. Dinkelvollkorn- und -vollkornmehlprodukte (Dinkelvollkorngrieß und seine Produkte Habermus, Kernotto, Nudeln und Spätzle sowie Mikrovollkornmehl [siehe das Kapitel über die Hildegard-Ernährung]),
2. Obst (Äpfel, Quitten, Zitronen, Apfelsinen, Birnen [ohne Birnenkochwasser]),
3. Gemüse (Fenchel, Edelkastanien, Bohnen, Sellerie, Rote Bete,

Möhren, Kichererbsen, Kürbis, Knoblauch, Zwiebeln, Rettich, Meerrettich, Pastinaken, Mangold),

4. Salat (Dinkelkopfsalat, Eisbergsalat, Feldsalat),
5. (Bio)fleisch (Geflügel und Pute, Lamm, Ziege, Reh und Hirsch),
6. Fisch (Hecht, Saibling, Zander, Kretzer, Kabeljau und Dorsch),
7. Eier (»Gesundheitsei«: Ei aufschlagen und aus der Schale ins kochende Wasser mit ein wenig Wein plumpsen lassen und dann 2 Minuten kochen),
8. Sauermilchprodukte (Biojoghurt, Kefir, Buttermilch, Käse, Quark, Schweizer Käse),
9. (vollwertiges) Salz (nie salzlos essen, »denn Salz ist sehr warm ... und zu vielem nützlich, wer Speisen ohne Salz isst, wird innerlich schwach«),
10. Weinessig (»... taugt als Zusatz zu allen Speisen, wenn er nicht vorschmeckt; auf solche Weise reinigt er das Stinkende [Blähungen und Gase] im Menschen und reduziert in ihm die schlechten Säfte und sorgt dafür, dass sein Essen den rechten Verdauungsweg geht«),
11. Fett und Öl (Butter, kaltgepresstes Sonnenblumenöl, Walnussöl).

Bei den Getränken ist unbedenkliches Leitungswasser dem Mineralwasser vorzuziehen, da Mineralwasser »verschleimt«, am besten Tee (Fencheltee, Gold- und Zitronenmelisse, Brennnesseltee, Salbei- und Taubnesseltee), Dinkelkaffee, Apfelsaft mit Fencheltee 1:1 gemischt, Dinkelbier, gelöschter Wein (jeweils zum Essen trinken).

Vermeiden Sie (speziell auch bei Pilzinfektionen) die folgenden Nahrungsmittel:

1. Zucker und Süßwaren (Hefepilze wachsen nicht ohne Zucker, daher Zucker, Trauben-, Frucht- und Rübenzucker stark einschränken, keine Schokolade, süßes Gebäck, Torten, Bonbons, Cola, Limonade und süße Weine),
2. Weizenweißmehlprodukte (Weißbrot, Semmeln, Teigwaren, Kuchen, Torten aus Weizenweißmehl verschleimen den Darm),
3. Küchengifte (Erdbeeren, Pfirsiche, Pflaumen, Lauch),

4. Rohkost (kein Frischkornbrei, Müsli, gekeimte Sprossen, Grünkern oder Keimlinge).

Erfolgsbericht: Durch Absetzen von Rohkost gesund!

Die Patientin M. G. war 54 Jahre alt und kam mit vorgeschädigtem Darm durch Ruhr und Abführmittelmissbrauch in die Praxis. Sie litt unter chronischer Verstopfung und chronischen Entzündungen: Sinusitis, Otitis, Tonsilitis. 14 Jahre hatte sie vornehmlich Rohkost gegessen – mit anschließender Pilzinfektion im Darm. Zweimal erfolgte eine stationäre Einweisung in eine renommierte Rohkostklinik. Danach entwickelte sie multiple Allergien, Ekzeme, Ängste und Depressionen. Weder durch Trennkost noch durch Frischkornbrei oder vegetarische Kost trat eine Linderung ein, stattdessen eine Abmagerung von 40 auf 35 kg Körpergewicht und Anämie, Magen-Darm-Krämpfe, Durchblutungs-, Gedächtnisstörungen sowie eine Weizenglutenallergie (Sprue, Milz- und Herzschmerzen).

Nach der konsequenten Hildegard-Kost mit Dinkel, Obst und Gemüse war eine wesentliche Besserung der Beschwerden zu verzeichnen, ebenso wie eine Gewichtszunahme um 8 kg in 4 Wochen. Mit Flohsamenwein (dreimal täglich 1 Likörglas vor dem Essen) verschwanden der Juckreiz und die Magen-Darm-Krämpfe.

Kräuter, die den Darm reinigen (Karminativa)

1. Bertram (1–3 Msp. in jedes Essen): »Vermindert die Fäulnis … lässt im Menschen nichts unverdaut, bereitet gute Verdauung, leitet schlechte Säfte aus, gibt Gesundheit zurück.« Bertram ist das Universalgewürz zur Resorption der Lebensmittel.
2. Bachminze (1–3 Msp. in Soßen, Suppen, Gemüse und Fleischgerichte): »Wer vom vielen Essen und Trinken einen verfetteten Magen und Darm hat, esse oft Bachminze roh oder ins Essen, weil es die Blähungen mindert.«
3. Griechenklee (Bockshornklee, ein- bis dreimal täglich nach dem Essen): 1 TL in einer Tasse Wein 1 Minute kurz aufwallen. Dieser Wein hilft gegen Verschleimung, Appetitlosigkeit, Schwäche, Abmagerung und Pilzinfektion.
4. Griechenklee-Gewürzmischung (1–3 Msp. auf Brot oder ins

Essen): bestes Darmreinigungsmittel, entlastet das Herz und wird bei der sog. großen Herzkur eingesetzt. Ein sehr gut schmeckendes Darmreinigungsmittel.

5. Krauseminze (1–3 Msp. in Suppen oder Soßen): »Erwärmt den Magen, verschafft gute Verdauung.«

6. Poleiminze (1–3 Msp. in jedes Essen): »Wenn Magen und Darm voll Gift sind, d. h. Eiter, reinigt sie diesen und heilt ihn, hat die Kraft von 15 anderen Heilkräutern.« Universalgewürz bei Darminfektion.

7. Fenchel ist 100%ig gesund als Tee, Gemüse oder Tabletten bei Gastritis: »Wie auch immer gegessen, macht er den Menschen fröhlich, gibt eine gute Durchblutung, guten Körpergeruch und verursacht eine gute Verdauung.«

8. Quendel (1–3 Msp. Quendelpulver in jedes Essen): »Das Körperfleisch wird innerlich gereinigt und geheilt.« Besonders zur Durchblutung der Haut.

9. Melde (als Spinat gekocht in Gemüse). »Bewirkt eine gute Verdauung gegen Skrofulose (Akne, Furunkulose).«

10. Beifuß (als Spinat gekocht): »Heilt die kranken Eingeweide, wärmt den kranken Magen, nimmt die Fäulnis von Diätfehlern heraus.«

11. Rainfarn (1–3 Msp. Rainfarnpulver oder frische Rainfarnkräuter [immer mitkochen!]): »Gekocht in Dinkelgrießsuppe, macht den Magen leicht, bereitet gute Verdauung bei Magendrücken nach Diätfehlern.«

12. Salbei (1–3 Msp. mitkochen): »Reinigt alle üblen Säfte. Roh oder gekocht ins Essen.« Auch als Salbeitee.

13. Ysop (1–3 Msp. gekocht in alle Speisen): »Räumt mit dem stinkenden Schaum der Säfte auf.«

14. Brennnessel (als Spinat): »Reinigt den Magen, nimmt den üblen Schleim.«

15. Knoblauch: 1–2 Zehen roh pro Tag als Antipilzmittel.

16. Rettich: »Reinigt das Gehirn und vermindert die schädlichen Säfte der Eingeweide. Reinigt innerlich die dicken Menschen.«

17. Bachbunge (als Spinat mit Butter): als Abführtrank bei Bauchschmerzen, -krämpfen und blutenden Hämorrhoiden hervorragend geeignet.

Seelische Ursachen für Magen-Darm-Erkrankungen

Der Zorn (Ira) und die Geduld (Patientia) sind das 6. »Laster-und-Tugenden«-Paar Hildegards und vor allem für Autoaggressions- und Magen-Darm-Erkrankungen von Relevanz.

Ungeduldige Menschen werden leicht wütend und zornig, ohne zu realisieren, dass sie sich dabei selbst in höchste Gefahr bringen. Hildegards visionäre Sprache lässt keinen Zweifel an diesem lebenszerstörenden Zustand aufkommen. Sie beschreibt die Wut als eine Zerstörungskraft, vergleichbar mit »einäugigen Würmern, die so lange im faulen Mist wühlen, bis ein turbulentes Feuer ausbricht«.

Die Schulmedizin kennt Hunderte von Autoaggressionskrankheiten, wobei es immer wieder heißt: »Wir wissen nicht, woher diese Krankheiten kommen, deshalb gibt es auch keine Heilmittel. Sie müssen sich damit abfinden.«

Die selbstzerstörenden Krankheiten unserer Zeit sind ein Zeichen »spiritueller Abwehrschwäche«, die sich im Körper als autoaggressives Selbstmordprogramm bemerkbar machen. Wir explodieren wie ein Vulkan: »Und unbewusst kommt der Zorn zum Ausbruch. Denn durch den Zorn rast der Mensch heftiger wie durch irgendeine andere geistige Zerstörung. So stürzt der Mensch oftmals durch den Zorn in schwere Krankheiten, weil dadurch Galle (Gallensäure) und Schwarzgalle (Bilirubin) in Aufruhr geraten, und der Mensch wird durch sich selber krank. Besäße nämlich der Mensch nicht die Säure der Galle und die Schwärze der Schwarzgalle, so würde er immer gesund bleiben.«

Der Begriff »Patient« ist vom lat. *patientia* (= »Geduld«) abgeleitet. Die Ärzte haben ihre Patienten früher zu Fuß bestellt. Durch den langen Fußmarsch waren die Krankheiten bereits halb, durch den Rückmarsch fast ganz verschwunden. Aus Mangel an Geduld finden keine echten Heilungen mehr statt, und die Krankheiten werden chronisch, d. h. unheilbar, oder man ist »immer irgendwie krank«. Jede echte Heilung braucht jedoch Zeit. Auch der Arzt kann eine Heilung nicht schneller ablaufen lassen, als die Natur es zulässt.

Jede Krankheit hat eine Botschaft, die entschlüsselt werden muss, um die seelisch auslösenden Ursachen zu beseitigen. Sonst gibt es keine wirkliche Heilung, sondern höchstens eine Symptomverschiebung, und die Krankheit wandert weiter und meldet sich an einer anderen Stelle (möglicherweise umso heftiger) wieder, bis wir unsere Lektion gelernt haben.

Ungeduldige Menschen werden zornig und wütend. Wird dieser Zustand nicht bearbeitet, geht die Wut in Aggression über, »landet im Darm« und verursacht die »Wut im Bauch«, wobei die Darmflora und mit ihr die körpereigene Abwehrkraft zusammenbrechen. Nun nimmt das Schicksal seinen Lauf.

Das kann ganz schnell gehen oder auch sehr lange dauern. Als ich noch in der Pharmaindustrie arbeitete, bekam ein Geschäftsführer eines Tages einen so starken Tobsuchtsanfall, dass er vom Stuhl fiel. Er konnte nicht mehr laufen. Man musste ihn mit einer tiefen Venenthrombose auf einer Liege ins Krankenhaus bringen. Er brauchte 2 Jahre, um wieder gesund zu werden …!

Durch den Zorn verwandelt sich die wunderbare Menschengestalt in ein klappriges Skelett mit Menschenkopf, einem Mund wie ein Skorpion und hervorquellenden Augen. Die Hände sind verkrüppelt und haben lange Krallen. Mühsam hält er sich an einem kaputten Speichenrad fest und tobt: »Ich vernichte und zerschmettere alles, was sich mir in den Weg stellt. Sollte ich etwa Unrecht erdulden? Wenn einer seine Ruhe haben will, soll er mir lieber aus dem Weg gehen …, denn ich haue mit dem Schwert drein und schlage alles mit dem Knüppel kurz und klein!«

Und die Geduld, Sinnbild jedes Magen-Darm-Patienten, antwortet dem Zorn: »Mein Lied erklingt in den höchsten Höhen und über der ganzen Erde, es wirkt wie ein heilsames Salböl. Ich bin für alle die süße Lebenskraft. Ich lasse Blüten und Früchte in alle Heilmittel wachsen und baue des Menschen Herz und Verstand zu einer starken Festung aus. Was ich beginne, führe ich auch zu Ende. Ich liebe alle und vernichte keinen. So lebe ich mit jedem in Frieden und Harmonie. Niemand ist mein Feind. Dich werde ich jedoch mit meinen Worten zerstören, damit du fliehst. Ich aber bleibe bis in alle Ewigkeit.«

Lebererkrankungen

Die Leber – Werkstatt des Lebens

Woher hatte die heilige Hildegard ihr Wissen von der Leber und ihrer Funktion? Die Ärzte ihrer Zeit wussten nichts vom Leberstoffwechsel und schon gar nichts vom Pfortaderkreislauf. Oder sollte die Äbtissin durch eigene »Forschung« gar selbst herausgefunden haben, dass die Leber sowohl durch die Leberarterie mit arteriellem Blut als auch durch die Pfortader mit venösem Blut versorgt und entsorgt wird?

Sie schreibt nämlich: »Die Leber verhält sich beim Menschen wie ein Gefäß, in das Herz, Lunge und Magen ihre Säfte ausgießen, welche dann die Leber wieder in alle Organe zurückfließen lässt, so wie wenn irgendein Gefäß an eine Quelle gestellt wird und das Quellwasser wieder an anderen Stellen ausfließen lässt. Ist aber die Leber, wie noch gezeigt wird, löcherig und morsch, so kann sie nicht mehr die guten Säfte vom Herzen, der Lunge und vom Magen aufnehmen. Diese Säfte und Flüssigkeiten kehren dann zu Herz, Lunge und Magen zurück und verursachen dort eine Art von Überschwemmung. Hat diese Krankheit bei einem Menschen erst einmal begonnen, so kann er nicht lange leben.«

Die Leber ist, wie wir heute wissen, eine wunderbare Werkstatt. In ihr werden das Baumaterial und die Muskel- und Arbeitsenergie für unseren Körper gespeichert, bereitgestellt und umgesetzt. Ihre Hauptaufgabe besteht darin, das Blut mit lebensnotwendigen Nahrungsstoffen, z. B. Eiweißen, Kohlenhydraten, Fetten und Mineralien, zu versorgen und diese zu verarbeiten. Die Leber speichert den Zucker (Glukose) als Glykogen oder wandelt überschüssige Zuckermengen in Fette um. Bei Bedarf kann sie das Glykogen wieder in Zucker umwandeln; beispielsweise als Energiequelle für den Sport oder als wichtigen Energielieferanten für das Gehirn.

Das Eiweiß wird von der Leber in seine Urbausteine, die Aminosäuren, zerlegt, aus denen der Körper sein eigenes Eiweiß aufbaut. Dabei entstehen aus diesen Urbausteinen nach einem in jedem Menschen liegenden göttlichen Bauplan, den die Wissenschaftler »genetischen Code« nennen, körpereigene Substanzen.

Wie ein Filter entzieht die Leber dem Blut auch schädliche Schad- und Schlackenstoffe sowie Gifte, wie z. B. Alkohol, Nikotin oder chemische Medikamente. Diese werden in wasserlösliche, ungiftige Substanzen umgewandelt, sodass die Nieren sie ausscheiden können. Durch zu viele Gift- und Schlackenstoffe kann die Leber dermaßen überschwemmt werden, dass der »Filter« verstopft (Stauungsleber) und die Leber anschwillt (Fettleber) oder gar zerstört wird (Schrumpfleber).

Ohne Gallensäure kein Fettstoffwechsel: Das Recyclingsystem von Leber und Darm

Zusätzlich wird in der Leber auch der von der Milz abgebaute rote Blutfarbstoff Hämoglobin in den Gallenfarbstoff Bilirubin umgewandelt und mit der Gallensäure in den Dünndarm zur Fettverdauung an den Zwölffingerdarm abgegeben. Bilirubin verleiht der Gallenflüssigkeit zunächst eine goldgelbe Farbe. Im Darm wird Bilirubin von den Bakterien in Urobilirubin umgebaut, das für die charakteristische braune Stuhlfarbe verantwortlich ist. Bei Störungen der Gallenproduktion oder mangelhafter Gallenausscheidung bleibt der Kot nur hell oder blaugrau gefärbt. Dadurch färbt sich nun der Harn dunkelbraun, weil jetzt der Gallenfarbstoff mit dem Harn ausgeschieden wird. Der steigende Bilirubinspiegel im Blut färbt auch die Haut bei Gelbsucht quittengelb.

Überschüssige Galle wird in der Gallenblase gespeichert und zu einem grünlichen Gallensaft eingedickt. Gibt es gerade keine Fette zu verdauen, versperrt ein Schließmuskel den Zugang zum Darm. Bei Bedarf, beispielsweise bei fettreichen Mahlzeiten, schütten Zellen in der Darmwand ein Hormon aus, das den Gallengang an der »Vater'schen Papille« zum Dünndarm wieder öffnet. Nun können die in der Leber produzierte Galle und das Gallenkonzentrat in den Darm abfließen und die Fettverdauung erledigen.

Unermüdlich produziert die Leber täglich bis zu $^1/_2$ l Gallensäure aus dem körpereigenen Cholesterin, um die lebenswichtigen Fettsäuren aus dem Darm zu holen. Die Gallensäuren bilden als

Emulgatoren im Darm aus Wasser und Fett winzige Fetttröpfchen, die Mizellen, die von der Darmwand aufgenommen werden können. Die Mizellen geben beim Zerfall die Fettstoffe wie z.B. Fettsäuren, Cholesterin und Neutralfette ans Blut ab, und die dabei frei werdende Gallenflüssigkeit fließt über die Pfortadervenen zur Leber zurück. Hier wird die Galle gereinigt und steht wieder zum weiteren Fettstoffwechsel zur Verfügung. Bis zu zehnmal täglich wird dieselbe Gallenflüssigkeit zwischen Leber und Darm ausgetauscht. Ohne die Gallensäure wäre der Fettstoffwechsel unmöglich, und die fettreiche Kost bliebe »wie ein toter Hund« im Darm liegen. Viele Patienten mit zu wenig Galle oder nach Gallenblasenoperation können davon ein Lied singen. Sie leiden unter Bauchschmerzen, Blähungen und Völlegefühl.

Aufgrund ihrer visionären Schau bleiben Hildegards »Kenntnisse« aber nicht beim Biochemischen hängen. Tiefer als sonst jemand sah sie in den Leidenschaften der Menschen den Schlüssel zur Gesundheit oder zur Krankheit.

Der Leberstoffwechsel des Menschen kann durch die Sinnesorgane beeinflusst werden, z.B. durch das Gehör. Beide, Leber und Gehör, stehen in einer Wechselwirkung: »Werden die Blutgefäße von den dergestalt erschütterten Säften (Stoffwechselentgleisung) berührt, dann erreichen sie auch die Gefäße der Ohren und bringen mitunter das Gehör aus der Fassung, weil auf den Menschen über sein Hörorgan oftmals Gesundheit oder Krankheit zukommt, genauso, wie er durch glückliche Umstände oftmals von Freude getroffen, bei Unglück aber in Traurigkeit gestürzt wird.«

Hieraus ergibt sich der den alten Ärzten vertraute Ansatzpunkt, mit Musik zu therapieren. Hildegard schrieb 77 Lieder und komponierte ein Sing-und-Tanz-Spiel »Ordo Virtutum«. In Amerika spielt man Hildegard-Lieder im Chill-out-Room – einem Erholungsraum für »Raver« – in der Disco, wo sich die heißen Gemüter wieder erholen und abkühlen können. Bei schöner Musik oder beim Tanz kann sich der Leberstoffwechsel oder der Blutdruck normalisieren, die Migräne verschwinden, und depressive Patienten werden beim Singen oder Tanzen wieder froh.

Lebererkrankungen in Abhängigkeit von der Zeugung

Hildegard wusste schon, dass Leberkrankheiten und Depression auf erbliche Anlagen zurückgehen können und beispielsweise vom Empfängniszeitpunkt des Menschen abhängen: »Es gibt Menschen, die bei abnehmendem Mond und unter den Stürmen einer wechselnden Witterung (›Kaltwetterfronten‹) gezeugt wurden. Einige von ihnen sind immer traurig und haben ein unstetes Wesen. Wegen ihrer Traurigkeit wird ihre Leber geschwächt und von zahlreichen winzigen Löchern durchbohrt wie ein Käse, der viele und ganz kleine Löcher hat. Daher essen solche Leute nicht viel und haben keine Lust auf Essen und Trinken, sondern essen und trinken mäßig. Weil sie so wenig essen und trinken, wird ihre Leber morsch wie ein Schwamm und schrumpft ein.«

Hildegards Beschreibung entspricht unserer Vorstellung und Beobachtung von den depressiven Patienten, bei denen die Lebensfreude und die Aktivitäten derart geschwunden sind, dass sie mut-, appetit- und bewegungslos dasitzen. Ihr ganzer Stoffwechsel ist auf null zurückgeschraubt. Die Leberzellen schrumpfen und zerfallen. Wir haben hier das Bild einer Leberatrophie; durch die Schrumpfung der Leber ist auch die Durchblutung erschwert, wodurch es zur Stauung im Bereich der Pfortader kommen kann.

Im Gegensatz dazu können Hildegard zufolge Menschen, die unter idealen kosmischen Bedingungen gezeugt wurden, alles durcheinander essen und trinken. Diese Schlemmer und Genießer handeln sich aber viele ernährungsbedingte »schlechte Säfte« ein, leiden an Blutfülle und gefährlichem Bluthochdruck, wenn sie nicht durch einen hildegardischen Aderlass von ihrer Säftefülle befreit werden.

»Die Menschen, welche bei Vollmond und milder Witterung gezeugt wurden, sind gesund und oft gierig beim Essen, wobei sie verschiedene Speisen unterschiedslos durcheinander essen. Obwohl sie verschiedenerlei Speisen ohne Auswahl verzehren können, sollten sie sich jedoch vor einigen schädlichen Speisen zurückhalten, wie ein Jäger, der nutzloses Wild laufen lässt und nur das brauchbare fängt.«

Besonders bei der Überernährung können der Leberstoffwechsel und damit der Gesamtstoffwechsel des Körpers zusammenbrechen, wie wir es beim Rheumatismus oder bei der Krebserkrankung beobachten können.

»Hat nun einer von diesen ›Vollmondgezeugten‹ die verschiedenen Mahlzeiten maßlos und ohne Auswahl aufgenommen, dann wird durch die verschiedenartigen Säfte dieser Speisen seine Leber geschädigt und verhärtet, sodass ihr heilsamer Saft, den sie wie eine Salbe in alle Organe, einzelnen Gelenke und in die Eingeweide leiten müsste, durch die verschiedenen und schädlichen Stoffe verdorben wird, wobei es zuweilen vorkommt, dass das Fleisch dieses Menschen irgendwo an den Gliedern zu einer Geschwulst (Tumor) umgestaltet und das Gewebe rissig und dabei auch irgendein Glied so geschädigt wird, dass er auf ihm hinkt (Arthrosis deformans).«

Hier liegt der Grund, warum bei schweren Zivilisationserkrankungen die Leber und der Gesamtstoffwechsel mitbehandelt werden müssen. Außer den ausleitenden und entgiftenden Maßnahmen der Hildegard-Medizin Aderlass, Schröpfen, Sauna, Diätumstellung auf Dinkel soll der Patient das rechte Maß erkennen und die Stoffe weglassen, die zu seiner Fett- oder Schrumpfleber geführt haben.

Hildegard beschreibt oft Stoffwechselstörungen (Dyskrasie) als auslösende Ursache, wobei Mali Humores (schlechte ernährungsbedingte Säfte), Noxi Humores (schädliche umweltbedingte Säfte) und Infirmi Humores (krankheitsbedingte, infektiöse Säfte) den Gesamtstoffwechsel durcheinander bringen. Mitunter leiden Menschen jahrelang an schlechten Säften, ohne diese Ursache gefunden zu haben. Sie müssen noch lange nicht eingebildete Kranke (Hypochonder) sein, sondern leiden vielleicht einfach unter einer ebensolchen Gesamtstoffwechselstörung.

»Mitunter können die erwähnten Säfte sich über den Brustraum des Menschen im Übermaß ergießen, und sie überschwemmen in der Folge auch die Leber, woraus sich dann in einem solchen Menschen übermäßige und vielfältige Grübeleien ergeben, sodass er glaubt, verrückt zu werden. Von dort steigen diese Säfte zum Gehirn und befallen dieses; dann steigen sie wieder zum Magen hinab und erzeugen Fieber: Auch so kann der Mensch auf lange Zeit erkranken!«

In keinem medizinischen Buch der Welt sind die Zusammenhänge zwischen Schlemmerei, Stoffwechsel und Depression so gut dargelegt worden wie bei Hildegard, die einen todtraurigen Menschen im Wutanfall beschreibt: »Durch derartige Überschwemmungen setzen sich dann auch die Eingeweide um den Nabel des Menschen in Bewegung, steigen so zum Gehirn und können ihn oft tollwütig und zornig machen. Erschüttern sie dabei die Gefäße der Lendengegend (Nebennieren), dann berühren sie die Schwarzgalle (Melanche) in ihm, sodass dieser Mensch davon verwirrt wird und in eine unmotivierte Traurigkeit verfällt.«

Hier ergeben sich großartige Ansatzpunkte, mit der richtigen Hildegard-Diät zu heilen, um Stoffwechselstörungen, Bluthochdruck und Arteriosklerose und deren Folgen zu verhüten.

Wie wir gesehen haben, sind Leberschmerzen und chronische Leberleiden oft eine Folge einer schweren Leberentzündung oder einer Lebervergiftung durch Alkohol, Tabak, Arzneimittel oder durch maßloses Durcheinanderessen. Bei den vielen inneren Erkrankungen wie Krebs, Rheuma, Zucker oder Lungenleiden schwillt auch die Leber an und ist druckempfindlich.

Von Hildegard wissen wir, dass besonders die Lungen durch eine Störung des Leberstoffwechsels ständig gefährdet sind. Einige Lebermittel der Hildegard-Medizin sind in der Lage, gleichzeitig die Lunge auszuheilen. Das beste Beispiel ist die Behandlung eines chronischen Hustens auf der Grundlage eines alten Leberleidens durch das Hirschzungenelixier.

Universalheilmittel für Leber, Lunge und Ohr

Hirschzungenelixier

»Die Hirschzunge (Asplenium scolopendrium) ist warm und hilft der Leber und der Lunge und den schmerzenden Eingeweiden. Nimm daher Hirschzunge und koche sie stark in Wein und füge dann reinen Honig hinzu und koche wiederum auf. Darauf gib langen Pfeffer und zweimal so viel Zimt gepulvert in den vorher bereiteten Wein und koche wiederum auf, seihe durch ein Tuch und mache einen Klartrank. Trinke oft davon nach dem Essen und nüchtern, und es nutzt der Leber und heilt die schmerzenden Eingeweide, reinigt die Lunge und nimmt auch die innere Fäulnis und den Schleim weg.«

Das Hirschzungenelixier kann man sich aus der Hirschzungengewürzmischung leicht selber herstellen (s. S. 63).

Anfangs nimmt man täglich nur nach dem Essen 1 Likörglas, später, wenn man sich an den Geschmack gewöhnt hat, auch vor und nach dem Essen 1 Likörglas, und zwar 4–6 Wochen lang. Das Hirschzungenelixier reinigt die vergiftete Leber und Lunge von innerer Fäulnis und Schleim, ist das Hauptmittel bei jahrelangen Leberleiden, chronischer Bronchitis und hilft auch bei Unterleibsleiden sowie Hormonregulationsstörungen.

Selbst so langwierige Leiden wie das jahrelange Ausbleiben der Menstruation, chronische Harnwegs-, Gallenblasen-, Adnexe-Entzündungen und ständiger Fluor (Ausfluss) kann man mit Hirschzungenelixier erfolgreich behandeln. Auch bei Asthma, nach Hildegard eine der am schwersten zu behandelnden Krankheiten, ist ein Versuch möglich.

Universalheilmittel für alle Lebererkrankungen

Alle inneren Erkrankungen mit Druck oder Staugefühl und Schmerz unter dem rechten Rippenbogen sollten zur Entlastung und Entgiftung der Leber zunächst mittels Hildegard-Fasten (s. S. 310) und Dinkeldiät behandelt werden. Auch der kunstgerechte Aderlass (an der speziellen Lebervene) gehört dazu. Hildegard beschreibt in ihrem Lehrbuch eine ganz spezielle Leberdiät sowie das Maulbeerelixier.

Maulbeerelixier mit Schinkenbrot

50 g Maulbeeren	2 EL Weinessig
1 l Biorotwein	150 g Honig

Alles miteinander 5 Minuten aufkochen, absieben, steril abfüllen und dreimal täglich 1 Likörglas vor dem Essen trinken.

»Der an der Leber Leidende soll als Getränk oft Maulbeerelixier trinken, weil das Leberleiden oftmals durch eine ernährungsbedingte Blutfülle entsteht, die die Wärme und der Saft des Maulbeerelixiers beseitigen, weil der rote Maulbeersaft gewissermaßen dem Blute artverwandt ist. Jede Speise, die er genießt, soll er mit etwas Weinessig verzehren, weil sich die Leber durch Wärme und Schärfe des Essigs zusammenzieht. Er soll aber auch Weizenvollkornbrot mit Schweineschinken essen. Der Schinken sollte zuvor durch Einlegen in Rotwein entgiftet werden.

Der trockene Saft des Schinkens wird beim Übergießen durch die Wärme des Weins herausgetrieben, und so zieht dieses Brot die Leber wieder zusammen, sodass sie nicht anschwillt. Doch soll er den Wein, mit welchem dieser Schinken durchtränkt worden ist, nicht trinken, weil in den Wein alles übergegangen ist, was in diesem Fleisch Schädliches gewesen war (der Wein sieht auch ziemlich grauenhaft aus und enthält die Giftstoffe von ›ungebeiztem‹ Schinken).«

Das Schinkensandwich hilft besonders Leberkranken, die sich schon morgens müde und schwindelig fühlen, wie man es in extremen Fällen nach einer Hepatitis beobachten kann.

Dinkelkleie-Bierhefe-Tabletten, Mandeln

Zur Lebergesundheit gehört ein hochwertiges Eiweiß, wie man es im Dinkelgetreide oder in den süßen Mandeln findet. Da die Bierhefe Eiweiße für den Leberpatienten enthält und darüber hinaus reich an B-Vitaminen ist, haben wir Dinkelkleie-Bierhefe-Tabletten hergestellt. Davon nimmt man täglich 3–5 mit reichlich Flüssigkeit.

Leberschwäche, -entzündung (Leberreinigungsmittel)

Edelkastanienhonig

»Der Kastanienbaum ist sehr warm und hat aufgrund seiner Wärme eine große Kraft (Lebenskraft, Virtus = Tugend), da er die Discretio (das rechte Maß, die Mitte, den Mittelweg) symbolisiert. Alles, was in ihm ist, und auch seine Frucht ist nützlich gegen jede Art von Schwäche, die im Menschen ist.«

Dabei kommt der Edelkastanie mit dem Beinamen »Discretio« eine Schlüsselrolle für die Lebergesundheit zu. Aufgrund ihrer Inhaltsstoffe und der gespeicherten Sonnenenergie ist sie in der Lage, den Menschen so vollständig und harmonisch zu ernähren, dass er Ausstrahlung und Widerstandskraft zurückerhält. Dabei hilft sie der Leber, wieder gesund zu werden »und den Menschen ins rechte

Maß zu bringen ..., wenn die Leber schmerzt, zerstoße oft die Kerne und so lege sie in Honig, und mit diesem Honig iss sie oft, und deine Leber wird geheilt.«

150 g Edelkastanienmehl
500 g abgeschäumter Honig (s. S. 72)

Alles miteinander vermischen. Zweimal täglich 1 TL vormittags und nachmittags zwischen den Mahlzeiten über 2–3 Monate einnehmen.

Auch nachher soll öfter noch 1 TL davon gegessen werden. Diese Kur führt zu einer Ausheilung von chronischen Leberleiden, wobei sich auch die Transaminasen (die Leberenzyme, die bei der Leberentzündung vermehrt ins Blut übergehen) wieder normalisieren.

Die Edelkastanie ist von der Wurzel bis in die Spitzen 100%ig gesund! In den Früchten, Schalen, Blättern und der Rinde kommen wertvolle Stoffe (Tannine und Bioflavonoide) vor. Die Früchte enthalten neben Stärke (45–58 %) und Eiweiß (4–7 %) hochwertige Kohlenhydrate (22–34 %), die für die Leber- und die Nervenzellen ein besonders nützlicher Energielieferant sind.

Leberschmerzen, -schwäche, Stauungsleber

Lavendelwein

Lavendelwein beseitigt nicht nur Leberschmerzen, sondern ganz besonders das Druckgefühl der Stauungsleber. Zusätzlich behebt er häufig den gleichzeitigen Lungenstau und macht geistig freier und frischer. Hildegard empfiehlt ausdrücklich eine Weinabkochung vom wilden Lavendel (Speik-Lavendel, Lavendula spica). Nur wenn kein Wein genommen werden darf, kann man auch Lavendelblüten zugleich mit Honig in Wasser kochen und diesen Extrakt tagsüber lauwarm trinken. Der Lavendelwein enthält höchstens 3 % Alkohol, weil der Alkohol bei der Zubereitung verkocht wird.

»... und seine Wärme ist gesund. Wer Lavendel mit Wein oder, wenn er keinen Wein hat, mit Honig und Wasser kocht und so oft lauwarm trinkt, der mildert den Schmerz in der Leber und in der

Lunge und die Dämpfigkeit in seiner Brust (Lungenstau); und der Lavendelwein bereitet ihm reines Wissen und reinen Verstand.«

3 EL Lavendelblüten vom Speik-Lavendel
1 l Biowein

3 Minuten aufkochen, absieben, steril abfüllen. Man nimmt dreimal täglich 1–2 Likörgläser (lauwarm) davon. Die Kurdauer beträgt 2–4 Monate.

Hildegard unterscheidet ausdrücklich zwischen dem wilden Speik- und dem edlen Gartenlavendel (Lavendula vera), denen sie ein eigenes Kapitel widmet.

Leberschwäche, Melancholie (Reinigung der Leber)

Ysop

Leberkranke sind wegen einer latenten Leberschwäche oft sehr traurig. Sie finden ein froh machendes Lebermittel im Ysop. Ysop ist ein ideales Kuchengewürz (gekocht mit Hühnchen). Oder man nimmt Ysop, eingelegt in Wein, als Getränk.

3 EL in 1 l Biowein einlegen, nicht abfiltern, sondern mazerieren. Dreimal täglich 1 Likörglas nach dem Essen trinken.

Lebensmittel- oder Arzneimittelvergiftung

Ringelblumenblüten

Die Blütenblätter der Ringelblume in Wein gekocht sind das stärkste Gegengift bei Lebensmittel- (z. B. Fisch- und Pilz-) oder Arzneimittelvergiftung: »Wenn jemand Gift gegessen hat, koche sogleich Ringelblumen in Wasser und lege die abgegossenen warmen Blütenblätter als Kompresse über den Magen. Koche auch Ringelblumenblütenblätter in Wein und trinke den Wein, und er jagt das Gift entweder nach oben durch Erbrechen oder unten wieder heraus.«

3 EL Blüten in 1 l Biowein 3 Minuten aufkochen, stehen lassen (mazerieren). Dreimal täglich 1 Likörglas vor dem Essen trinken.

Leberschaden, Alzheimer'sche Krankheit, schwache Lunge

Süße Mandeln

Leberkranke sollten täglich 5–10 süße Mandeln essen. Sie sind eine Art Universalheilmittel und stärken die Nerven, sorgen für eine gute Gesichtsfarbe, vertreiben Kopfweh, kräftigen die Lunge und sind ein ideales Heilmittel für die Leber: »Aber wer ein leeres Gehirn hat und eine schlechte Gesichtsfarbe und daher Kopfweh, esse oft die Mandelfrucht, und es füllt das Gehirn und gibt ihm die richtige Farbe. Auch wer lungenkrank ist und einen Leberschaden hat, esse oft die Mandeln roh oder gekocht, und sie bringen der Lunge Kräfte, weil sie den Menschen in keiner Weise belasten oder austrocknen, sondern ihn stärken.«

Hepatitis, Leberentzündung, Gelbsucht mit Fieber

Hildegard richtete bereits in ihrem Lehrbuch die Aufmerksamkeit auf verschiedene Krankheitserreger, die sie »Vermes« (lat. für »Würmer«) oder »Pediculi« (vom lat. *pes, pedis* = »Fuß«) bzw. »Vielfüßler« nannte. Wir finden bei ihr ein Krankheitsbild, das wir heute mit »Leberentzündung« oder »Hepatitis« bezeichnen, als eine von Viren ausgelöste, fieberhafte Infektionskrankheit. Inzwischen kennen die Experten fünf verschiedene Leberentzündungen und ihre Erreger, und täglich werden es mehr. Die Ansteckungsgefahr ist größer als bei Aids. Besonders gefährdet sind Kinder. Weltweit sollen 300 Millionen Menschen mit Hepatitis B und 200 Millionen mit Hepatitis C infiziert sein.

1. Hepatitis A wird meist durch verseuchte Lebensmittel, vor allem Trinkwasser, übertragen, die mit Fäkalien in Berührung waren. Sie ist besonders häufig in Ländern mit niedrigen hygienischen Standards, und infiziert sind meistens Kinder und Touristen. Die auftretenden Symptome ähneln zunächst denen einer Virusgrippe mit Müdigkeit, Erbrechen, Schwindel, Leberschmerzen und dunklem Urin, hellem Stuhl und Fieber. Die Leberenzyme sind erhöht, die meisten erholen sich nach 6 Monaten ohne weitere Komplikationen. Nur bei Alkoholikern oder anderen Perso-

nen, die starken Giftstoffen ausgesetzt sind, kann die Hepatitis in eine Leberzirrhose oder Fettleber übergehen.

2. Hepatitis B (früher »Serumhepatitis« genannt) ist die weltweit häufigste Leberinfektion. Die Übertragung geschieht durch infiziertes Blut und andere Körperflüssigkeiten wie Muttermilch, Tränen, Speichel, Samen, Vaginalsekret oder über offene Wunden. Besonders gefährdet sind sexuell aktive Teenager mit wechselnden Partnern, Säuglinge von infizierten Müttern und Pflegepersonal. Die Krankheitssymptome ähneln dem Bild der Hepatitis A. 90 % aller Betroffenen erholen sich nach einigen Monaten, aber der Virus verkapselt sich zu Sporen und bleibt lebenslang im Körper. Es hängt allein vom Immunsystem ab, ob es wieder einen Schub gibt oder auch nicht.

3. Hepatitis C war früher bekannt als »Non-A-Non-B-Hepatitis«. Dieser Virus ist ein Überlebens- und Verwandlungskünstler, weil er in 21 verschiedenen Variationen auftreten kann. Mehr als 80 % aller Infizierten werden eine lebenslange Leberentzündung behalten. Die Übertragung geschieht durch Bluttransfusion, Nadeln und Instrumente, beim Tätowieren oder Bodypiercing. Die Infektion geht häufig in eine Leberzirrhose oder Leberkrebs über. Im Blut sind lebenslang Hepatitisantikörper messbar, und die Leberenzymwerte bleiben erhöht. Viele Alkoholiker haben Hepatitis C.

4. Hepatitis D (früher auch »Delta-Hepatitis« genannt) tritt bei Drogensüchtigen auf, die mit verseuchten Nadeln spritzen. Die Symptome ähneln denen einer Virusgrippeinfektion.

5. Hepatitis E (früher »epidemische Non-A-Non-B-Hepatitis« genannt): Diese Infektion wird von Viren übertragen, die man sich vom Baden im Indischen Ozean zuziehen kann. Die Symptome ähneln ebenfalls denen einer Virusgrippeinfektion.

6. Hepatitis F: Dieser Virus wurde 1995 in Indien entdeckt und weist Ähnlichkeiten mit denen der Hepatitis A und E auf.

7. Hepatitis G: Diese Hepatitis entsteht aufgrund einer chronischen Immunschwäche und wird von Viren übertragen, die sich von allen anderen oben beschriebenen Viren unterscheiden.

Zur Behandlung der Hepatitis hat die Schulmedizin nicht viel zu bieten. Umso wertvoller wäre ein Versuch mit folgendem Therapieplan aus der Hildegard-Heilkunde:

1. Wasserlinsenelixier (s. S. 71),
2. Edelkastanienhonig (s. S. 186),
3. Hirschzungenelixier (s. S. 63),
4. Brunnenkresse (s. u.),
5. Maulbeerelixier (s. S. 185),
6. Darmsanierung mit Bärwurz-Birnen-Honig (s. S. 171),
7. Hildegard-Küche mit Dinkel, Obst und Gemüse (vgl. das Kapitel über die Ernährung).

Es fand sich denn auch ein Medizinstudent, der seine Doktorarbeit im Rahmen einer klinischen Studie bei zwanzig Patienten mit Hepatitis an einer Münchner Klinik mit diesem Therapieplan durchführen wollte. Die Patienten waren alle »austherapiert«, aber die zuständige »Ethikkommission« der Klinik lehnte den Versuch ab …

Brunnenkresse

»Wenn jemand Gelbsucht hat oder Fieber, der dünste (3 EL) Brunnenkresse (Nasturtium officinale L.) in einer Pfanne (mit etwas Butter), und so esse er sie warm und oft (täglich) und er wird geheilt …, denn die Brunnenkresse verteilt die koagulierten, verdickten Säfte.«

Grundsätzlich ist hier die infektiöse, fieberhafte Hepatitis gemeint, bei der nicht immer eine deutliche Gelbfärbung der Haut auftreten muss. Dabei fällt auf, dass Hildegard von koagulierten Säften spricht, die bei der Hepatitis zu einer Verstopfung der Leberkanälchen führen können.

Seelische Ursachen für Leberleiden

In der Psychotherapie Hildegards ist den Leberleiden das 14. »Laster-und-Tugenden«-Paar Maßlosigkeit (Immoderatio) und das rechte Maß (Discretio) zugeordnet. Denn mehr als alle anderen Organe leidet die Leber an der Maßlosigkeit, besonders beim Essen und Trinken. Daher geben wir Leberkranken folgende Diätanweisungen:

1. nicht zu heiß und nicht zu kalt,
2. nicht zu süß und nicht zu sauer,
3. keine fetten Speisen, besonders keine Pommes frites, kein Bratenfett, keine Schlagsahne,
4. keinen Bohnenkaffee, keinen Alkohol und kein Nikotin.

Die »Maßlosigkeit« beschreibt Hildegard als einen Wolf mit gekreuzten Beinen. Er reißt alles an sich und schlingt es herunter: »Was immer ich nur wünsche und aussuche, das will ich auch sofort genießen und auf nichts verzichten. Jeder Reiz meines Körpers ist mir eine wahre Lust. Wie ich bin, so lebe ich mich aus, und wie es mir passt, so handle ich auch.«

Die Discretio, das goldene Mittelmaß, ruht auf einer hellen Wolke und schaut auf Gott. Mit einem Blütenstrauß verscheucht sie die satanischen Verführungsmethoden wie Mücken. Auf ihrer rechten Schulter wird sie von Gott gestärkt, und in ihrem Schoß betrachtet sie mit Liebe und Aufmerksamkeit die Tugenden wie Edelsteine. Dabei ist sie sich sicher, dass »... alles, was in der Ordnung Gottes steht, aufeinander achtet. Die Sterne funkeln vom Licht des Mondes, und der Mond leuchtet vom Feuer der Sonne. Jedes Ding dient einem Höheren, und nichts überschreitet sein Maß.«

Jeder Mensch, der seine eigene Leistungsfähigkeit durch zu viel Essen und Trinken, zu viel Alkohol oder Drogen überschätzt, fällt aus der Mitte. Daraus folgen Gedächtnisschwäche, Gedankenschweiferei, Müdigkeit und Schwäche, Herzschwindel, sinnlose Traurigkeit und innere Widerstandslosigkeit.

In ihrem letzten theologischen Buch *Von den göttlichen Werken* schreibt Hildegard, dass jedem Menschen von Gott sein Name und sein bestimmtes Maß zugeordnet wurde und dass die Seele verlangt, in allen Dingen das rechte Maß zu halten: »Denn der Mensch kann nicht ständig in himmlischer Höhe leben. Der Teufel aber will solches Maßhalten nicht, er strebt ins Übermäßige, sei es das Höchste, sei es das Niedrigste.«

Bei dem Leberkranken ist dieses Maß verloren gegangen, weil er es überschritten hat. Wenn er wieder gesund werden will, muss er sein eigenes Maß erkennen und lieben lernen.

Galle, Gelbsucht und Melancholie

Die Galle – Der Krankheitsstoff aus Adams Erbe

Unsere frohe oder traurige Stimmung wird ganz und gar vom biochemischen Gleichgewicht der Gallensäure bzw. »Schwarzgalle« bestimmt. Wie Hildegard schreibt, war die Galle ursprünglich für die Gesundheit und das Wohlbefinden des Menschen verantwortlich. Adam und Eva erhielten ihr Wissen und den Impuls zu allen guten Werken durch einen leuchtenden Kristall, so groß wie ein »Schmeichelstein«, aus Bergkristall, der sich in der Gallenblase befand. Im Augenblick des Sündenfalls wurde der Mensch ganz und gar existenziell geändert (»totus mutatus est«), und der leuchtende, strahlende Gallenstein verflüssigte sich zu Gallensäure mit ihrem schwarzen Farbstoff, der »Melanche« oder »Schwarzgalle«.

»Bevor Adam das göttliche Gebot übertreten hatte, leuchtete das, was heute die Galle im Menschen ist, hell wie ein Kristall und hatte in sich den Geschmack der guten Werke. Das, was heute in ihm die Schwarzgalle ist, strahlte damals in ihm wie die Morgenröte und barg in sich das Bewusstsein und den Drang zu guten Werken. Als aber Adam das Gebot übertreten hatte, wurde in ihm der Glanz der Unschuld verdunkelt. Seine Augen, die vorher das Himmlische sahen, wurden ausgelöscht, die Galle in Bitterkeit (›Säure‹) verkehrt, die Schwarzgalle in die Finsternis der Gottlosigkeit und Adam selbst völlig in eine andere Art umgewandelt. Da befiel seine Seele Traurigkeit, und diese suchte bald nach einer Entschuldigung, die sich im Zorn ausdrücken kann. Denn aus der Traurigkeit wird der Zorn geboren.«

Hinter diesem Hildegard-Text vom strahlend hellen Kristall in der Gallenblase verbirgt sich die Transformation der Erbsünde in den Erbsegen und der geheime Schlüssel zur Heilung und Behandlung von allen Krankheiten. Ein für alle Mal hat Hildegard in ihren Marienliedern Eva rehabilitiert und damit die angebliche »Schuld der Frauen an der Erbsünde« sozusagen »ausgelöscht«, mitsamt allen katastrophalen Folgen von den Hexenverbrennungen bis zu den noch heute anhaltenden Erniedrigungen der Frau, selbst in religiösen Kreisen:

»O strahlende Mutter der heiligen Heilkunst,
du hast durch deinen Sohn Salböl in die Wunden des Todes
    gegossen,
den Eva zum Schmerz der Seelen gebracht hat,
du hast den Tod vernichtet
und das Leben aufgebaut« (Lied Nr. 4).

Und weiter:

»Den Tod, den eine Frau gebracht,
hat eine strahlende Jungfrau überwunden,
seitdem ruht die Summe des ganzen Segens,
vor allen anderen Geschöpfen,
auf der Gestalt der Frau« (Lied Nr. 7).

Die »Erbsünde« hat sich also durch eine Frau in den »Erbsegen« mit allen seinen Konsequenzen verwandelt, und all das blieb bis heute von den meisten unbemerkt ...

Schwarzgalle –
Ursache aller Autoaggressionskrankheiten

Die Schwarzgalle ist laut Hildegard die schicksalsschwere Ursache allen Übels und bei der Entstehung von fast allen Krankheiten beteiligt. Durch sie befallen den Menschen Traurigkeit, Verzweiflung und Zorn und quälen ihn wie stechende Nägel so lange mit Schmerzen, bis die Schwarzgalle wieder verschwindet, »wenn aber der Mensch die Bitternis der Galle und die Finsternis der Melanche nicht besäße, würde er immer gesund sein«.

Nun jedoch fließe die Galle über und vergifte sein Blut, sodass er in krank machende Leidenschaften verfallen könne, wie Trauer, Zorn, Wut, Frustration, Ärger usw. – sie nennt die insgesamt 35 »psychosozialen Fehler« und bezeichnet sie als die seelischen Vorboten von Herzinfarkt, Schlaganfall, Krebs, Rheuma, Leberentzündungen und Autoaggressionskrankheiten allgemein.

In der Schulmedizin sind über 20 000 Autoaggressionskrankheiten bekannt, fast alle verlaufen sie chronisch, d. h., sie sind »unheilbar« – nicht jedoch für Hildegard: »Wenn aber die Seele des Menschen für sich und ihren Leib etwas Schädliches spürt, ziehen sich das Herz, die Leber und die Blutgefäße zusammen (hoher Blutdruck, Pfortaderdruck!). Dabei entsteht am Herzen ein Nebel und verdunkelt das Herz so, dass der Mensch traurig wird. Nach der Traurigkeit erhebt sich der Zorn. Wenn der Mensch dann noch etwas sieht, hört oder erfährt, woher die Traurigkeit kommt, dann verursacht dieser Traurigkeitsnebel, der sein Herz befallen hat, einen Reiz in allen Säften um die Galle herum und bringt die Galle zum Überfließen, und so entsteht aus der Gallensäure der stillschweigende Zorn. Lässt der Mensch den Zorn nicht zum Ausbruch kommen, sondern findet sich stillschweigend damit ab, dann beruhigt sich die Galle wieder.

Hat aber der Zorn nicht aufgehört, dann erreicht jener Reiz auch die Schwarzgalle, und sie sendet einen ganz schwarzen Nebel aus. Dieser zieht zur Galle und quetscht aus ihr einen äußerst bitteren Stoff heraus. Dieser Stoff zieht zum Gehirn und belastet das Nervensystem, zieht anschließend zum Bauch herunter und erschüttert dort die Blutgefäße und Eingeweide und treibt den Menschen zum Wahnsinn. So vergisst sich der Mensch, und der Zorn bricht aus … Durch den Zorn gerät der Mensch oft in schwere Krankheiten, die von der Gallensäure und Schwarzgalle verursacht werden.«

Hildegard beschreibt mit geradezu wissenschaftlicher Genauigkeit die biochemischen Vorgänge, die zum Ausbruch einer Krankheit führen, aber auch die Wege, die aus dieser Störung wieder herausführen.

Die Chemie der Galle

Hildegard unterscheidet die Gallenflüssigkeit oder Gallensäure von der Schwarzgalle, die »Bilirubin« genannt wird. Bilirubin entsteht beim Abbau des roten Blutfarbstoffs Hämoglobin in der Milz. Die roten Blutkörperchen (Erythrozyten) werden nach einer Lebensdauer von 120 Tagen von den körpereigenen Fresszellen zu Bilirubin in der Milz abgebaut. Bilirubin ist der Gallenfarbstoff, der z. B. für die Gelbfärbung bei der Gelbsucht verantwortlich ist.

Der Gallenfarbstoff wird von Hildegard »Schwarzgalle« oder »Melanche« genannt und ist bei der Entstehung fast aller Krankheiten beteiligt. Die Leber nimmt Bilirubin auf und versucht, es direkt über die Gallenwege oder über das Blut auszuscheiden. Dazu verbindet sich Bilirubin mit der Gallenflüssigkeit, die zur Fettverdauung in den Dünndarm abfließt. Wenn die Ausscheidung über die Gallengänge nicht gelingt, kommt es zum Rückfluss des Gallenfarbstoffs ins Blut und der Bilirubinspiegel steigt über seinen Normalwert von 1,2 mg/dl an.

In der Leber werden aus dem Cholesterin Gallensäure und die Hormone produziert, ein Molekül, das, wie das Reparaturhormon »Cortisol« und die Sexualhormone Östrogen bei den Frauen und Testosteron bei den Männern, zu den Steroiden gehört. Alle Steroide stehen miteinander im Gleichgewicht und keines überschreitet sein Maß. Steigt die Cholesterinmenge durch übermäßiges Essen von Fleisch, Käse und Eiern, erhöht sich die Gallensäure, aber auch die Sexualhormonmenge. Zu viele Sexualhormone können Krebs erzeugen, bei den Frauen Brustkrebs, bei den Männern Prostata- und Dickdarmkrebs. Zu wenig Cholesterin macht auch krank und erzeugt auch Krebs. Kürzlich starben in Amerika 50 Menschen an den Folgen eines Cholesterinspiegelsenkers, durch den der Cholesterinspiegel weit unter 200 mg/dl abgesenkt wurde. Seitdem gilt wieder, was früher galt: Normal ist ein Cholesterinspiegel von 200 plus Alter, also eine 50-jährige gesunde Frau kann einen Cholesterinspiegel von 250 mg/dl haben.

Kolikartigen Schmerzen

Wasserlinsentrank

Ein Universalheilmittel zur Verhütung und Behandlung von Autoaggressionskrankheiten, kolikartigen Schmerzen, für die Beseitigung von Schwarzgalle und für die Säftereinigung ist der Wasserlinsenelixier (s. S. 71).

Beseitigung von Schwarzgalle

Aderlass, gutes Hildegard-Essen, Antimelancholika

Wir können viel tun, um die Gesundheit zu erhalten, indem wir die Konzentration der Schwarzgalle reduzieren. Zum einen kann man durch die Antimelancholika (siehe das Kapitel über »Starke Nerven …«) und ihren Reichtum an Mineralien die Gallensäure neutralisieren, zum anderen wird die Schwarzgalle durch den Aderlass und durch das gute Hildegard-Essen beseitigt. Selbst die Zubereitung der Speisen und die Qualität der Lebensmittel beeinflussen die Schwarzgalle und die Galle.

»In jenem Mensch, bei dem die Galle stärker als die Schwarzgalle ist, wird der Zorn leichter gebändigt. Ist die Schwarzgalle aber stärker als die Galle, neigt der Mensch zum Zorn und wird leichter wütend. Wie aus gutem Wein starker guter Essig wird, so nimmt die Galle von guten, wohlschmeckenden Speisen zu, und durch schlechte Säfte nimmt sie ab. Die Schwarzgalle nimmt dagegen von guten, wohlschmeckenden Speisen ab. Bei schlecht schmeckenden, unsauberen und schlecht zubereiteten Speisen sowie durch verschiedene krank machende Säfte in den Lebensmitteln steigt die Konzentration der Schwarzgalle wieder an.«

Gelbsucht, einfacher Ikterus, Gallestau

Bei Zorn und Zank »läuft die Galle über«. Durch ein Überangebot an Schwarzgalle (Bilirubin) kann die Gelbsucht ausgelöst werden, besonders wenn die Gallenwege durch Steine oder einen Tumor verschlossen sind. Dann läuft die Galle ins Blut und färbt die Augen und die Haut gelb. Es gibt mehrere Ursachen und Formen von Gelbsucht:

1. einfache Gelbsucht durch Stress,
2. hämolytische Gelbsucht durch einen zu raschen Blutzerfall (Hämolyse),
3. Verschluss der Gallenwege durch Gallensteine oder einen Tumor,
4. hepatische Gelbsucht bei Hepatitis durch Viren, Alkohol, Autoaggression oder chemische Medikamente.

Die einfache Gelbsucht ist nicht infektiös und heißt »einfacher Ikterus« im Unterschied zur infektiösen Gelbsucht oder Hepatitis, deren Behandlung in die Hand eines Arztes gehört. Gelbsucht ist eine eigenständige Erkrankung und wird auch nach einem holländischen Arzt Morbus Meulengracht genannt. Sie tritt besonders oft bei gestressten jungen Männern auf, die eine schwere seelische oder körperliche Anstrengung hinter sich haben. Sie macht sich durch starken Achselschweiß und einen hohen Bilirubinspiegel bemerkbar.

»Die Krankheit, die ›Gelbsucht‹ genannt wird (Ikterus), entsteht aus einem Überfluss an Galle im Blut, wenn durch kranke Säfte, Fieber und große und heftige Zornesausbrüche die Galle überfließt. Diese Gallenflut wird von der Leber und den übrigen Eingeweiden aufgenommen und durchdringt das ganze Bindegewebe (mit einem scharfen Schmerz), ebenso wie scharfer Essig ein neues Fass durchsäuert, und schädigt den Menschen. Die Gelbsucht kann schon durch ihre ungewöhnliche quittengelbe Farbe beim Menschen erkannt werden.«

Aloe

5 × 0,5 g grobkörnige Aloe zerstoßen, in 4 Portionen teilen, ein 5. Päckchen halten wir in Reserve.

Am Abend den Inhalt eines Päckchens in einem Wasserglas mit kaltem Wasser übergießen. Glas $^3/_4$ voll füllen. Das Ganze lässt man über Nacht stehen und gießt am Morgen das darüberstehende Wasser vorsichtig ab, ohne den Bodensatz aufzurühren. Das gelbliche und leicht bitter schmeckende Wasser gibt man dem Kranken 3 Tage lang morgens und abends in kleinen Schlückchen zu trinken. Am folgenden Abend wird das nächste Aloepulver genauso in Wasser angesetzt und über Nacht stehen gelassen, ebenso ein drittes Mal.

In hartnäckigen Fällen kann man das Aloewasser auch ein viertes Mal trinken, aber nicht länger als vier Mal und nicht kürzer als drei Mal. In den meisten Fällen ist die Gefahr der Gelbsucht in 3–4 Tagen beseitigt. Der Patient fühlt sich deutlich besser, das Hautjucken verschwindet, und der Appetit kehrt wieder zurück. Die gelbe Farbe und die Zunge sind gereinigt. Der Stuhlgang bekommt seine dunkle Farbe, und der dunkelbraune Urin färbt sich wieder heller. Aus all diesen Zeichen erkennt man den Verlauf der Heilung.

Bei Gelbsucht ist absolute Bettruhe erforderlich und außerdem die Krankendiät, die am ersten Tag völliges Fasten voraussetzt. Erst wenn die Gelbfärbung der Haut und der Augenbindehaut verschwunden ist, kann man das Bett wieder verlassen.

Achtung: Das Aloewasser hilft nur in Fällen einfacher Gelbsucht, also nicht in den selteneren Fällen, wo ein verklemmter Gallenstein eine schmerzhafte Gelbsucht mit Fieber verursacht oder der Gallengang auf andere Weise, z. B. durch einen Tumor, verschlossen ist. Bei Darmverschluss, in der Schwangerschaft, bei Gallensteinen oder bei Leberkrebs mit Metastasen ist diese Aloetherapie nicht geeignet.

Gelbsucht

Rohdiamant

»Wer Gelbsucht hat, lege einen (Roh)diamanten in Wein oder Wasser und trinke das Darüberstehende, und er wird geheilt.«

Man legt dazu einen Rohdiamanten in eine Karaffe und übergießt ihn mit Wasser. Was der Kranke zum Essen oder Trinken braucht, wird aus dieser Karaffe entnommen. Aloe- und Diamantwasser haben sich so gut bewährt, dass wir die vielen anderen Gelbsuchtmittel aus der Hildegardmedizin meistens gar nicht mehr einsetzen müssen, außer dem Edelkastanienhonig und der Leberdiät.

Gelbsucht wegen Gallensteinen

Steinbrechsamenwein

5 g Steinbrechsamen
$^1/_2$ l Biowein

Samen im Mörser zerstoßen und in den Wein geben. Dreimal täglich nach jedem Essen 1 Likörglas trinken, nötigenfalls 1 Woche lang.

Wie der Name schon andeutet, beseitigt der Steinbrechsamen-wein Gallensteine, aber nur kleine, nicht die großen. Der Wein hilft beim Gallensteinverschluss, nicht aber, wenn ein Tumor den Gallengang verschlossen hat.

Gallenkoliken

Diät für die Galle

Normalerweise bereiten Gallensteine keine Beschwerden, wenn man sie in Ruhe lässt. Bei Ernährungsfehlern, Stress und Aufregung kann aber »die Galle überlaufen« und sehr schmerzhafte Koliken auslösen. Im Anfangsstadium wird man die Koliken sehr rasch mit Fenchel-Galgant-Tabletten, einer kalten Jaspisscheibe und Einreibungen mit Wermutöl beseitigen können. Eine ausgewachsene Kolik beseitigt man damit aber nicht. Hier helfen nur noch starke Schmerzmittel.

Zur Vorbeugung von Gallenkoliken hat sich folgende Diät bewährt:

1. Dinkel, Obst und Gemüse, keine Küchengifte,
2. nicht zu kalte und nicht zu heiße Speisen und Getränke,
3. nicht zu fettes Essen, kein Bratenfett, Schnitzel, Brathähnchen und Pommes frites,
4. nicht zu süßes, nicht zu saures Essen,
5. keine Sahne und Sahnetorten,
6. kein Bohnenkaffee.

Dinkel ist ein froh machendes Getreide, weil es aufgrund seiner Inhaltsstoffe in der Lage ist, das Nervensystem zu unterstützen, die Gallensäure zu neutralisieren und die Darmbakterien optimal zu versorgen. Das Dinkeleiweiß enthält u. a. die Aminosäure Tryptophan, eine Vorstufe vom stimmungsaufhellenden Serotonin. Serotonin ist ein Botschafterstoff des Nervensystems; ein Mangel kann zu schweren Depressionen führen. Zur Übertragung von Serotonin in den Synapsen braucht man die gesättigten Fette von der Butter, deshalb werden die Menschen depressiv und aggressiv, wenn sie keine Butter, sondern nur noch Margarine essen (s. a. das Kapitel über die Hildegard-Gesundheitsdiät).

Übersäuerung durch Schwarzgalle

Gewürzplätzchen

Bei Nervenschwäche, Energielosigkeit, Konzentrationsschwäche, Geruchs-, Geschmacksverlust und Verbitterung durch Übersäuerung mit Schwarzgalle empfiehlt Hildegard das Gewürzplätzchenpulver, eine Mischung aus Muskat, Zimt und Nelkenpulver, das mit Dinkelmehl zu den so genannten Intelligenz- oder Nervenkeksen verbacken wird (s. S. 252). Die Kopfgesundheit lässt sich damit durch ein harmonisches Zusammenspiel aller fünf Sinnesorgane beeinflussen.

Man nimmt täglich 3–5 dieser Gewürzplätzchen und reicht dazu Dinkelkaffee oder gelöschten Wein (s. S. 166).

Melancholie, Weltschmerz bzw. Sinnlosigkeit

Antimelancholika

Hildegard hat eine ganze Liste von Antimelancholika, die in der Lage sind, die Schwarzgalle zu neutralisieren oder zu beseitigen. Sie finden sie im Kapitel über die »Starken Nerven ...«. Dazu gehören der Fenchel, der fröhlich macht, Flohsamen, die die Gallensäure im Darm auf natürliche Weise aufsaugen und entfernen, die süßen Mandeln und der Ysop als Gewürz u. v. a. m.

Sie alle verhüten das selbstmörderische Autoaggressionsprogramm, das durch Fehlernährung und einen stressigen Lebensstil ausgelöst wird.

Seelische Ursachen für Gallenerkrankungen

Alle Laster gipfeln schließlich und endlich im gefährlichsten »Laster«, dem Weltschmerz bzw. der Sinnlosigkeit (Tristitia), der als Antagonist die Lebensfreude (Caeleste gaudium) gegenübersteht.

Der Mensch hat seine Erinnerungen an Gott verloren und seine himmlische Heimat vergessen. Er hat keine Freude mehr auf dieser Welt, weder an seinen Lieben noch an seinen Freunden oder an der Schöpfung. Franz Schubert hat darüber ein schrecklich trauriges Lied geschrieben, das depressive Menschen eigentlich gar nicht hören sollten: »Da leuchten Sonne nicht noch Sterne, da tönt kein Lied, da ist keine Freud'« (Franz Schubert/Johann Mayrhofer: Fahrt zum Hades).

Die Melancholie ist eine furchtbare Krankheit, der traurige Mensch sitzt und weint und weiß schon gar nicht mehr, warum. Seine Heimat hat er aus den Augen verloren, und er spricht: »Ich kenne nichts, was da oder dort seine Heimat in Gott hat. Hier sterben alle Lebenskräfte, weil sie keine Kraft mehr in sich haben.« Er sieht immer nur schwarz und spricht in seiner Traurigkeit weder mit seinen Freunden noch söhnt er sich mit seinen Gegnern aus. Vielmehr frisst er den Weltschmerz in sich hinein, verzieht sich wie eine Schnecke in ihrem Haus und scheucht jeden, der ihm helfen will, davon. Er trauert, als ob er schon tot sei, und schaut nicht einmal mehr zum Himmel auf.

Gott lässt aber nicht locker und wendet sich zum Weltschmerz: »Ich habe Sonne, Mond und die ganze Schöpfung geschaffen und dich mit brennender Vernunft ausgerüstet. Damit sollst du mich erkennen und in aller Freiheit leben. Du sollst mir daher mit Freude und Heiterkeit begegnen und nicht gegen mich kämpfen. Das Gute ist doch für jeden viel besser als das Böse. Wenn du die Hände nicht ausstreckst, kannst du von mir auch nicht das Außergewöhnliche empfangen. Ich habe ein Feuer angezündet, das bis auf den Grund der äußersten Bosheit brennt, um dich mit dem Feuer zu prüfen, weil keine Kreatur ohne Bewährung ist. Kein Geschöpf kann diesem Feuer entkommen, keines kann es auslöschen, weil alles durchforscht wird, was sich Gott entgegenstellt. Ich habe dir dein Heil und deine Heimat gezeigt. Du betrachtest mich aber mit deinem Misstrauen. Daher muss ich dich nun mit meinem Strafeifer prüfen, weil du das Gute, das ich dir gezeigt habe, verachtest und nicht aufnehmen willst.«

Hildegard sieht im Weltschmerz einen Mann in Frauengestalt, die zu einem Zerrbild geworden ist. In ihrer Dummheit umarmt sie trockene Zweige und verflucht die Tage ihres Lebens. Sie singt voller Schmerz wie Orpheus in der Unterwelt: »Oh, wäre ich doch nie geboren!«

Der Weltschmerz lässt sich auch von Gott nicht helfen: »Weh mir, dass ich geboren bin! Was für ein Leben! Wer wird mir helfen? Wer wird mich erfreuen? Wenn Gott mich kennte, könnte er mich doch nicht in so eine Not schicken. Es hat mir nichts Gutes gebracht, dass ich mein Vertrauen auf Gott setzte. Selbst wenn ich mich an Ihm erfreue, nimmt es mir nicht dieses Übel weg ...«

Wer noch einen Funken Lebenslust in sich hat, verstärke ihn mit den Antimelancholika und lasse sich von der Lebensfreude helfen: »... doch schau nur auf Sonne, Mond und Sterne und alle Pracht der grünenden Lebenskraft auf der Erde und bedenke, welches Glück Gott allen Menschen damit geschenkt hat ... Wer gibt dir denn all die guten Gaben, wenn nicht Gott? Wenn dir der Tag entgegeneilt, nennst du es Nacht, und wenn dir das Glück begegnet, nennst du es Unglück. Wenn es dir gut geht, behauptest du, es ginge dir schlecht.

Ich aber habe hier schon den Himmel auf Erden, weil ich alles, was Gott geschaffen hat, richtig anwende, während du alles ins Unglück verdrehst. Ich lege die blühenden Rosen, die Lilien und die ganze grünende Lebensfrische zärtlich ans Herz und lobe Gottes Werke, während du nur Schmerzen über Schmerzen anhäufst ... Du betrachte nur, wie töricht und blind du bist und was du da sagst.«

Die meisten Menschen nehmen heute chemische Antidepressiva, um ihre seelischen Probleme zu »lösen«, und werden in dieser Hinsicht auch noch großzügig sowohl von der medizinischen Wissenschaft als auch von der Pharmaindustrie ermuntert. Dabei weiß doch jeder ausnahmslos, dass sich seelische Probleme nicht mit chemischen Arzneimitteln kurieren lassen. Trotzdem gibt es für fast alle Seelenzustände ein allopathisches Medikament: gegen Angst, Unruhe, Traurigkeit, Depressionen, Psychosen, Schlaflosigkeit, Liebeskummer, Prüfungsangst, Ticks und Macken und überhaupt gegen die alltägliche Lebensangst.

Alle Psychodrogen zerstören auch das Gehirn. Und wer bis dahin keine »Macke« hatte, wird von nun an sicher eine bekommen. Viele Antidepressiva lösen Selbstmordgedanken aus; und wer bisher noch nicht die Kraft hatte, sich umzubringen, wird durch diese Drogen unter Umständen so aufgeputscht, dass er nun auch die Tat vollziehen kann.

Die Hildegard-Psychotherapie ist der Königsweg, weil die meisten Nervenkrankheiten eine Folge der seelischen Mangelzustände sind, die mit dem Mangel an Lebensfreude enden. Wo wieder Liebe und Freude im Leben wirksam werden, sind die meisten Psychopharmaka überflüssig. Darüber hinaus gibt es in der Hildegard-Heilkunde sehr viele wirksame Heilmittel und Methoden, um die Schwarzgalle zu beseitigen und den Menschen froh zu machen.

Eins der bedeutendsten Verfahren ist wie gesagt der hildegardische Aderlass, bei dem in Abhängigkeit von einem wichtigen kosmischen Ereignis gezielt das schwarzgallige Blut entfernt wird. Der Aderlass ist das wirksamste und rascheste Prophylaktikum, um Krankheiten frühzeitig zu verhindern und um Blockaden zu beseitigen, die die natürliche Heilung bisher verhindert haben.

Wird die Schwarzgalle nicht neutralisiert, gewinnt im Menschen der Zorn (Ira), durch den die Galle erst so richtig überläuft, die Oberhand: »Ich zermalme und vernichte alles, was sich mir in die Quere stellt. Mit dem Schwert schlage ich um mich und mit dem Knüppel haue ich drein.«

In seiner Wut nimmt der Zornige keine Rücksicht, weder auf sich noch auf seine Mitmenschen. Weil der Mensch im Zornesanfall seinen Verstand verliert, vernichtet er in sich selber jeden guten Keim, so dass er weder an Himmlisches noch an Irdisches denkt.« Der Zorn, der im Grunde genommen einen Verdrängungsmechanismus darstellt, wird durch die Geduld (Patientia) im Tragen der Probleme und Rückbesinnung auf die Realität Gottes überwunden: »Ich siege im Anfang mit dem stärksten Sohn Gottes, der vom Vater in die Welt kam, um die Menschen zu erlösen, und der wieder zum Vater zurückkehrte. Unter größten Schmerzen starb er am Kreuz; wieder auferstanden von den Toten fuhr er gen Himmel. Daher will ich nichts scheuen und nicht vor den Leiden und Schmerzen dieser Welt fliehen.

Milzerkrankungen –
Milz und »Spleen«

Die Milz – Kontrollzentrum der Abwehr und Blutbildung

Nach Hildegard hat die Milz eine wichtige Rolle als vorgeschaltetes Schutz- und Entgiftungsorgan des Herzens. Außerdem ist sie ein wichtiges Organ zur Abwehr von Infektionen und Tumorzellen. Besonders durch Rohkost kann die Milz (und später das Herz) angegriffen werden, wobei es zu Milzschmerzen und Durchblutungsstörungen kommen kann.

Über die Milz weiß die Schulmedizin noch immer zu wenig. Der berühmte Berliner Pathologe Rudolf Virchow bekannte in seinen Vorlesungen: »Die Milz ist ein großes Organ. Über seine Funktion wissen wir nichts!« Daran hat sich auch nicht viel geändert, nachdem der Kölner Anatom Tischendorf sein großes Standardbuch über die Milz geschrieben hat. In der chinesischen Medizin ist die Milz das wichtigste Organ des Menschen, und in der Hildegard-Medizin spielt sie eine besonders große Rolle, um Blut und Lymphe von Fäulnisstoffen und Darmgasen zu befreien.

Die Milz ist das Kontrollzentrum für die körpereigene Abwehr und das gesamte Blutbildungssystem, denn in ihr werden nicht nur sämtliche Blutzellen auf- und abgebaut, sondern auch alle Zellen der körpereigenen Abwehr, z.B. Fress- und Killerzellen gebildet.

Hildegard betont immer wieder, wie schädlich Rohkost ist und dass zunächst die Milz darunter leidet, woraus später auch ein Herzschaden entstehen kann: »… wenn die in einigen Speisen enthaltenen schlechten Säfte, die eigentlich durch das Feuer oder eine andere Zubereitungsweise, nämlich durch Salzen oder durch Essig, hätten abgefangen und abgeleitet werden sollen, aber nicht abgefangen und beseitigt wurden, dann gelangen diese schlechten Säfte zur Milz und lassen die Milz anschwellen und schmerzhaft werden.«

Nach dem neuesten Stand der Forschung bietet die Hildegard-Kochkunst einen optimalen Schutz vor Infektionen und Abwehrschwäche, weil die Milz, das größte Abwehrorgan, dadurch in einen optimalen Gesundheitszustand gebracht wird.

Durch den Kochvorgang werden in den pflanzlichen Lebensmitteln nicht nur die »Antinährstoffe« vernichtet, die die Pflanzen produzieren, um sich gegen Schädlinge zu verteidigen, sondern auch die Phytine aufgeschlossen, in denen sich die Mineralien und Spurenelemente für unsere Ernährung befinden.

Nach Hildegard ist aber nicht nur das Kochen, sondern auch die liebevolle Zubereitung der Speisen und das Weglassen aller Küchengifte (Erdbeeren, Pfirsiche, Pflaumen und Lauch) eine notwendige Voraussetzung für die Gesundheit der Milz.

Große Milzkur, Rohkostschäden, Milzschwellung

Kerbel-Dill-Knödel

Hat die Milz unter Rohkost gelitten, sollte die große Milzkur mit Kerbel-Dill-Knödeln durchgeführt werden, ebenso bei Diätfehlern, Milzschwellung, Polyzytämie, Leukopenie, Thrombopenie und Leukämie.

$^1/_2$ l Milch	2 EL Kerbel
3 Eier	1 EL Dill
2 EL Dinkelmehl	2 EL Weinessig
500 g Weizen- oder	3 EL Sonnenblumenöl
Dinkelvollkornbrot	2 l Wasser
2 Knoblauchzehen	

Milch, Eier und Dinkelmehl verquirlen und über das klein geschnittene Brot in einer Schüssel gießen und $^1/_2$ Stunde durchziehen lassen. Knoblauchzehen, gehackte Kräuter, Essig und Öl daruntermischen. Den Teig kräftig durchkneten und 3 Stunden ruhen lassen. Danach mit angefeuchteten Händen ca. 15 Knödel formen und in Salzwasser geben. 15 Minuten auf kleiner Flamme gar kochen. Knödel in einer Gemüse- oder Kalbsfußbrühe servieren.

Leinsamenkompresse

Zusätzlich kann man bei Schmerzen noch eine Leinsamenpackung auf die Milz legen: 2 EL Leinsamen in einen Leinbeutel einnähen und in $\frac{1}{2}$ l Wasser 3 Minuten kräftig aufkochen. Die Kompresse bleibt mindestens $\frac{1}{2}$ Stunde auf der Milz liegen.

Milzleiden und -schwellung durch Ernährungsfehler

Bei Hildegard hat die Milz darüber hinaus auch eine wichtige Rolle als Filter für den Herzstoffwechsel und als Schutz- und Entgiftungsorgan für das Herz. Außerdem ist sie ein wichtiges Organ zur Abwehr von Infektionen und Tumorzellen. Besonders durch Diätfehler und zu viel Alkohol kann die Milz und später das Herz angegriffen werden, wobei es zu Milzschmerzen und zur Schwellung der Milz kommen kann:

Bei einer Milzschwellung wird der Abbau der Blutkörperchen beschleunigt und die Abbauprodukte des roten Farbstoffs, das Bilirubin, die sog. Schwarzgalle, wird vermehrt ausgeschüttet. Als Folge davon kommt es, wie Hildegard schreibt, im Körper zu vermehrter Entzündungsneigung, und das beim Abbau frei werdende vermehrte Cholesterin führt zur Verstopfung der Blutgefäße und somit zur vermehrten Arteriosklerose. Das Herzinfarkt- und Schlaganfallrisiko nimmt rasant zu.

Griechenkleepillen, -mischpulver und Fencheltrank

Hildegard beschreibt nicht nur die Ursache, sondern hat auch eine außerordentlich wirksame Kur mit Griechenkleepillen, -mischpulver und Fencheltrank (s. S. 129).

Milzleiden, -schwellung, Leukämie, Polyzytämie

Onyxwein-Ziegenfleisch-Suppe

Milzbeschwerden werden auch mit einer delikaten Onyxspeise beseitigt: einen Onyx in den Händen anwärmen und in einem Sieb über kochendem Wein halten, bis sich an ihm Kondenswasser abscheidet. Anschließend den Onyx in den kochenden Wein geben.

Mit diesem Onyxwein und gekochtem Ziegen- oder jungem Schaffleisch eine leckere Suppe bereiten.

Milzleiden, -schwellung, Herzleiden

Geröstete Edelkastanien

Auch mit gerösteten Edelkastanien (Maroni) kann man Milzschmerzen ebenso wie Arteriosklerose, Kopf- und Magenleiden sehr
gut beseitigen, wie Hildegard uns mitteilt: »Wer an Milzschmerzen
leidet, röste Edelkastanien oft am Feuer, esse sie täglich warm, und
seine Milz wird warm und strebt nach völliger Gesundheit.«

Milzleiden, -schwellung, Leukämie, Fehlsteuerung der Blutbildung

Pfaffenhütchenwein

»Wer Milzschmerzen hat, der koche die Pfaffenhütchenfrüchte
(Euonymus europaeus) in reinem Wein, siebe sie durch ein Tuch,
und nach dem Essen trinke er ihn oft, und seine Milz wird geheilt
werden.«

3 EL Pfaffenhütchenfrüchte   1 l Wein

Pfaffenhütchenfrüchte 5 Minuten in Wein aufkochen, absieben.
3 Monate lang täglich 1 Likörglas dieses Weins nach dem Essen
trinken (unter Kontrolle der Leukozytenzahl).
   Achtung: Pfaffenhütchenfrüchte sind giftig und dürfen nicht roh
gegessen werden, sondern nur in der angegebenen Dosierung in
Wein abgekocht.

Milzleiden, »Spleenigkeit«, Hysterie

Zedernhonig

Bei Milzleiden mit »Spleenigkeit«, Hypochondrie sowie auch bei
Flatulenz, Koliken, Herzklopfen, Bauch- und Kopfschmerzen sowie Anorexia nervosa hilft der Zedernhonig.

1 Hand voll Zedernzweigspitzen   500 g abgeschäumter Honig

Zedernzweigspitzen im Mixer oder Wolf zu Pflanzenbrei verarbeiten und mit dem Honig vermischen. Davon täglich 3 Msp. nach dem Essen pur oder auf Brot zu sich nehmen.

Weißer Pfeffer

Milzpatienten, die »spleenig« sind, ekeln sich vor dem Essen und leiden an vielerlei Magen- und Darmbeschwerden. Gegen diesen Widerwillen beim Essen, besonders bei Anorexiapatienten, hilft auch weißer Pfeffer auf dem Brot oder im Essen.

Milz- und Herzschwäche, Milzschmerzen, Gastritis

Petersilientrank, Tannencreme und Galgantlatwerge

Bei Milz- und Herzschwäche, Milzschmerzen und Gastritis helfen Petersilientrank, Tannencreme und Galgantlatwerge (s. S. 131, 148 und 128).

Bei Milz- und Magenschmerzen mit Herzschwäche werden zunächst das Herz und dann die Milzgegend mit Tannensalbe massiert. Besonders bewährt hat sich bei Herz- und Milzschmerzen der Petersilientrank (Herzwein). Milz- und Brustschmerzen unter Mitbeteiligung des Magens (Gastritis) behandelt man mit der Galgantlatwerge.

Man nimmt über mehrere Wochen anfangs dreimal täglich 1 TL, nach 2 Wochen vier- bis sechsmal täglich 1 TL, dann 2 Monate lang 1 TL Galgantlatwerge. Dazu muss öfters 1 Likörglas guter Wein (Petersilientrank) getrunken werden. Bei Durchfall oder Nierenreizung wird die Menge auf 2 Msp. täglich reduziert und dann anschließend eventuell wieder gesteigert.

Seelische Ursachen für Milzleiden

Zynismus (Inepta laetitia) und Sehnsucht nach Geborgenheit, zum Leben (Gemitus ad Deum) sind das 7. Schwächen-und-Stärken- bzw. »Laster-und-Tugenden«-Paar, und sie werden u. a. der Milz zugeordnet.

Wer hätte je gedacht, dass die Milz durch zu lautes Lachen krank werden kann? Hildegard meint hier natürlich nicht den guten Humor oder die Fröhlichkeit, sondern das brutale Gelächter oder das unangebrachte Lachen und den Zynismus. Die übertriebene Lustigkeit kann so viel Stimmungshormone freisetzen, dass die Milzgefäße angegriffen werden, daher wird man sich auch »totlachen« können.

Die menschliche Seele ist aufgrund ihrer himmlischen Herkunft lebenslang mit ihrer himmlischen Heimat verbunden. Von hier fließen die Energien, die Lebenskraft – Viriditas –, die den Menschen am Leben erhält. Wenn er sich durch seinen freien Willen von dieser Lebensquelle abwendet, schwächt er seine körperlichen und seelischen Kräfte und zerstört seine Gesundheit. Wir müssen uns nicht wundern, warum er sich deshalb immer wieder »krank«, erschöpft, müde und kraftlos fühlt. Dabei ist er von Natur aus kräftig und gesund und eigentlich Tag und Nacht mit den Kräften des Himmels verbunden, die ihn gesund erhalten. Die gewaltigen Heilungsenergien durchdringen den ganzen Kosmos. Durch alle Geschöpfe fließen ebendiese heilenden Energien des kosmischen Weltennetzes. »Wo aber die Sehnsucht des Menschen zu Gott und dem ›Paradies‹ fehlt«, schreibt Hildegard, »herrschen Zynismus und Menschenverachtung.«

Der unangebrachte Zynismus ist eine Waffe der Arroganz. Immer wieder erleben wir hautnah, wie einige Zeitgenossen »im Namen der Religion« oder »der Wissenschaft« ihre Mitmenschen für »dumm verkaufen« oder, wie man so schön sagt, »unschädlich« machen, um ihr eigenes Ego zu vergrößern und ihre Machtposition auf Kosten der anderen auszudehnen. So soll z.B. ein amerikanischer Forscher seinem Kollegen Albert Einstein geschrieben haben: »Du bist der Fürst der Idioten, der Graf der Schwachsinnigen, der Baron der Trottel, der König der menschlichen Dummheit!«

Es ist leicht, auf Kosten anderer Witze zu machen, aber schwer, über sich selbst zu lachen. Zynismus ist wie Gift und hat mit Humor wenig zu tun. Hildegard warnt sogar davor, weil dadurch die Milz und damit auch das Herz geschädigt werden. Durch das »Seufzen zu Gott« kann dieser Schaden wieder beseitigt werden, »weil sich die Seele beim Seufzen auf ihre himmlische Heimat besinnt«.

Die Sehnsucht zu Gott spricht: »Ich aber lebe in himmlischer Harmonie. Alle Engel und guten Geister umgeben mich. Daran kann ich mich nicht genug freuen und lasse mich niemals von ihnen trennen.«

Die Hildegard-Gesundheitsdiät

Deine Lebensmittel sollen deine Heilmittel sein

Alles, was wir essen und trinken, stärkt oder schwächt unsere Gesundheit und unsere Vitalität, genauso wie die positiven oder negativen Gedanken unsere Seele belasten oder stärken. Was ist aber die richtige Diät, wer oder was bestimmt über die Auswahl unserer Lebensmittel? Der Machtkampf um die richtige Ernährung hat in den letzten 50 Jahren nicht nur ein Chaos, sondern auch die Zivilisationskrankheiten hinterlassen, an denen 80 % der Menschen in der westlichen Welt leiden und sterben. Ein Beispiel ist vor allem die Zunahme von Herz-Kreislauf-Erkrankungen und Krebs – trotz oder wegen des gigantischen Verbrauchs von Margarine- und Pflanzenölprodukten und der unberechtigten Verteufelung von Cholesterin. Es wird heute ganz allgemein anerkannt, dass es zwischen den ersten zehn »Killerkrankheiten« in unserer modernen Gesellschaft und der westlichen Ernährungsweise einen engen Zusammenhang gibt. Dazu gehören Herz-Kreislauf-Erkrankungen, Krebs, Schlaganfall, Alzheimer-Erkrankung, Lungenerkrankungen, Influenza, Diabetes oder die Leberzirrhose.

Im Gegensatz dazu sind die von Hildegard beschriebenen Hinweise aufgrund ihres visionären Ursprungs frei von modischen Irrungen und Wirrungen. Diese Informationen sind in der »Ernährungstherapie der Hildegard von Bingen« zusammen mit unseren Erfahrungen und Heilerfolgen im Hildegard-Kurhaus bei Tausenden von Patienten zusammengefasst.

Die Hildegard-Küche bietet eine abwechslungsreiche, vielseitige Lebensmittelpalette mit Dinkel, Obst und Gemüse im Mittelpunkt und Fleisch-, Fisch- und Milchprodukten als Beilage für eine gezielte Ernährungstherapie. Bei der Auswahl der Lebensmittel entscheiden nicht nur die analytischen Daten von Vitaminen, Mineralien und Spurenelementen, schon gar nicht die Kalorien, sondern vielmehr der Heilwert, den Hildegard »Subtilität« nennt. Es handelt sich dabei um Heilkräfte für die Erhaltung oder Wiederherstellung der Gesundheit, die in den einzelnen Lebensmitteln verborgen sind.

Lebensmittel – Mittel zum Leben

Die richtige Ernährung ist wichtiger und einflussreicher als alle Medizin, Arzneimittel, Operationen und Physiotherapie, weil die Lebensmittel als Mittel zum Leben, Gesundheit erhalten oder wiederherstellen können.

Weltweit gewonnene Forschungsergebnisse bestätigen, dass die Erhaltung der Gesundheit zu 40 % von der richtigen Ernährung und weiteren 40 % von einem vernünftigen Lebensstil abhängen, nur jeweils 10 % sind umweltbedingt oder genetisch vorbestimmt. Auf jeden Fall ist es leichter, die Krankheiten mit der Hildegard-Diät zu verhüten, als sie zu behandeln. Die Geheimnisse für die Erfolge sind im Dinkelkorn verborgen, dem wichtigsten Heilmittel der Hildegard-Medizin. Hildegard bevorzugt Dinkel und seine Heilkräfte vor allen anderen Getreidearten.

Dinkel, das Heilmittel Nr. 1

Dinkel ist kein Weizen, sondern ein uraltes Getreide aus der Familie der Spelzgetreidearten. Die diätetischen Eigenschaften von Dinkel bei der Behandlung von chronischen Krankheiten wurden von Vertretern der Hildegard-Heilkunde in den letzten 50 Jahren systematisch untersucht und auf dem Hohenheimer Dinkelsymposium im März 1991 vorgetragen. Die Erfolge der Hildegard-Diät sind eindeutig vor allem auf die konsequente Umstellung von Weizen auf Dinkel zurückzuführen. Wir wurden auf dieses Getreide aufmerksam, weil nur ganz wenige Mittel bei Hildegard von Bingen diätetisch ähnlich hochgeschätzt werden.

»Dinkel ist das beste Getreide, es wirkt wärmend und fettend, ist hochwertig und gelinder als alle anderen Getreidekörner. Wer Dinkel isst, bildet gutes Muskelfleisch. Dinkel führt zu einem guten Blutbild, gibt ein aufgelockertes Gemüt und die Gabe des Frohsinns.«

Unsere klinischen Beobachtungen an über 10 000 Patienten über einen Zeitraum von 50 Jahren sind ein überzeugender Beweis für die Wirksamkeit der Dinkelkuren. Wir empfehlen deshalb fast jedem unserer Patienten, dreimal täglich Dinkel in irgendeiner Form zu sich zu nehmen:

1. morgens: Dinkelhabermus, Dinkelkaffee,
2. mittags: Dinkelkernotto (geschälter Dinkel), -nudeln, -spätzle, -grießsuppe mit Gemüse, Kopfsalat mit Dinkelkörnern,
3. abends: Dinkelbrot oder Dinkelschrotsuppe.

Bisher wurde bei der Verwendung des ungezüchteten und biologisch angebauten Dinkels noch keine Unverträglichkeit, insbesondere so gut wie keine Allergie beobachtet – ein wichtiger Vorteil gegenüber dem Weizen, von dem die Weizen-(Gluten-)Allergie (Zöliakie/Sprue) bekannt ist.

Dinkel schützt vor Umweltgiften

Dinkel hat gleichzeitig eine große ökologische Bedeutung, sowohl für die Gesundheit der Erde als auch für die Gesundheit der Menschen. Er benötigt zum optimalen Wachstum weder chemische Düngemittel noch Pestizide, Insektizide oder Halmverkürzer. Auf der anderen Seite schützt seine Spelzhülle nicht nur vor radioaktivem »Fall-out«, sondern auch vor Umweltgiften. Wie wir nach der Tschernobyl-Katastrophe 1986 zeigen konnten, war der Dinkel durch seine Spelzhülle zehnmal weniger radioaktiv belastet als der Weizen. Die Spelzen schützen den Dinkel aber auch vor Pilzbefall, den sog. Fusarien (Schimmelpilzen), die die Getreidekörner befallen und Aflatoxine, Krebs auslösende Gifte, ausscheiden. Diese Toxine sind stark giftig, und sie führen bei Tieren und Menschen zu Fehl-, Missgeburten und Unfruchtbarkeit. Von ganz wenigen Patienten abgesehen, hat die Dinkelkost bei unseren Patienten niemals Allergien ausgelöst. Ganz im Gegenteil, der »reine« Dinkel ist das erfolgreichste Heilmittel bei Lebensmittelallergien und allergischen Erkrankungen wie Milchschorf, Heuschnupfen, Polyarthritis, Colitis, Neurodermitis, Asthma, Morbus Crohn, Zöliakie oder Sprue – aber nur, wenn der Dinkel keinen Weizenanteil enthält. Da in den letzten hundert Jahren zwecks Ertragssteigerungen auch Weizen in den Dinkel hineingezüchtet wurde, empfehlen wir nur alte oder neue herausgemendelte Dinkelsorten, in denen sich kein oder nur ein sehr geringer Weizenanteil befindet. Dazu gehören die Marken Ostro, Oberkulmer Rotkorn, Steiners Roter Tiroler, Frankenkorn (Altgold x Rouquin) und Schwabenkorn (Auslese aus Hohenheimer Material).

Dinkel als Überlebensmittel

Als klassisches Beispiel für die wunderbaren Kräfte des Dinkels (Tumorrezidivprophylaxe durch Dinkel, Obst und Gemüse) folgt der Bericht eines Krebspatienten, dem man 1989 eine Lebenserwartung von nur drei Monaten prophezeit hatte. Es geht ihm aber noch heute gut, 16 Jahre nach der Operation! Er ist glücklich verheiratet und unternimmt täglich ausgedehnte Radtouren:

»Meine Frau hatte sich schon nach kurzer Einarbeitungszeit voll auf mehrere Hildegard-Rezepte eingestellt, nach und nach kamen andere hinzu. Das Erstaunliche: Es war nichts darunter, was mir wegen des fehlenden Magens nicht bekommen wäre. Im Gegenteil, mein Körper verlangte nach solch einer Kost, und dementsprechend war bald eine wohltuende Kräftigung an mir feststellbar. Ich mochte die Gerichte nicht mehr missen. Einbildung? Doch wohl kaum, denn sonst hätten wir beide, meine Frau und ich, nicht bis zum heutigen Tag durchgehalten. Es wurde für mich nie eigens gekocht, meine Frau stand viel zu sehr hinter der Ernährung, weil wir sie als schmackhaft, bekömmlich und stärkend empfanden. Mit Erstaunen sahen wir, wie gerade die Enkelkinder nach der Hildegard-Küche verlangten. Geradezu ein ›Renner‹ wurde das von unserem Frühstückstisch nicht mehr wegzudenkende Habermus (s. u.).

Da ich wegen des fehlenden Magens etwa fünf- bis sechsmal täglich etwas zu mir nehmen muss, ist ein zweites Frühstück selbstverständlich. In der Anfangszeit (ca. 1–2 Jahre) bestand dies aus Dinkelbrot, -kaffee und Fencheltee, Butter und Käse. Wurstaufstrich und Schinken hatten auf unserem Tisch nichts mehr zu suchen. Wie die Ausrichtung am Morgen nach Hildegard erfolgt, so setzen wir es am Mittag fort. Vor allem die Dinkel-Quendel-Nudeln haben es uns angetan. Nudeln sind sehr gefragt bei uns, ohne dass dies zu einer Einseitigkeit führen würde. Die Auswahl ist reichlich, z. B. auch als Gabelspaghetti oder Hörnchen, bevorzugt werden auch die Dinkel-Edelkastanien-Nudeln. Gekochtes und gedünstetes Gemüse ergänzt die Mahlzeit getreu der Hildegard-Ernährungstherapie. Die Auswahl wird sorgfältig getroffen.

Einmal pro Woche ist in der Regel ein ›Fischtag‹. Der Abend ist grundsätzlich fleischfrei. Wenn wir mittags Fleisch in kleinen Mengen essen, dann möglichst Geflügel, Lamm oder Wild.

Da bei Hildegard alles einer göttlichen Ordnung unterliegt, halten wir uns an diese Ordnung und richten uns nicht nach unseren geschmacklichen Gelüsten. Die vielfältigen geschmacklichen Richtungen stellen sich ganz von selbst ein.

Es ist wohl unschwer zu erkennen, welche Bedeutung ich der Hildegard-Ernährungstherapie in meinem Aufbauprozess beimesse. Ich lasse mich von der Überzeugung nicht abbringen, dass die Ausrichtung auf Hildegard, wie ich sie vollzogen habe, von nicht zu unterschätzender Wirkung auf meine Gesundheit gewesen ist.«

Ein »Klassiker«: Dinkelhabermus

1 Tasse Dinkelgrütze, -schrot, -flocken	1–2 TL Honig
2 Tassen Wasser	Zimt zum Bestreuen
1 Apfel	1 TL gehackte süße Mandeln
je 1 Msp. Galgant, Bertram und Zimt	

Dinkel in Wasser einrühren, unter Umrühren 5 Minuten vorsichtig aufkochen. Anschließend bei kleiner Hitze etwa 10 Minuten quellen lassen. Dabei den klein geschnittenen Apfel, die Gewürze und den Honig einrühren, nochmals kurz aufkochen und mit Zimt und Mandeln bestreut servieren.

Nach einem anderen Rezept kommt noch 1 TL Flohsamen darüber, ferner der Saft von $1/2$ Zitrone, den man über dem Habermus auspressen kann.

Diabetiker sollten sich das Mus mit gekochten Dinkelkörnern zubereiten und anstelle von Honig $1/2$ TL Fruchtzucker verwenden.

Inhaltsstoffe des Dinkels

Dinkel wurde gründlich analysiert und mit allen anderen Getreidearten verglichen. Bemerkenswert ist sein Gehalt an hochwertigen lebensnotwendigen Eiweißstoffen, den essenziellen Aminosäuren. Zusätzlich befinden sich im Dinkel wertvolle ungesättigte Fette, komplexe langkettige Kohlenhydrate, die Vitamine E, B_1, B_2 und B_6, Mineralien, Spurenelemente und lösliche sowie unlösliche Ballaststoffe. In der Tabelle ist der Aminosäuregehalt des ganzen Dinkelkorns im Vergleich zum Weizenkorn (g je 100 g Frischgewicht) zusammengefasst:

	Dinkel	*Weizen*
Cystin	0,35	0,26
Isoleucin	0,48	0,33
Leucin	0,94	0,66
Lysin	0,36	0,32
Methionin	0,20	0,14
Phenylalanin	0,67	0,47
Threonin	0,41	0,31
Tryptophan	0,18	0,14
Valin	0,60	0,45

Dinkel garantiert dem gesamten Organismus einen konstanten Zufluss an Energie. Bei der Verdauung werden seine komplexen Kohlenhydratketten langsam von den Darmbakterien Molekül für Molekül zerlegt und vollständig zu Kohlendioxid und Wasser verbrannt, um leicht und ohne Rückstände ausgeschieden zu werden. Im Vergleich dazu werden Fleisch und Käse vom Körper zu Harnsäure und Harnstoff abgebaut, die zu Gicht und Rheuma führen können. Durch die gleichmäßige Energiezufuhr fühlt sich der Körper ausgeglichen und von Kopf bis Fuß von einem Wärmegefühl überströmt. Dinkel geht ohne große Verdauungsarbeit gleich ins Blut und bringt alle Körperzellen zur Höchstleistung (z. B. führen Jan Ullrich und sein Radrennteam ihre sportlichen Erfolge u. a. auf die Dinkelkost zurück).

Im Dinkel befindet sich fast alles, was der Mensch zum Leben braucht, vor allem eine Fülle von 45 Mineralien und Spurenelementen – genauso viele, wie unsere Knochen zum Wachstum benötigen. Die Hildegard-Kost erfordert also keine Nahrungsergänzungsmittel, schon gar keine komplizierten Kalorien-, Vitamin- und Spurenelementtabellen. Mit Hildegard kann man ganz hervorragend und wohlschmeckend kochen, weil man die Lebensmittel, Gemüse und Obst aus den einzelnen Jahreszeiten und von den regionalen Gegenden verwendet.

Die Heilkräfte in Weizen, Hafer, Roggen und Gerste

Hildegard beschreibt aber auch die anderen herkömmlichen vier Getreidearten Weizen, Hafer, Roggen und Gerste. Damit nimmt sie in ihrem Kapitel über den Weizen die gesamte Reformbewegung vorweg: »Der Weizen erwärmt den Menschen und ist so vollwertig, dass er keine Zusatzstoffe braucht. Wenn man das richtige Weizenmehl aus dem ganzen Korn herstellt, wirkt das Brot aus diesem Vollkornmehl für Gesunde und Kranke nur gut und führt den Menschen zu rechtem Muskelfleisch und rechtem Blut.«

Weizenweißmehl und seine Produkte wie Brötchen, Nudeln oder Kuchen lösen Krankheiten aus und schwächen den Menschen: »Wenn der Müller dagegen den Grieß der Weizenkörner aussiebt und man aus diesem weißen Weizenmehl Brot oder Brötchen backt, wird dieses Gebäck auf den Menschen krank machender und schwächender wirken als Vollkornmehl. Dieses Mehl hat nämlich seinen Weizenwert verloren und bewirkt im Menschen weit mehr Verschleimung (Bronchitis und Katarrh) als das richtige Weizenvollkornmehl.«

Hafer ist fast so gut wie Dinkel, macht aufgeschlossen, leistungsfähig und sorgt für »einen guten Geschmacks- und Geruchssinn. Gesunden Menschen wird Hafer zur Freude der Gesundheit. Er fördert ein fröhliches Gemüt und eine reine helle Aufgeschlossenheit. Die Haut wird schön und das Fleisch kernig gesund. Kranken taugt Hafer nicht viel zur Nahrung, weil er in seinem Magen verklumpt und zu Verschleimung führt.«

Roggen ist ein Schlankmacher, nur gut für Schwerstarbeiter: »Roggen macht gesunde Menschen stark und kräftig, vermindert aber ihr Fettgewebe. Menschen mit ausgekühltem Magen (Magenkatarrh, -schwäche) macht Roggen eine zu stürmische Verdauung (Krämpfe), da die Verdauung mit dem Roggen nicht fertig werden kann.«

Gerste taugt nicht viel zum Essen, sie ist nur gut als Bier, »da Gerstengetreide eine auskühlende Wirkung hat, die frostiger und schwächender macht als alle anderen Getreidekörner. Gerste, als Brot oder Suppe gegessen, verletzt gesunde und ausgekühlte kreislaufschwache Menschen, denn die Gerste hat nicht die Heilkräfte der anderen Getreidearten. In flüssiger Form ist Gerste als Bier allerdings gut und bekömmlich, weil Bier die Muskelpartien des Menschen wachsen lässt und es wegen der Stärke und Güte des Gerstensaftes eine schöne Gesichtsfarbe macht«. Dasselbe trifft auch auf Dinkelbier zu, ein gutes Kräftigungsmittel für alle Kranken und Gesunden.

Empfohlene Gemüsearten

Hildegard hat in ihrer *Physica* alles beschrieben, was es damals auf dem Markt zu kaufen gab. Dazu gehören die alten Gemüsearten, auch der Kohl, den sie wegen der blähenden Wirkung nicht empfiehlt. Dafür gibt sie aber einigen besonderen Gemüsearten den Vorzug:

Edelkastanie

Die Edelkastanie wird von Hildegard bei jeglicher Art von Schwächezuständen empfohlen, wir können sie also auch bei Abwehrschwächen wie z. B. bei Krebs, Aids oder der Lyme-Krankheit (Borreliose) einsetzen: »Der Kastanienbaum ist sehr warm und hat aufgrund seiner Wärme eine große Lebenskraft, da er die Discretio (das rechte Maß) symbolisiert; und alles, was in ihm ist, und auch seine Frucht sind nützlich gegen jede Schwäche, die im Menschen ist.«

Damit kommt der Edelkastanie eine bedeutende Schlüsselrolle für Körper und Seele zu. Aufgrund ihrer Inhaltsstoffe und der gespeicherten Sonnenenergie ist sie in der Lage, den Menschen so vollständig und harmonisch zu ernähren, dass er seine Ausstrahlung und Widerstandskraft zurückerhält. Dabei hilft sie der Leber, wieder gesund zu werden und dadurch den Menschen ins rechte Maß zu bringen.

Edelkastanien haben sich bei allen auszehrenden Krankheitszuständen wie z. B. Krebs und Aids bestens bewährt. Ein entkräfigter, bettlägeriger Aidspatient hat dadurch, dass er täglich Edelkastanien aß, innerhalb von vier Wochen wieder 18 kg zugenommen, konnte das Krankenhaus verlassen und geht heute wieder seiner Arbeit nach. Das Krankheitsgefühl ist weg, solange er Edelkastanien zu sich nimmt.

Besonders wertvoll ist die regenerierende Wirkung auf die Leber: »Wenn die Leber schmerzt, zerstoße Edelkastanienkerne und lege sie in Honig (3 EL auf 100 g Honig). Und diesen Honig esse oft, und deine Leber wird geheilt.«

Die Maronen – die gerösteten Edelkastanien – sind ein wichtiges Heilmittel für die Milz und schützen die Leber vor Alkohol, deshalb essen die Franzosen Maroni zum Rotwein: »Wer an Milzschmerzen leidet, röste diese Kerne oft im Feuer, esse sie oft mäßig warm, und seine Milz wird warm und strebt nach völliger Gesundheit.«

Besonders bewährt haben sich die Edelkastanien neben dem Dinkel bei der Leukämie, bei der durch die Gabe von Dinkel und Edelkastanien die Leukozytenzahl fällt, während bei Nachtschattengewächsen (Kartoffeln, Tomaten, Paprika, Auberginen) die Leukozytenzahl krankhaft ansteigt.

Wer sein Nervensystem stärken will, um sein Gedächtnis zu verbessern und sich vor der Alzheimer'schen Krankheit zu schützen, sollte des Öfteren gekochte Edelkastanien essen: »Ein Mensch, dem das Hirn durch Trockenheit leer ist und der daher im Kopf schwach wird, koche die Früchte in Wasser ohne Zusatz.«

Fenchel

Fenchel ist in jeder Form (Tee, Gemüse, Tabletten) eines der wichtigsten 100%igen Heilmittel. In der Hildegard-Heilkunde ist er das Universalmittel gegen die Übersäuerung und die Schwarzgalle, da er zahlreiche Mineralien enthält, welche die Säuren neutralisieren. Fenchel räumt mit den Fäulnisstoffen im Darm auf, weshalb er auch als »Karminativum« (Reinigungsmittel) bezeichnet wird.

Seine krampflösenden Eigenschaften sorgen dafür, dass sich die »verhockten Winde« lösen. Daher wird er nicht nur in der Kinderheilkunde bei Krämpfen angewendet, sondern besonders auch bei Magen-Darm-Koliken.

Hildegard beschreibt in ihrer klaren Sprache deutlich, was von der modernen Phytotherapie bestätigt wird: »Und wie auch immer Fenchel gegessen wird, macht er den Menschen fröhlich, vermittelt ihm angenehme Wärme (gute Durchblutung), guten Schweiß und gute Verdauung, denn wer Fenchel oder seine Samen täglich nüchtern isst, vermindert den üblen Schleim oder die Fäulnis in ihm, und er unterdrückt den üblen Geruch seines Atems.«

Fenchel enthält sehr viele Vitamine, besonders reichlich Vitamin C, das als Antioxidans in der Lage ist, Krebs auslösende freie Radikale zu beseitigen.

Bohnen

Neben dem Dinkel stehen die Bohnen physiologisch gesehen an erster Stelle in der Hildegard-Küche. Bohnen gehören zu den preiswertesten und wohlschmeckendsten pflanzlichen Eiweißquellen, denn sie haben 20–25 % pflanzliches Eiweiß, das gut verstoffwechselt wird. In der Kombination von Dinkel und Bohnen finden wir alle lebensnotwendigen Eiweiße, sodass diese Gerichte eine wertvolle Alternative zum tierischen Eiweiß sind, das ja bekanntlich das Tumorwachstum begünstigt.

»Die Bohnen haben einen erwärmenden Stoff und sind eine gute Speise für gesunde und kräftige Menschen. Sie sind weit nützlicher als die Erbsen, und auch Kranke können Bohnen essen und werden davon kaum etwas zu leiden haben, weil Bohnen in ihnen nicht so viel Schleim entstehen lassen wie die Erbsen.«

Kichererbsen

Wie in der orientalischen Küche verwendet auch Hildegard mit Vorliebe Kichererbsenpüree, das man etwa zu Fallafel verarbeiten und mit Griechenkleemischpulver würzen kann. Hildegard lobt ihre gute Bekömmlichkeit und ihre Fieber senkende Wirkung.

»Die Kichererbse ist warm und angenehm und leicht zu essen,

und sie vermehrt seinem Esser nicht die üblen Säfte. Wer Fieber hat, brate die Kichererbsen über frischen Kohlen und esse sie, und er wird geheilt werden.«

Rote Rüben/Rote Bete

Bei Hildegard steht nicht ausdrücklich etwas von Roten Rüben (Roter Bete). Es können alle Rüben verwendet werden, auch gelbe Mohrrüben oder weiße Teltower Rübchen. Bei Patienten mit Hautleiden haben wir doch mit Roter Bete die besten Erfahrungen gemacht. Hier setzen wir Roten-Rüben-Salat mit Quendel ein, um die Hautdurchblutung zu verbessern. Während die Mohrrüben sehr viel Betakarotin enthalten, finden wir in Roter Bete den Farbstoff Anthocyan, das sog. Vitamin P (Reparaturvitamin für geplatzte Blutgefäße), das ebenfalls in der Lage ist, als Antioxidans freie Radikale einzufangen.

»Wenn sich aber irgendwann einmal der Körpersaft zur Geschwürbildung in der Haut erhebt, dann soll der Kranke Rüben essen, und das Geschwür wird vernichtet.«

Kürbis

Kürbis, besonders als Püree, kann zu einer schmackhaften Suppe, Kuchen oder zum Kürbisgemüse verarbeitet werden. Zu den Kürbissen gehören auch die Zucchini sowie die amerikanischen Squashsorten (Winter- und Sommersquash). Der orangefarbene Farbstoff der Kürbisse weist wiederum auf das Provitamin A hin, das sog. Betakarotin, das der Krebsentstehung entgegenwirkt, indem es freie Radikale beseitigt.

»Kürbisse sind trocken und kalt. Dennoch haben sie ihr Wachstum aus der Luft. Sie sind zum Essen gut – sowohl für die Kranken wie auch für die Gesunden.«

Sellerie

Das Wurzelgemüse Sellerie ist sehr gesund, nicht nur wegen seiner reichen Mineralstoffe und den Kreislauf anregenden Öle, sondern kann auch in Form des Selleriesamenmischpulvers gegen Rheuma,

Arthritis und Gichtschmerzen sowie zur Senkung des Harnsäure-spiegels eingesetzt werden.

»Sellerie hat mehr eine grüne Natur als eine trockene und hat viel Saftiges in sich. Roh taugt er nicht zum Essen, weil er im Menschen schlechte Säfte bereitet. Gekochter Sellerie schadet dem Menschen nicht, sondern macht ihm vielmehr gesunde Säfte.«

Zwiebeln

Obwohl Zwiebeln in keinem Essen fehlen sollten, werden sie von Magenkranken nicht vertragen, weil sie Blähungen, Bauchschmerzen und Aufstoßen verursachen können. Hier wird die Zwiebelsuppe von uns vielfach als Testsuppe angesehen, um derartige Leiden zu entdecken. Zwiebeln haben eine natürliche Wirkung gegen Bakterien, Viren und Pilze, die auf ihre Inhaltsstoffe, z. B. schwefelhaltige Substanzen sowie das Antibiotikum Phytocit, zurückzuführen sind.

»Roh gegessen, ist die Zwiebel so schädlich und giftig wie der Saft von Unkräutern. Gekocht ist sie gesund, weil durch die Feuerhitze die in ihr vorhandenen Schädlichkeiten gemindert werden. Für solche Menschen, die an Schüttelfrost leiden oder Fieber oder Gicht haben, ist sie gekocht besonders gut. Den Magenkranken macht sie roh wie auch gekocht Schmerzen, weil sie zu feucht ist.«

Knoblauch

Knoblauch hilft bei Verdauungsstörungen, Blähungen, Durchfall und chronischen Verstopfungen, da er in der Lage ist, die normale Darmflora wiederherzustellen.

Ganz besonders interessant ist die Cholesterin senkende Wirkung des frischen Knoblauchs.

Die Wirksamkeit des Knoblauchs zur Infektabwehr, bei Wundheilungsstörungen und bei der Tumorbehandlung basiert auf seinen schwefelhaltigen Inhaltsstoffen Allicin und Alliin. Diese Wirkstoffe stimulieren das körpereigene Abwehrsystem, sodass Viren, Bakterien und Pilze vernichtet werden. Knoblauch schützt die Zellmembranen und das menschliche Erbgut vor Zerstörung durch Umweltgifte und regt in der Leber die Bildung eines Entgiftungsenzyms an, mit dem Toxine (Erregergifte) und Karzinogene (Krebsstoffe) aus dem Körper entfernt werden können.

»Für Gesunde und Kranke ist er gesünder zu essen als der Porree. Man muss ihn roh essen, weil er beim Kochen fast wie verdorbener Wein wirkt. Denn sein Saft ist wohl abgestimmt, und er hat die rechte Wärme. Den Augen schadet er nicht, auch wenn von seiner Wärme die Bindehaut ums Auge stark gereizt wird. Nachher werden sie nämlich klar.

Doch soll man maßvoll Knoblauch essen, damit er das Blut des Menschen nicht zu sehr erhitzt. Wenn Knoblauch alt geworden ist, dann verschwindet seine gesunde und rechte Feuchtigkeit, aber er kommt dann wieder zu Kräften, wenn er von anderen Speisen wieder ins rechte Maß gebracht wird.«

Pastinaken

Die dicken weißen Wurzeln der Pastinaken sind ein schmackhaftes Winterwurzelgemüse, das stark nach Möhren und Petersilie schmeckt. Wahrscheinlich sind die Pastinaken gemeint, die von Hildegard als »Moorkraut« beschrieben werden: »Moorkraut ist kalt und eine Erfrischung für den Menschen«.

Meerrettich

Meerrettich enthält das scharf schmeckende natürliche Antibiotikum Allylisothiocyanat, das sowohl gegen Viren und Bakterien wie auch gegen Pilze wirksam ist. In der kaltnassen Jahreszeit bietet eine Mischung aus geriebenen Meerrettichwurzeln mit Galgantpulver (im Verhältnis 1:1) wirksamen Schutz vor Virusgrippe mit Husten, Schnupfen und Heiserkeit.

»Der frische grüne Meerrettich im März ist für gesunde und kräftige Menschen gesund zu essen, weil er dann in ihnen die Lebenskraft der guten Säfte kräftigt. Ein magerer Mensch, der Meerrettich essen will, esse davon nur wenig, denn wenn er zu viel davon äße, würde er darunter leiden, weil er nur beschränkte Kräfte in sich hat.«

Kopfsalat mit Dinkelkörnern

Kein Mittagessen ohne Kopfsalat. Besonders der hildegardische Kopfsalat mit butterweich gekochten Dinkelkörnern daruntergemischt ist ein Universalverdauungsmittel und hilft gegen Verdauungsschwäche, Verstopfung und Durchblutungsstörung des Gehirns.

»Der Gartensalat, den man essen kann, hat ein ganz frostiges Prinzip. Unzubereitet gegessen, macht sein zu nichts tauglicher Saft das menschliche Gehirn leer und erfüllt den Magen und den Darm mit Krankheitsmaterialien. Wenn also jemand Salat essen will, soll er die Blätter zuerst mit Dill oder Essig oder Knoblauch abschmecken, sodass der Salat nur kurz vor dem Gegessenwerden Zeit hat, sich mit diesen Gewürzstoffen zu durchtränken. Isst man ihn so zubereitet, dann stärkt er das Gehirn und macht eine gute Verdauung.«

Heilkräfte von köstlichem Obst

Äpfel

»An apple a day keeps the doctor away«: Wer einen Apfel am Tag isst, soll keinen Arzt brauchen ... Die Wirkung von Äpfeln geht auf den Quellstoff Pektin zurück, der das Sättigungsgefühl steigert, die Magenentleerung verzögert und im Darm Gallensäure aufsaugt, um sie auf natürliche Weise zu entfernen. Dadurch sinken im gleichen Maße auch der Cholesterin- und die Sexualhormonspiegel, deren Anstieg für die hormonauslösenden Tumoren der Brust, des Darms und der Prostata verantwortlich sind.

Die wertvollen Säuren verleihen dem Apfel seinen erfrischenden, aromatischen Geschmack und fördern den Speichelfluss und die Verdauung.

»Die erquickenden Äpfel wachsen vom Tau, dessen Wirkung sich vom ersten Schlaf der Nacht bis gegen die Morgendämmerung erstreckt. Weil sie von einem kraftvollen Tau schon gekocht wurden, sind sie auch roh von einem gesunden Menschen gut zu essen.«

Gekochte oder gedünstete Äpfel sind für Gesunde und für Kranke leicht bekömmlich. Darum wird beim Fastenbrechen auch ein Bratapfel gereicht. Gedünstete Äpfel verhindern das Wachstum von krank machenden Darmbakterien, die zu Durchfallerkrankungen führen können. Daher wird Apfelmus erfolgreich in der Durchfall- und Fiebertherapie eingesetzt.

Birnen

Rohe Birnen sind nicht gut bekömmlich, weil »ihre Wachstumskräfte nur von dem Tau empfangen werden, dessen Kraft bei Tagesanbruch bereits dahingeschwunden ist. Deshalb verursachen Birnen im Menschen schädliche Säfte, wenn sie nicht vorher gekocht werden, eben weil sie bereits aus dem zerrinnenden Tau wachsen.

Wer daher Birnen essen will, koche sie in Wasser oder dörre sie am Feuer (Kletzenbirnen). Gekocht sind sie noch gesünder als gedörrt, weil das heiße Wasser den in ihnen enthaltenen schädlichen Saftstoff ganz allmählich gar kocht, während das Feuer zu abrupt wirkt. Auch gekochte Birnen liegen dem Essenden schwer im Magen, weil sie alles Faulige in ihm aufsuchen, vermindern und auflösen, wobei sie ihm eine gute Verdauung bereiten und das Faulige mit sich aus dem Körper ausleiten. Äpfel dagegen verdauen sich leicht, aber sie führen bei der Verdauung die Fäulnis nicht mit sich heraus.«

Die purgierende Wirkung der Birnen wird im Bärwurz-Birnen-Honig noch verstärkt. Mit dieser Kur kann eine Darmsanierung durchgeführt werden, bei der die krank machenden Darmbakterien ausgeleitet werden können. Diese Kur, schreibt Hildegard, ist kostbarer als Gold; und bei Hunderten von Patienten haben wir damit erfolgreich eine Darmsanierung durchgeführt, bei der man »normalerweise« Antibiotika bzw. Antimycotica (Trippeltherapie) einsetzen müsste, die schwere gesundheitliche Nebenwirkungen haben.

Quitten

Quitten sind 100%ig gut für Gesunde und Kranke, denn sie können sowohl roh als auch gekocht oder als Quittenmus gegessen werden. Sie haben sich hervorragend bei Rheuma und Gicht bewährt, da sie den Harnsäurespiegel senken können.

»Diese Frucht ist warm und trocken und hat eine feine Ausgeglichenheit in sich, und wenn sie reif ist, verletzt sie – roh gegessen – weder den Kranken noch den Gesunden, gekocht und gedörrt aber hilft sie dem Kranken und dem Gesunden. Wer vergichtet ist (genau dies deutsche Wort steht mitten im lateinischen Text), esse fleißig die Quittenfrucht, gekocht oder gedörrt, und sie räumt mit dem Gichtstoff so gründlich in ihm auf, dass die Gicht sich weder auf sein Nervensystem schlägt noch seine Gelenke zerstört oder auch angreift.«

In der Tumortherapie werden die Quitten zur Anregung der Nierenfunktion eingesetzt, um Schlackenstoffe und Krebs auslösende Gifte auszuscheiden. Da Quitten sehr eisenreich sind, wirken sie bei Anämie blutbildend.

Mispeln

Die Mispel war im Mittelalter ein beliebter Obstbaum und im St. Galler Klosterplan von Karl dem Großen in jedem Klostergarten vorgeschrieben. Besonders von den Italienern, Griechen und Türken wird die Mispel sehr geschätzt. Wir verwenden sie bei Muskelschwäche, -atrophie und amyliotropher Lateralsklerose, weil – wie Hildegard schreibt – durch Mispelmus die Fleischpartien wieder wachsen. Auch in der Krebstherapie sind Mispeln geeignet, weil sie einen Kräfteverfall und Untergewicht aufhalten.

»Die Frucht des Mispelbaumes ist für Gesunde und Kranke nützlich und gut, wie viel man auch davon isst, weil sie dem Esser die Gewebe (das Muskelfleisch und die Muskelzellen) wachsen lässt und sein Blut reinigt.«

Mispeln sind reich an wertvollen Gerbstoffen und Pektinen und haben den höchsten Vitamin-C-Gehalt von allen Früchten. Sie werden auch von Patienten mit empfindlichem Magen und Darm sehr gut vertragen und eignen sich bei der Behandlung von abgemagerten Menschen sowie Krebs- und Aidskranken. Mispelschleim entfernt im Magen und Darm Fäulnis- und Schlackenstoffe, er eignet sich daher besonders gut zur Behandlung von Neurodermitis.

Kirschen

Sowohl Süß- als auch Sauerkirschen enthalten den roten Frucht-farbstoff der Flavonoide. Diese Gruppe gehört zum Vitamin P, dem Permeabilitätsvitamin oder dem Vitamin, welches bei brüchigen Gefäßen und für die Wundheilung wirksam ist.

»Gesunde und Kranke können Kirschen essen. Damit man von gegessenen Kirschen keine Beschwerden bekommt, trinke der Mensch sogleich danach einen Schluck guten Weins.«

Kornelkirschen

Kornelkirschen (Hartriegel oder Cornus mas) ist eine weit verbrei-tete Heckenpflanze. Die knallroten Fruchtfarbstoffe sind ebenfalls aus der Vitamin-P-Reihe und üben einen ausgesprochenen Schutz und eine Heilwirkung auf die entzündeten Schleimhäute des ganzen Verdauungsapparates aus.

Aufgrund ihrer entzündungshemmenden und gefäßschützenden Eigenschaften normalisieren diese Farbstoffe die gesteigerte Ge-fäßbrüchigkeit bei Entzündungen der Mund- und Rachenschleim-haut und stimulieren die Wundheilung bei Gastritis, Magen-Darm-Geschwüren und wirken damit auch der Krebskrankheit entge-gen.

»Die Kornelkirsche verletzt keinen Menschen, denn sie reinigt und stärkt den schwachen und gesunden Magen und fördert so die Gesundheit.«

Himbeeren

Auch die roten Himbeeren enthalten den wertvollen Fruchtfarb-stoff aus der Vitamin-P-Reihe. Himbeeren regen mit ihrem leicht säuerlichen, erfrischenden Geschmack die Speichel- und Magen-saftsekretion an.

»Die Himbeere ist kalt und brauchbar gegen Fieber. Wer nämlich Fieber hat und appetitlos ist, koche Himbeeren in ein wenig Wasser und lasse sie im Wasser liegen und trinke so dieses Himbeerwasser morgens und zur Nacht und lege die in Wasser gekochte Pflanze auf den Magen während einer Stunde als Kompresse. Das soll er 3 Tage lang machen, und die Fieber werden weichen.«

Himbeerwasser mit Galgant hat sich bei Kindern mit Fieber und bei Virusinfektion bewährt. Es ist gleichzeitig ein Schutz vor der normalen Virusgrippe.

Brombeeren

Brombeeren eignen sich zur Herstellung von Marmelade und sind dann eine gute fettfreie Alternative zu Butter oder Käse als Brotaufstrich. Ihr Farbstoff enthält Vitamin P und schützt brüchige Gefäße und Krampfadern.

»Die Brombeeren verletzen weder den gesunden noch kranken Menschen und werden leicht verdaut. Eine Heilwirkung ist aber nicht in ihnen zu finden.«

Zitronen und Orangen

Die süße Orange und die Zitrone werden bei Hildegard als »Bontzider«-Baum beschrieben. Sie beseitigen die Fieberstoffe. Wir wissen heute, dass die Wirkung von Zitrusfrüchten bei fieberhaften Zuständen auf das Vitamin C (Ascorbinsäure) zurückgeführt werden kann. Vitamin C ist an der Biosynthese der Nebennierenhormone beteiligt und hilft daher bei allen Stresszuständen, Infektionen, Verletzungen, Verbrennungen, Kälte, Schäden und Blutverlusten sowie bei starken körperlichen und psychischen Belastungen.

»Das Essen der Zitrusfrucht räumt im Menschen mit den Fieberstoffen auf.«

Süße Mandeln

Süße Mandeln gehören in die Diät von Patienten mit Nerven-, Lungen- und Leberleiden sowie ins tägliche Habermus zum Frühstück. Mandeln verbinden sich püriert sehr leicht mit Wasser zu Mandelmilch, die sich auch bei Nieren- und Harnwegsinfektionen bewährt hat.

»Aber wer ein leeres Gehirn hat und eine schlechte Gesichtsfarbe und daher Kopfweh, esse oft die Mandeln, und es füllt das Gehirn und gibt ihm die richtige Farbe. Auch wer lungenkrank ist und einen Leberschaden hat, esse oft die Mandeln roh oder gekocht, und sie bringen der Lunge Kraft, weil sie den Menschen in keiner Weise belasten oder austrocknen, sondern ihn stärken.«

Mit Fisch schwimmen die Pfunde weg

Aufgrund ihrer Lebensweise unterscheidet Hildegard Fische, die gutes oder minderwertiges Fleisch haben. Besonders wertvoll ist der Hinweis auf die Algen, das Fischfutter, das alle Krankheiten besiegt: »Fische, die sich hauptsächlich in der Mitte und in der Reinheit des Meeres und der Flüsse aufhalten und dort ihre Nahrung suchen, dort finden sie auch gewisse sehr gesunde Pflanzen ..., von denen sie sich ernähren. Sie haben nämlich solche Gesundheit in sich, dass der Mensch, wenn er sie schöpfen könnte, er durch sie alle Krankheit von sich austreiben könnte. Die Fische sind gesund zu essen.«

Dazu gehören die meisten Raubfische wie z.B. Barsch, Kretzer, Dorsch, Gold- und Rotbarsch, Kabeljau, Renken, Hecht, Zander, Esche, Rotauge, Rundling und Maifisch.

Fische, die nur für Gesunde gut sind, sind der Stör, die Bachforelle, die Koppe, der Karpfen und Blaufelchen.

Lachs, der heute wie Schweine auf engstem Raume gemästet wird, hat kein gesundes Fleisch und verdirbt einem den Appetit.

Geflügel

Hühnchen, Gans, Ente, Pute und auch Straußenfleisch, ohne Haut gegessen, sind nicht nur wohlbekömmliche Speisen, sondern können auch eine Stärkung für Kranke sein, da sie leicht verdaulich sind. Natürlich bevorzugt man nur frei laufende »Mistkratzerle«, da Geflügel aus der Legebatterie krank ist und krank macht.

Hühnchen

»Hühnerfleisch ist für gesunde Menschen gut, aber gegessen macht es sie nicht fett, die Kranken aber erfrischt es ein wenig. Wenn aber ein sehr Kranker Hühnerfleisch essen will, lasse er es mit anderen Fleischarten kochen, damit es von deren Saft temperiert wird. Die Henne ist zur Speise besser als der Hahn, weil das Hennenfleisch

zarter ist. Wer aber gesund ist, kann von beidem essen. Die Leber
der Henne und des Hahnes, oft gegessen, taugt gegen alle Krankheiten, die den Menschen innerlich schädigen.«

Die Leber frei laufender Hühner ist ein großartiges Heilmittel
bei inneren Krankheiten, besonders bei Blutarmut (Anämie), weil
sowohl Eisen als auch Vitamin B_{12} der Hühnerleber vom Blut sehr
gut aufgenommen wird. Dadurch ist eine Therapie mit Eisenchlo-
rid und seinen gravierenden Nebenwirkungen überflüssig.

Wildente

Von der Hausente ist abzuraten, obwohl sie an oberer Stelle in den
Schlemmerrestaurants steht, da »die Hausente sich von Unreinem
ernährt und nur von Gesunden gerade noch zu verkraften ist, für
Kranke aber ungenießbar«.

Besser ist dagegen die Wildente, da »sie für den Menschen heilsamer als die zahme Ente ist, weil sie sich immer am Wasser auf-
hält«.

Straußenfleisch

Das dunkelrote Straußenfleisch wird neuerdings als Delikatesse
angeboten, da es ein Diätfleisch ist und sehr wenig Cholesterin enthält (0,2 % im Vergleich zu Hammelfleisch [32 %], Schweinefleisch [25 %] und Rinderlende [10 %]). Straußenfleisch hat eine
entkrampfende Wirkung.

»Wenn ein Mensch die Fallsucht (Epilepsie) hat, der esse oft
Straußenfleisch, und es bringt ihm die Herrschaft über seine Körperkräfte und die Gesundheit wieder. Denn die Wärme und die
Stärke des Straußenfleisches wirken, wo Schwächezustände bestehen, und bringen die Stärke dieser Krankheit wieder zur Ruhe.«

Reh, Hirsch und Wildschwein – Delikatessen

Wild als universelles Diätfleisch wird von Hildegard besonders
bei Verschleimungen, Blähungen, Verdauungsschwäche, Magen-
Darm-Schwäche und Magen-Darm-Krankheiten bevorzugt.

Reh

»Das Reh frisst gesundes Futter. Sein Fleisch ist für gesunde und kranke Menschen gut. Ein Mensch, der von der Präkanzerose geplagt wird (Vicht), esse oft seine Leber, und sie unterdrückt in ihm diese Vicht. Wenn einer oft Rehfleisch ist, reinigt es ihn von Schleim und Unrat.«

Hirsch

Auch der Hirsch ist als Diätfleisch geeignet, besonders bei Magen-Darm-Leiden, Gastritis, Blähungen und Verschleimungen.»Der Hirsch hat plötzliche Wärme in sich, und er ist mehr warm und frisst reines Futter. Sein Fleisch ist für Kranke und Gesunde gut zu essen. Wenn ein Mensch Hirschfleisch ziemlich warm, aber nicht heiß isst, reinigt es seinen Magen und macht ihn leicht. Wer Hirschleber isst, dem unterdrückt sie die Gicht und reinigt seinen Magen und macht ihn leicht.«

Wildschwein

Wildschwein ist besonders geeignet bei abgemagerten, alten Patienten, bei Kraftlosigkeit, Kräfteverfall und Muskelschwäche, besonders wenn die Wildschweine in Edelkastanienwäldern aufgewachsen sind. So kann das Wildschwein die Lebensgeister wieder in Schwung bringen.

»Wenn ein Mensch schwer krank ist, sodass sein Körper daniederliegt und mager wird, der soll – solange er krank ist – vom jungen Schwein essen, aber nicht allzu viel. Wenn er wieder zu Kräften gekommen ist, soll er nicht länger davon essen, weil es von da ab die Krankheiten vermehren würde.«

Butter, Öle, Margarine

Butter ist ein wertvoller Bestandteil und ein wichtiges Heilmittel in der Hildegard-Heilkunde. Die Butter enthält ca. 82 % Fett und 3,1 % ungesättigte Fettsäuren, viele Mineralien und Spurenelemente, u. a. Natrium, Kalium, Magnesium, Calcium, Eisen, Zink, Kupfer, Selen und Jod. In Berggegenden verhindert das Jod der Butter die Kropfbildung. Zusätzlich enthält Butter eine große Menge fettlöslicher Vitamine A oder Retinol, Betacarotin, Vitamin K, D und insbesondere Vitamin E. Ohne diese Vitamine ist der Körper nicht in der Lage, Mineralien aus dem Dinkel, Obst und Gemüse aufzunehmen, die für das Wachstum von Knochen, für die Funktion des Nervensystems und der Sexualorgane notwendig sind. Bei völliger Abwesenheit der Vitamine A und D kommt die Sexualität zum Erliegen. Wenn man bei Kälbern das Butterfett durch Ersatzfette ersetzt, kommt es zum Wachstumsstillstand und zur Sterilität. Besonders bei Kindern sorgen die fettlöslichen Vitamine für einen stabilen Knochenbau, fehlerlose, in Reihe stehende Zähne und eine schöne Haut.

Butter enthält 12–15 % kurz- und mittelkettige gesättigte Fettsäuren, die ohne Beteiligung von Galle sofort von der Leber aufgenommen werden können. Diese kurzkettigen Fettsäuren schützen den Dünndarm vor pathogenen Bakterien und Pilzen, behindern das Krebswachstum und schützen den Darm vor Entzündungen. Die Butter von frei grasenden Milchkühen enthält ein ausgezeichnetes Gleichgewicht von ungesättigten essenziellen Omega-3- und Omega-6-Fettsäuren, die für das Wachstum der Haut und Netzhaut, der Keimdrüsen und der Gehirnfunktion erforderlich sind. Sie verhindern ebenfalls das Tumorwachstum und fördern die Muskelbildung ohne Fettansatz.

Das in der Butter enthaltene Cholesterin ist ein wichtiger Baustein für die Zellmembran und ein Ausgangsstoff für die Sexualhormone, das körpereigene Reparaturhormon Cortisol und Gallensäure.

Die »Cholesterinlüge«

Alle Menschen brauchen das körpereigene Cholesterin für die Aufrechterhaltung lebensnotwendiger Körperfunktionen und die Erhaltung der Gesundheit. Nachdem aber in Amerika unzählige Studien von der Lebensmittelindustrie zum Zwecke der gefährlichen Wirkung von Cholesterin bezahlt wurden, lag es für die Margarine- und Pharmaindustrie nahe, das Cholesterin zu verteufeln und für die Entstehung von Arteriosklerose, Schlaganfall und Herzinfarkt verantwortlich zu machen.

Um den Absatz von »Cholesterinspiegelsenkern« zu steigern, wurden die Grenzwerte von Cholesterin von ursprünglich 200 plus Alter mg/dl, also für einen fünfzigjährigen Patienten normal 250 mg/dl, auf 200, schließlich auf 180 und ideal wie bei den Chinesen auf 130 mg/dl gesenkt. Da aber, wie gesagt, Cholesterin ein wichtiger Bestandteil der Zellwand ist, kam es durch den Cholesterinmangel zu so dünnen Zellmembranen, dass die Krebserreger leichtes Spiel hatten, in den Zellkern einzudringen und Krebs auszulösen. Auf diese Art und Weise sind einige Amerikaner unter der »Cholesterinsenktherapie« an Krebs gestorben.

Inzwischen ist man mit der Cholesterinverteufelung sehr zurückhaltend geworden, nachdem auch der renommierte Herzchirurg und Pionier der Bypasstechnik Prof. Dr. Michael De Baky in Houston bei 1700 Patienten keinen Zusammenhang von Herz-Kreislauf-Erkrankungen und Cholesterin feststellen konnte. Ganz im Gegenteil ist nun der Schuss nach hinten losgegangen, nachdem in Amerika eine Deklarationspflicht für die Transfette vorgeschrieben wurde.

Transfette und Margarine – Plastik im Blut

Nachdem auch der Studienleiter der Framingham-Herz-Kreislauf-Studie 40 Jahre nach deren Beginn feststellen musste, dass sich die beteiligten Menschen immer wohler fühlten, am wenigsten wogen und der Cholesterinspiegel immer niedriger wurde, je höher der Verbrauch von Cholesterin und Butter anstieg, musste man sich einen anderen Sündenbock suchen. Inzwischen war in Amerika der Margarineverbrauch im gleichen Zeitraum um 400 % gestiegen, der Zuckerkonsum um 60 %. Die Todesrate an Herzkrankheiten, Krebs und Depressionen stieg gleichzeitig immer mehr an.

Eine Studie des Medical Research Council zeigte, dass Männer, die Butter aßen, nur ein halb so großes Herzinfarktrisiko hatten als solche, die Margarine aßen.

Streichfähige Margarine wird aus flüssigen Pflanzenölen durch Hydrierung mit Nickelkatalysatoren bei 250–360 °C hergestellt. Die zunächst unangenehm riechende graue Margarine wird bei hohen Temperaturen unter Zusatz von Bleichmitteln gereinigt und schließlich als »gesundes« Lebensmittel verkauft. Bei der Hydrierung entstehen jedoch Transfettsäuren, die vom Körper aufgenommen, aber nicht verstoffwechselt werden können. Sie schwimmen wie »Plastik« im Blut und verstopfen die Gefäße, lösen Arteriosklerose, Krebs, Diabetes, Fettleibigkeit und viele andere Grausamkeiten aus, obwohl sie als gesundes Lebensmittel und Butterersatz propagiert werden.

Zusätzlich wurde bekannt, dass ein übermäßiger Konsum von ungesättigten Pflanzenölen aus Oliven, Raps, Leinen und anderen Pflanzen durch Erhitzen und Backen zu einer größeren Anfälligkeit für Herz-Kreislauf-Erkrankungen, Krebs, Immunschwäche, Lebererkrankungen, Sterilität, gestörte Lernfähigkeit, Wachstumsstörungen und zur Gewichtszunahme führen. Heute wissen wir, dass die mehrfach ungesättigten Fette schnell oxidieren und ranzig werden, wenn sie Wärme und Sauerstoff ausgesetzt werden. Dadurch bilden sie freie Radikale, die die Kettenreaktion im Körper auslösen.

Wir tun also gut daran, uns an Hildegards Empfehlungen zu halten: »Ein abgemagerter Mensch mit Husten und Atemnot esse jegliche Art Butter, denn sie heilt ihn innerlich und trägt zu seiner Erholung bei. Einem normalgewichtigen Menschen tut es gut, Butter zu essen. Wer aber übergewichtig ist, esse nur wenig Butter, damit er nicht noch dicker wird. Gesunde und Kranke können Milch, Butter und Käse von der Kuh essen, wenn sie das nötige Maß einhalten. Anderenfalls würde ihr Leib an Umfang zunehmen.«

Kräuter und Gewürze – die »Verdauungshormone« des Stoffwechsels

Der Ernährungswissenschaftler Prof. Dr. Hans Glatzel ist davon überzeugt, dass die Duft- und Schmeckstoffe der Gewürze nicht minder lebenswichtig sind als das Eiweiß, das Fett und die Vitamine, denn – wie Hildegard schreibt –: »Wenn der Mensch isst und trinkt, dann lenkt ein im Menschen angelegtes Leitungssystem den Geschmacksstoff und den Feinsaft und den Duftstoff zum Gehirn und fördert seine Durchblutung, indem es dessen Gefäßwärme anfüllt … und auch das Herz, die Leber und die Lunge saugen von diesem Geschmacksstoff, dem Feinstoff und dem Duftstoff etwas in ihren Gefäßen auf, sodass sie davon angefüllt und ernährt werden, wie ein alter, ausgetrockneter Darm, wenn man ihn ins Wasser legt, davon weich und voll wird.«

So sind die Kräuter und Gewürze also nicht nur für einen besseren Geschmack da, sondern diese Stoffe regen die Durchblutung, den Stoffwechsel und die Verdauung an. Darüber hinaus machen sie die Speisen bekömmlich und beseitigen im Menschen die schlechten Säfte, wenn sie in Maßen genossen werden.

Die hildegardischen Kräuter und Gewürze bringen einen Hauch von »Tausendundeiner Nacht« in die Küche, weil die meisten früher aus dem Orient kamen, wo sie nicht nur als Aroma-, sondern auch als Arzneimittel verwendet werden. Als Universalgewürze in der Hildegard-Küche haben sich die folgenden Kräuter bewährt (Näheres s. a. mein Buch *Ernährungstherapie der Hildegard von Bingen*).

Ackerminze

Hilft bei Verdauungsbeschwerden älterer Menschen.

Bachminze

Hilft gegen Kurzatmigkeit.

Beifuß

Bei schwachen Eingeweide und kaltem Magen.

Bertram

Bertram ist unser wichtigstes Küchengewürz mit starken Heilkräften für einen guten Stoffwechsel und die Aufnahme der Nährstoffe aus der Nahrung vom Blut. Er sorgt für eine optimale Bioverfügbarkeit der körpereigenen Bausteine. Bertram sollte man täglich als Gewürz oder Pulver ins Essen geben.

Bertram ist das wichtigste Hildegard-Gewürz, um das Blut von allen Bakterien, Viren, Pilzen und Parasiten und ihren Toxinen, die Hildegard Fäulnisstoffe nennt, zu befreien. Das Blut sollte normalerweise steril sein, aber in Wirklichkeit befinden sich nach allen

Infektionskrankheiten die Sporen und Toxine solange im Blut, bis sie daraus mit Bertram entfernt werden.

Besonders interessant und wichtig sind die Erfahrungen mit Bertram bei der Malaria- und Aidsbehandlung:

Seit einiger Zeit betreut der Belgische Hildegard-Arzt Dr. Louis van Hecken in Zambia, Zentralafrika, eine Malaria Station, welche er »House of Hope« genannt hat. Malaria ist die weit verbreitetste Infektionskrankheit der Welt. Jedes Jahr sterben ein bis drei Millionen Menschen an Malaria, die meisten sind junge afrikanische Kinder. Dr. Louis van Hecken wurde durch den Hildegard-Text in der Physika auf Bertram aufmerksam, weil seine antimikrobielle, antivirale und antiparasitäre Wirkung eine bedeutende Rolle bei der Heilung von Tropenkrankheiten und bei septischen Zuständen des Blutes spielen könnte. Durch seine Arbeit mit Malaria- und AIDS-Patienten wurde seine Vermutung überraschenderweise bestätigt.

Hildegard schreibt: »Bertram hat gemäßigte und trockene Wärme und ist wegen dieser guten Ausgeglichenheit von großer Reinheit und starker Heilkraft bei allen Krankheiten.

Er ist gut für Gesunde, weil er bei allen Infektionen die Fäulnisstoffe (Tabes, Toxine, Schlacken, Giftstoffe) vermindert und gutes Blut bildet. Er verstärkt im Menschen den Verstand und die Intelligenzleistung (gegen Demenz und Alzheimer). Er bringt einen Kranken wieder zu Kräften, der schon ganz heruntergekommen ist und Gewicht verloren hat (Infektionen, Krebs). Er bereitet eine gute Verdauung und lässt nichts unverdaut, (gute Bioverfügbarkeit und Resorption von Lebensmitteln bei Dyspepsie).

Täglich gegessen vermindert er die Verschleimung im Kopf (Erkältungen, Asthma, Fibrose) und heilt er die Lungenentzündung (Pleuritis, Brustfellentzündung, Tuberkulose). Betram reinigt und klärt die Augen (Grauer Star, Sehschwäche).

Trocken oder als Gewürz mitgekocht, ist er nützlich und gut für Kranke und Gesunde

Bertram täglich gegessen, vertreibt und verhütet Krankheiten. Er lockt im Mund Feuchtigkeit und Speichel hervor, leitet schlechte Säfte (mali, noxi et infirmi humores) aus und lässt Gesundheit zurück.«

Dr. van Hecken verstand sofort, dass der echte Bertram – Anacyclus Pyrethrum – mit seinen Wirkstoffen aus ätherischen Ölen, Pyrethrin, Anacyclin, Sesamin, Tannine und Inulin ein Mittel gegen Infektionskrankheiten sein muss, das das Blut infizierter Malariaoder AIDS-Patienten von Parasiten und Viren sowie deren Toxinen befreien sollte. Pharmakologische und klinische Wirksamkeit von Bertram bestätigen den Hildegardtext:

Pyrethrin ist ein Wirkstoff gegen Mücken und Moskitos, die auch Malaria übertragen! (Vorbeugend kann sich die ganze Familie vor Malaria schützen und Bertram ins Moskitonetz streuen.)

Anacyclin hat anti–tremor, anti-epileptische, krampflösende und anti-depressive Eigenschaften, mit bemerkenswertem Einfluss auf das Nervensystem.

In Übereinstimmung mit der Hildegard-Heilkunde wird Bertram in der Ayurveda-Medizin und in der russischen Volksmedizin als Nerventonikum zur Verbesserung der Gehirnleistung eingesetzt. Er verbessert das Gedächtnis, die Konzentrationsfähigkeit, die Gehirndurchblutung, die intellektuellen Fähigkeiten.

Bertram hilft gegen Husten, Erkältungen, Asthma, Lungenödeme, gegen Heiserkeit und Angina.

Er ist eins der wirksamsten Mittel zum Schutz und zur Behandlung von frühzeitiger Demenz und der Alzheimer-Krankheit, bei Sprechschwierigkeiten und Lähmungen nach Schlaganfall und gegen Depressionen. In der russischen Volksheilkunde wird Bertram als starkes Tonikum für das Nervensystem gegen Epilepsie, gegen Lähmungen bei Schlaganfall eingesetzt.

Auch bei Verdauungsbeschwerden, Dyspepsie und bei Diabetes ist Bertram wirksam.

Zur klinischen Wirksamkeit bei Malaria und AIDS berichtet Dr. van Hecken:

Bertram reinigt das Blut. Bei Malaria werden die roten Blutkörperchen vom Parasiten »Plasmodium falciparum« zerstört, es kommt zu Anämie. Bei AIDS werden die weißen Blutkörperchen vom HIV-Virus zerstört, wobei Bertram messbar die Blutqualität verbessert. Hämoglobin normalisiert sich und die Leukozytenzahl erhöht sich.

Bertram verbessert die Leistungen des Nervensystems. Bei vielen Tropenkrankheiten und besonders Malaria, Zeckenencephalitis und AIDS wird das Gehirn durch Thrombose und Entzündungen zerstört. Nach Bertram verbessert sich die Gehirnleistung.

Bertram bringt Gesundheit zurück bei Menschen mit auszehrendem Gewichtsverlust, wie bei Krebs, Tuberkulose, AIDS und Malaria.

Bertram sorgt für die Aufnahme aller lebensnotwendigen Stoffe aus den Lebensmitteln, von allem, was der Mensch zum Leben brauchen: Eiweiß, Kohlehydrate, Fette, Mineralien, Spurenelementen, Vitaminen. Bei Diabetes sorgt Bertram für die Zuckeraufnahme, wenn der Zucker aus Insulinmangel nicht verstoffwechselt werden kann.

Bertram beseitigt die Verschleimung im Kopf und in den Lungen besonders bei Husten, Schnupfen, Asthma, Fibrose.

Bertram reinigt und klärt die Augen. Beim grauen Star verhindern abgelagerte Schlackenstoffe die Sehkraft in der Linse. Nach der Einnahme von Bertram konnten Patienten, die nicht mehr lesen konnten, wieder lesen.

Bohnenkraut

Für schwaches Herz und kranken Magen.

Dill

Gekocht beseitigt er den Gichtstoff (Rheuma).

Galgant

Galgant beseitigt Herzschmerzen, -schwindel und -schwäche. Er gehört zu den wirksamsten und besten Heilmitteln.

Ingwer

Hilfreich bei großer körperlicher Schwäche.

Muskatnuss

Muskatnuss fördert die Intelligenz.

Petersilie

Wirksam gegen Fieber.

Pfeffer

Hilft gegen Appetitlosigkeit.

Poleiminze

Hilft bei Verdauungsstörung, Leber-Galle-Leiden, Blasenentzündungen, Erkältungen sowie zur Ausscheidung von Harnsäure.

Quendel

Bei Hautausschlägen und zur Förderung der Hautdurchblutung.

Ysop

Ysop fördert die Leistungskraft und hilft bei Husten und Leberleiden.

Zimt

Zimt wirkt gegen Verschleimung, Erkältung und bei Diabetes.

Getränke

Hildegard empfiehlt, während der Mahlzeiten zu trinken. »Denn wenn der Mensch bei Tisch, nämlich zwischendurch beim Essen, nicht tränke, wurde er schwerfällig in geistiger und körperlicher Hinsicht. Es würde auch keinen guten Blutsaft herbeiführen, und er könnte darum keine gute Verdauung haben. Trinkt der Mensch aber zu viel beim Essen, dann macht das in den Säften seines Körpers einen üblen Schwall von Sturmfluten, sodass die rechten regelmäßigen Säfte in ihm zersprengt werden.«

Fencheltee

Hildegard empfiehlt als 100%igen Gesundheitstee den Fencheltee. Durch Zusatz von Zitronensaft, Honig, Kandiszucker oder guten

Obstsäften kann man ihn noch wohlschmeckender machen. Empfehlen kann man auch Melissen-, Hagebutten-, Brennnessel- und Salbeitee. Der Salbeitee ist allerdings schon ein ausgesprochener Heiltee für alle Schmerzen und Beschwerden der Harnwegserkrankungen. Als Getränk kommt auch der Dinkelkaffee zum Frühstück infrage. Er hat einen ganz hervorragenden Geschmack. Wenn man ihn mit etwas Milch oder Sahne regelmäßig zum Frühstück trinkt, fördert er eine gute Verdauung.

Obstsäfte

Obstsäfte sollten getrunken werden, indem man etwas trockenes Brot hineintaucht oder mitisst. »Ein von Saft triefendes Getränk, wie z. B. bei den Säften der Kräuter oder des Obstes, verursacht manchmal Kopfschmerzen, wenn sie ohne trockenes Brot oft gegessen werden.«

Wasser, Bier und Wein

Bier gilt bei Hildegard als ein Getränk, Wein ist schon eher ein Heilmittel: »Bier lässt die Fleischpartien des Menschen wachsen und macht wegen der Stärke und Güte dieses Getreidesaftes ihm eine schöne Gesichtsfarbe. Reines Wasser hingegen schwächt den Menschen und führt manchmal zur Schleimbildung in seinem Lungenbereich, wenn er nicht gesund ist, weil das Wasser Mängel besitzt und keine große Wertigkeit hat. Wenn aber ein Mensch kerngesund ist, wird es ihm nicht schaden, wenn er dann manchmal auch Wasser trinkt.«

In ihrem Lehrbuch schreibt Hildegard ausführlich über das Wasser und die Mineralwässer. Es werden sechs verschiedene Mineralwässer beschrieben, die bisher von niemandem genau identifiziert wurden. Daher können wir auch das Wasser oder die Tafel- oder Mineralwässer nicht uneingeschränkt empfehlen. Denn es gibt immer noch Mineralwasser mit einem zu hohen Mineralienanteil, die den Körper eher austrocknen und schädigen, als ihn zu reinigen und zu erfrischen.

»Wenn man kostbaren und starken Wein trinkt, regt er die Gewebebahnen und den Kreislauf über Gebühr auf und reißt Säfte an sich und alles Feuchte, das sich frei im Menschen befindet, genauso wie es auch die Abführgetränke tun, und er bewirkt auf diese Weise manchmal, dass der Harn vor seiner Reifung (zu rasch) ausgeschieden wird. Will also ein Mensch köstlichen und starken Wein trinken, soll er ihn deshalb mit Wasser mischen, damit dessen Stärke und Wärme etwas geschwächt und ausgeglichen wird.«

Einige Krankendiäten

Die allgemeine Krankendiät

Erste Diätstufe bei jedem Krankheitsbeginn
Am 1. Tag einer akuten Erkrankung mit Fieber, Erbrechen, Durchfall oder Krämpfen: absolutes Fasten. Nichts essen, nur trinken. Am besten Fencheltee. Bei Virusinfektionen im Sommer oder im Herbst, wenn hohes Fieber mit Durchfall besteht, nimmt der Kranke ein Glas Wasser, einen Schuss Himbeersaft mit Zitrone und löst darin 2 Galanttabletten auf. Bei Durchfall kann man auch leichten schwarzen Tee trinken.

Am 2. Krankheitstag darf man eine dünne Dinkelgrießsuppe mit etwas Salz und Petersilie essen. Bei Durchfall hat sich eine dünne Dinkelmehlsuppe am Morgen bewährt. Auf keinen Fall darf eine Haferflocken-, Gersten- oder Reissuppe gegessen werden, da sie zur Verstopfung führen kann. Am Mittag kann man auch Dinkelspätzle oder -nudeln essen. Am zweiten Tag darf der Kranke so viel Dinkelzwieback essen, wie er will, am besten in Tee getaucht. Dazu isst er gekochte Apfelstücke, keinen Apfelbrei, am besten mit viel Wasser gekocht, und trinkt das Kochwasser.

Am 3. Tag kann man (wenn kein Durchfall besteht) Hühnerbouillon und Hühnerfleisch ohne Haut essen. Auch der gelöschte Wein ist ein gutes Getränk. Außer Äpfeln gibt es keine Früchte, am besten wieder Apfelstücke, in Wasser gekocht. Diese 3-Tage-Diät wird für alle Krankheitsfälle beibehalten; auch wenn im Verlaufe einer Krankheit Komplikationen auftreten, kann man immer wieder auf die erste Dreitagesdiät zurückkommen.

Am 4. Tag der Krankheit wird folgende Diät empfohlen: Weizen-
vollkorn- (Graham-), Dinkelbrot, altes Hefegebäck, Früchte, gutes
Fleisch und Gemüse der Hildegard-Diät ist erlaubt. Zusätzlich zu
Dinkelgerichten kann man noch Haferflocken essen. Jetzt ist auch
wieder Salat erlaubt, allerdings nicht als reine Rohkost, sondern
»angemacht« mit Salatsoße. Ebenso darf man Biskuits, Zwieback,
Apfelkuchen (nicht zu süß), Dinkelkaffee und Fencheltee zu sich
nehmen, aber keine Schokolade und keine Eiscreme.

Diät für chronisch Kranke

Auch für Patienten, die langfristig erkrankt sind, und für chronisch
Kranke wird die Hildegard-Diät wie oben beschrieben empfohlen.
Zusätzlich sollten sie noch auf folgende Empfehlungen achten:

1. Nicht ratsam sind Wurstwaren (besonders aus Schweinefleisch),
   Mayonnaise, gebratene Eier und Käse (wenn man Käse isst,
   dann nur mit Mutterkümmel gewürzt).
2. Man vermeide Konservenkost.
3. Ebenso Sardinen, Aal, Krebse und Krabben, Schweinefleisch,
   Margarine, Ente oder Gans.
4. Für Gesunde und Kranke sind die Küchengifte Erdbeeren, Pfirsiche, Pflaumen sowie Lauch zu meiden.
5. Gurken und Birnen, besonders roh gegessen, erzeugen Migräne.
   Rhabarber, Walnüsse und Kartoffeln werden nicht empfohlen.
6. Außerdem kein hochprozentiger Alkohol, Bohnenkaffee und
   Tabak, keine Schlagsahne und keine Pommes frites.
7. Besonders für Leber-Gallen-Kranke gilt: Iss nicht zu heiß und
   nicht zu kalt, nicht zu süß und nicht zu sauer.
8. Keine Bratfette und Schlagsahne!

Lungendiät

»Wer auf irgendeine Weise unter einer Lungenkrankheit leidet, soll
vor allem fettes Fleisch meiden und jede Speise, die stark bluthaltig
ist (Blutwurst). Ferner gekochten Käse (Pizza, Raclette, Fondue),
weil alles dies im Lungenbereich einen besonders schlechten Schleim
hervorruft. Auch Erbsen und Linsen soll er meiden, rohes Obst und

rohes Gemüse soll er nicht essen. Auch keine Walnüsse. Olivenöl ist zu vermeiden. Will er Fleisch essen, soll es ein mageres Fleisch sein; und wenn er schon Käse essen will, soll dieser weder gekocht noch roh sein, sondern trockener Käse (Hüttenkäse); und wenn es schon Öl sein muss, soll er es auf ein Mindestmaß beschränken. Wasser soll er nicht trinken (keine Mineralwasser), weil es im Bereich der Lungen zu Schlier (Schleim) führt. Neuen und halbgaren (frischen) Most soll er auch nicht trinken, solange dieser nicht total durchgegoren ist. Dagegen schadet Bier nicht viel, weil es gekocht wird. Wein hingegen trinke er nicht.«

Schizophreniediät, Diät für Psychosen

Das wichtigste Heilmittel ist der Nerventee, eine Mischung aus Balsamraute und der dreifachen Menge Fenchel. Davon muss täglich mindestens 1 l getrunken werden.

»So ein nervenkranker Mensch soll trockene Speisen meiden, weil solche seine sowieso zersetzten Säfte in noch größere, sinnverwirrende Dürre stürzen würden. Dagegen soll er gute, wohlschmeckende Speisen essen, die dem Blut mit ihren feinen Säften zu Hilfe kommen und die die Säfte des Kranken wieder ins richtige Geleis bringen und die Sinnesempfindung dieses Menschen von der Verwirrtheit abwenden. Auch soll er Breigerichte aus Feinmehl essen (Dinkelhabermus), die mit Butter oder Fett, nicht aber mit Olivenöl zubereitet wurden, weil diese das leer gewordene und erkaltete Hirn auffüllen und wieder erwärmen. Olivenöl würde Schleim auslösen, und dies sollte er meiden. Auch Wein dürfen diese Kranken nicht trinken, wodurch ihre gespaltenen Säfte nur noch mehr zersprengt würden. Ebenso wenig Bier mit Honig (Met), weil die Stärke des Honigs die zersetzenden Säfte noch mehr zerstreuen würde. Dieser Kranke trinke aber auch kein einfaches Wasser (Mineralwasser), weil es seine Sinne zu noch höherer Hohlheit verleiten würde. Nur den oben erwähnten Nerventee und auch Bier darf er trinken. Diese Getränke leiten seine gestörten Säfte und Sinne wieder in die rechten Bahnen, und das Toben der Sinnesverwirrung wird dadurch abgewendet.«

Dazu gehört noch eine Morgen-Nervensuppe. Man kocht eine dünne Dinkelmehlsuppe unter Beigabe von etwas Salz und 1 TL

Nervenpulver (Mischung von Muskat und Galgant im Verhältnis 1:2 unter Beigabe von 1–2 großen Msp. gestoßener Schwertlilien und Wegerichwurzeln zu gleichen Teilen). Fast immer muss die Schlaflosigkeit mitbehandelt werden. Dazu werden die Kranken in der Haferdampf- oder Edelkastaniensauna zum Schwitzen gebracht.

Epilepsiediät

»Während der Kurdauer kann der Kranke Brot essen und Hühnerfleisch, und zwar mit Sellerie und Petersilie zusammen gekocht, weil dieses Fleisch etwas trocken ist und keinen bösen Schleim in sich hat und außerdem die zarte Kälte von Petersilie und Sellerie den Magen von Verschmutzung und Fäulnisstoffen reinigt. Will er Rindfleisch essen, soll es frisch sein, und falls es Sommer ist, muss dieses einen Tag, falls es Winter ist, eine Nacht in Wasser gelegt werden, weil das Wasser allen Schleim, der in diesem Fleisch steckt, entfernt. Hernach mag der Kranke es gekocht essen. Schaffleisch kann er essen, das nicht wie das Rindfleisch in Wasser gelegt zu werden braucht. Schweinefleisch darf er während der Kur nicht essen, weil seine Art dahin zielt, die Sinnlichkeit des Menschen anzuregen und Hautausschläge und Fallsucht und den Wurm im Fleisch (Krebs) zu nähren. Auch Aal und alle Fische, die keine Schuppen haben (Muscheln), sind zu meiden, da sie in ihrer Art etwas giftigen Schleim enthalten, weshalb sie auch keine Schuppen haben. Während dieser Zeit meide er außerdem Käse, Eier, rohes Gemüse und rohes Obst, außerdem alles Gebratene und Geröstete. Denn Käse (auch Quark) ist bei diesen Leiden Gift, und die Eier und Rohgemüse und Rohkost reizen nur seine Schadsäfte noch mehr. Das Geröstete und Gebratene aber liefert dieser Krankheit einen Rheumastoff. Ein nicht starker, sondern milder und mit Wasser gemischter Wein darf getrunken werden, ebenso Bier.«

Epileptiker sollten außerdem Straußenfleisch essen.

Starke Nerven, gutes Gedächtnis, hohe Konzentrationskraft

Nerven – Brücke zwischen Leib und Seele

Kann man im sprichwörtlichen Sinne »seine Leber verlieren«? Oder »seine Lunge«? Wohl nicht! Aber man kann »seine Nerven verlieren«! Auch sein »Herz«, aber davon wird man in der Regel nicht krank, sondern eher fröhlich. Man kann seine Sehkraft verlieren, sein Gehör, seinen Mut, den Schlaf und den Frieden, seine Geduld und seinen Glauben an Gott. Diese Angelegenheiten haben ebenfalls etwas mit den Nerven zu tun. Auch dass uns jemand oder etwas »auf die Nerven gehen« kann, ist bekannt: Dazu gibt es Nervenbündel, Nervensägen und den Nervenkrieg.

So sind Nervenkrankheiten denn auch zu einer regelrechten Volksseuche geworden. 20 % aller Menschen in der Wohlstands- und Leistungsgesellschaft leiden mehr oder weniger unter Depressionen, Ängsten und Panikattacken. Daher gibt es auch so viele Beruhigungsmittel, Tranquilizer und Antidepressiva, mit denen man aber weder die seelischen Ursachen beseitigen noch die Betroffenen heilen kann. Rund 80 % aller Psychopharmakapatienten erleiden innerhalb von zwei Jahren einen Rückfall, und 10 % dieser nur medikamentös behandelten Patienten begehen Selbstmord. Viele Antidepressiva liefern erst den Antrieb zum Suizid.

Die meisten Befürworter von Antidepressiva gehen von der naiven Vorstellung aus, dass die Schwermut lediglich durch einen Mangel an Neurotransmittern, besonders durch Serotoninmangel, ausgelöst wird. Der verhängnisvolle Fehler besteht darin, zu glauben, man müsse nur das Serotonindefizit mit Antidepressiva ausgleichen, um die Depression zu beseitigen.

Ich habe früher in der Psychopharmakaforschung gearbeitet und kann bestätigen, dass sämtliche Antidepressiva klinisch getestet wurden, manche in Doppelblindstudien, randomisiert nach allen Regeln der Kunst. Danach wurden sie bei den Gesundheitsbehörden als »wirksam und unbedenklich« zugelassen und »wissenschaftlich« anerkannt, *evidence based*, wie die Amerikaner noch eins draufsetzen, also basierend auf Beweisen. Man kann auch sagen *money based*, denn alle Studien kosten sehr viel Geld, das über den Verkaufspreis um ein Vielfaches wieder hereingeholt werden soll. Dennoch kann man mit Chemie keine Depressionen heilen, schon gar nicht seelische Ursachen beseitigen.

Depressionen entstehen durch psychosoziale Mängel und »Fehler«. In Übereinstimmung mit der modernen Hirnforschung beschreibt Hildegard die Nervenkrankheiten als Folge von verschiedenen Risikofaktoren, die in der falschen Ernährung und einem fehlgeleiteten Lebensstil liegen. Wie wir aus der Psychotherapie der Hildegard-Heilkunde wissen, beginnt die Biographie und damit die Persönlichkeitsentwicklung bereits mit der Zeugung, dem Verlauf der Schwangerschaft und der Kindheit.

Danach werden bereits in den ersten Lebensjahren die Weichen für ein gesundes Selbstwertgefühl, die Fähigkeit zu liebevollen zwischenmenschlichen Beziehungen, für positives Denken und eine optimistische Grundhaltung gestellt. Menschen, die Ziele und Werte kennen, haben einen großen Schutz vor Nervenschwäche und Depressionen. Im Gegensatz dazu stürzen die Menschen mit einer familiären Vorbelastung und traumatisierten Kindheitserinnerungen leichter in den Abgrund der Schwermut, weil ihr Nervensystem bis in die grauen Nervenzellen hinein mit negativen Gefühlen, Wut, Zorn und Trauer negativ vorbelastet und übersäuert ist. Die Erinnerungen verfolgen diese armen Menschen lebenslang und verursachen die Krankheitssymptome immer wieder, und zwar so lange, bis sie endgültig kunstgerecht abgeschlossen und beseitigt werden. Erst wenn die Blockaden durch die starken Heilkräfte der Seele beseitigt werden, kann eine ganzheitliche Heilung geschehen.

Das Nervensystem ist mit dem Mikro- und Makrokosmos verbunden. Hildegard beschreibt, wie Körper und Seele über die Nerven verbunden sind und alle Gefühle, Gedanken und Empfindungen über das Nervensystem übertragen werden. Heute wissen wir, dass das autonome Nervensystem mit allen Körperzellen in ständiger Verbindung steht. Die Übertragungsgeschwindigkeit ist atemberaubend und beträgt den Bruchteil von Tausendstel- bis Hundertstelsekunden. Mehr noch, alle zehn Milliarden Körperzellen sind in jeder Sekunde über unser Nervensystem mit dem gesamten

Kosmos in Verbindung, um die Lebensenergie aufzunehmen und den Biorhythmus unserer Organe anzuregen. Man hat noch bis vor wenigen Jahren geglaubt, dass das autonome Nervensystem dies alles allein quasi automatisch reguliere. Inzwischen wissen wir, dass wir mit unserem Lebensstil und Lebensrhythmus sehr wohl in der Lage sind, das autonome Nervensystem im positiven Sinn zu beeinflussen oder zu zerstören.

In Ruhe und Ausgeglichenheit geht die Atmung ruhig, das Herz schlägt harmonisch, und die Verdauung ist gut. Bei Nervosität, Stress und Aufregung rast das Herz, wir »machen uns in die Hose«, und die Luft wird knapp. Das Abwehrsystem produziert unter Stress, Panik und Angst massenhaft freie Sauerstoffradikale, die die Nerven angreifen und zerstören können, sodass sie vorzeitig altern und zerfallen – mit der Folge von Nervenzusammenbruch, Depressionen, Demenz oder der Alzheimer'schen Krankheit.

Schutz für Nerven und Lebensqualität

Wir müssen nicht unseren Lebensabend in geistiger Umnachtung und Demenz verbringen und können unser Nervensystem bis ins hohe Alter schützen, wenn wir rechtzeitig und regelmäßig die von Hildegard empfohlenen Nervenschutzmittel einsetzen. Für die Leistungsfähigkeit des Nervensystems stehen uns eine ausreichend große Zahl von Lebens- und natürlichen Heilmitteln zur Verfügung, die für den Energiehaushalt und den Nervenstoffwechsel notwendig sind. Dazu gehören hochwertige Kohlenhydrate aus Dinkel und Hafer, Edelkastanien und Edelfette aus Mandeln, Walnüssen und pflanzlichen Ölen mit den ungesättigten essenziellen Fettsäuren.

An den Enden der Nervenfasern befinden sich die Synapsen, die für die Übertragung der Sinnesreize und der Denkvorgänge verantwortlich sind. Für den Aufbau und die Funktion der Synapsen müssen dem Nervensystem ständig ausreichende Mengen von Phospholipiden (einer Verbindung aus Glycerin, Phosphorsäure, Lecithin, Eiweiß und Fetten) zur Verfügung stehen. Ein Mangel kann zu nachlassender Gehirnleistung, Vergesslichkeit und Konzentrationsschwäche führen.

Was wir also für eine optimale Gehirnleistung brauchen, ist eine gute Ernährung, ein erholsamer Schlaf und die Reinigung des Gehirns von schlechten Säften, Fäulnis- und Schlackenstoffen durch den hildegardischen Aderlass.

Es gibt nur wenige Maßnahmen, die das Gehirn so wirkungsvoll reinigen und durchbluten können wie ebenjener Aderlass. Die Gehirnleistung wird insbesondere durch schlechte Säfte, Übersäuerung, Giftstoffe und Belastungen aus dem Stoffwechsel gestört. Dazu gehören auch Schwermetallvergiftungen mit Quecksilber aus Amalgamfüllungen und Aluminium aus chemischen Arzneimitteln sowie aus Folien und Küchentöpfen, Cadmium und Blei aus Umweltbelastungen durch Benzin und Agrarchemikalien. Diese Belastungen können optimal durch den Aderlass beseitigt werden. Klinische Studien haben schon vor ca. 30 Jahren gezeigt, dass die Kopfdurchblutung nach einem Aderlass um 70 % verbessert werden kann (*The Lancet*, 23. Juli 1977 [Inst. of Neurology and Nat. Hospital for Nervous Diseases, London]).

Starke Nerven durch Antimelancholika

Wut, Zorn und Aufregung regen die Produktion der sog. Schwarzgalle, einer Mischung aus Gallensäure und Bilirubin, in der Leber an. Diese Schwarzgalle wird ins Blut abgegeben und verursacht eine Verschiebung des pH-Wertes im Blut von 7,4 ins Saure. Dadurch erstarren die Blutkörperchen, »sie frieren ein« und bewegen sich langsamer durch die Blutgefäße. Die Übersäuerung führt zu Durchblutungsstörungen und zu Sauerstoffmangel des Gewebes von Arterien und Organen, wodurch besonders die Nervenzellen und der Herzmuskel leiden. Diese Übersäuerung ist auch die auslösende Ursache für Nervenzusammenbruch, Herzinfarkt und Schlaganfall. Neueste amerikanische Studien haben ergeben, dass Herzinfarkt und Schlaganfall ca. 1–2 Stunden nach starker seelischer Erregung, Ärger, Wut und Zornesausbrüchen auftreten, die durch Streitigkeiten in der Familie oder im Berufsleben, bei Testamentsauseinandersetzungen, bei Schock oder Verlust eines Partners ausgelöst werden können.

Hildegard hat eine ganze Liste von Antimelancholika bereit, die in der Lage sind, die Schwarzgalle zu neutralisieren oder zu beseitigen. Sie alle verhüten die selbstmörderische Autoaggression auf das Nervensystem, die durch Fehlernährung und einen stressigen Lebensstil ausgelöst werden kann:

1. Dinkel: dreimal täglich (morgens: Habermus oder Dinkelflocken mit kochend heißem Wasser aufgießen),
2. Flohsamen: dreimal täglich 1 TL übers Essen streuen und viel trinken,
3. Bertram: 2–3 Msp. als Gewürz,
4. Nervenkekse (Dinkelenergiekekse): täglich 3–5 Nervenkekse essen,
5. Süße Mandeln: täglich 5–10 Stück kauen,
6. Haferflocken: Porridge, Haferbrei,
7. Fenchel: dreimal täglich 3 Fencheltabletten vor dem Essen nehmen, Fencheltee, Fenchelgemüse,
8. Bohnenkraut: 2–3 Msp. als Gewürz mitkochen,
9. Rosenlakritzsaft: dreimal täglich $1/2$ TL (4 Wochen lang),
10. Ysop: frische Blätter oder 2–3 Msp. Ysoppulver (als Gewürz),
11. gelöschter Wein: mehrmals täglich 1 Glas Wein kräftig aufkochen, 1 Minute kochen lassen, mit 1 Likörglas kaltem Wasser löschen und warm schluckweise trinken,
12. Fenchelöl: ein- bis dreimal täglich Stirn, Schläfen, Brust und Magengrube (Sonnengeflecht) einreiben,
13. Aronstabwurzelwein (12 g Aronstab in 1 l Wein 5 Minuten kochen und absieben, ein- bis dreimal täglich 1 Likörglas bei Bedarf trinken),
14. Weinrautentabletten: ein- bis dreimal täglich 1 Tablette nach dem Essen zu sich nehmen,
15. Veilchenelixier: täglich $1/2$ Tasse trinken, und zwar 4–6 Wochen lang,
16. Chalzedonarmband oder -kette tragen.

Schutz des Nervensystems, starke Nerven, gutes Gedächtnis

Dinkel

Als Schutz des Nervensystems, für starke Nerven, ein gutes Gedächtnis, hohe Konzentrationsfähigkeit, als Antimelancholikum, gegen Nervenstoffwechselstörungen, Parkinson'sche Krankheit und multiple Sklerose (MS) wirkt der Dinkel.

Wie bereits gesagt wurde, enthält er hochwertige Eiweiße, wertvolle ungesättigte Fettsäuren für die Nervenzellen, leicht verdauliche Kohlenhydrate für den Energiehaushalt der Nervenzellen und Vorstufen für die Neurotransmitter, z. B. Tryptophan für Dopamin und das stimmungsaufhellende Serotonin. Beide sorgen für »gute Laune« und die einwandfreie Nervenleitung.

Serotonin ist ein Botschafterstoff des Nervensystems, ein Mangel kann zu schweren Depressionen führen. Dopaminmangel kann Morbus Parkinson auslösen, wobei die Nervenzellen durch Autoaggression und nervliche Überforderung nicht mehr genügend Dopamin produzieren. Durch die langfristige Dinkeldiät kann dieser Mangel ausgeglichen und die Parkinson-Krankheit in den Griff bekommen werden. Auch die Lähmungserscheinungen der multiplen Sklerose können durch die rechtzeitige und langfristige Dinkelkost beseitigt werden.

Vor allem aber ist Dinkel ein froh machendes Getreide, weil es aufgrund seiner Mineralienflut in der Lage ist, die Übersäuerung durch die Schwarzgalle zu neutralisieren. Dinkel enthält dafür 45 Mineralien und Spurenelemente, genauso viel, wie das Nervensystem für eine gute Nervenübertragung benötigt: »Dinkel ... gibt ein aufgelockertes Gemüt und die Gabe des Frohsinns.«

Kopfgesundheit, Nervenstoffwechsel, Nervenschwäche, Energielosigkeit

Hafer

Fast so gut wie Dinkel ist der Hafer, als Haferflockenfrühstück oder Porridge gegessen, für den gesunden Menschen, denn »Hafer erwärmt insbesondere die Geschmacksnerven und den Geruchssinn. Gesunden Menschen wird die Haferspeise zur Freude und Gesundheit dienen, denn Hafer fördert ein fröhliches Gemüt und eine reine und helle Aufgeschlossenheit. Die Haut wird schön und das Fleisch kernig gesund.«

Nur kranken Leuten taugt der Hafer nicht zum Essen, weil er eine gute Durchblutung zur Verdauung voraussetzt: »Würden Kranke Hafermehl (Flocken) oder Haferbrot essen, klumpte es sich in ihrem Magen zusammen und erzeugte in ihnen eine Verschleimung, weil Hafer zu sehr auskühlt.«

Universalheilmittel für die Nerven, Schutz vor frühzeitiger Demenz

Edelkastanien

Als Universalheilmittel für die Nerven, zum Schutz vor frühzeitiger Demenz, als Anti-Aging-Mittel, bei der Alzheimer'schen Krankheit, Nervenschwäche und Kopfschmerzen sollte man täglich 3–5 gekochte Edelkastanien zu sich nehmen.

Bis zum Barockzeitalter waren die Edelkastanien ein wichtiges und wertvolles Volksnahrungsmittel, besonders in allen Gebieten, wo der Weinanbau zu Hause ist, weil man aus Edelkastanienholz wertvolle Weinfässer herstellen kann. Im 17. Jahrhundert wurden die Edelkastanien von den Kartoffeln aus der Neuen Welt verdrängt, und auch heute essen nur noch einige wenige alte Franzosen und Italiener Kastanien zum Rotwein, um ihre Nerven vor dem Alkohol zu schützen.

Die Edelkastanien stecken voller Gesundheit. In den Früchten befinden sich wertvolle Gerbstoffe (Tanine) und Bioflavonoide, die als Radikalfänger die stressbedingten Sauerstoffradikale einfangen und so das Gehirn vor vorzeitiger Alterung schützen. Die Früchte enthalten außerdem besonders hochwertige Kohlenhydrate, die für den Energiehaushalt der Nervenzelle und Nervenleistung von größter Bedeutung sind. Darüber hinaus enthalten die Früchte spezifische Nervenwirkstoffe wie GABA (Gamma-, Amino- und Buttersäure), ein biogenes Amin, das für die Nervenleitung und die Bildung des Human Growth Hormone (»HGH«) notwendig ist. GABA ist ein körpereigenes Anabolikum und sorgt für starke und kräftige Muskelbildung ohne Fettansatz.

»Nimm auch oft den Duft des Holzes auf, und es wird deinem Kopf Gesundheit bringen. Aber auch wem das Gehirn infolge Trockenheit leer ist und der davon im Kopfe schwach wird, der koche die Früchte in Wasser, schütte das Wasser weg und esse sie oft vor und nach dem Essen, und sein Gehirn (und die Konzentrationskraft) wächst und füllt sich auf, seine Nerven werden stark, und so wird der Kopfschmerz weichen.«

Universalheilmittel für die Nerven, Stimmungsschwankungen, Konzentrationsschwäche

Muskat-Zimt-Nelken-Kekse (»Nerven-« oder »Energiekekse«)

Als Universalheilmittel für die Nerven, gegen Schwermut, zur Blutreinigung, gegen Stimmungsschwankungen, Konzentrations-, Nervenschwäche, Energielosigkeit, Geruchs-, Geschmacksverlust, Verbitterung und Übersäuerung durch Schwarzgalle haben sich die Energiekekse bewährt.

Normalerweise sind gute Nerven ein Privileg der Jugend, die vor allen Dingen vom guten Zusammenspiel aller fünf Sinnesorgane abhängig sind: klare Augen, gutes Gehör, ein feiner Geruchs- und Geschmackssinn sowie ein guter Tastsinn. Nervenkekse stärken alle fünf Sinnesorgane und verhindern ihre Alterung. Sie schaffen einen frohen Mut, ein fröhliches Herz und stärken die Nerven. Vermutlich ist diese Wirkung auch auf die darin enthaltene Muskatnuss zurückzuführen, von der bekannt ist, dass sie psychotrop wirkt und die Nerven stimuliert.

400 g Dinkelmehl	20 g Muskat
250 g Butter	20 g Zimt
150 g (brauner) Rohrzucker	5 g Nelken
200 g süße Mandeln (gemahlen)	etwas Salz
2 ganze Eier	Wasser nach Bedarf

Das Mehl auf die Arbeitsplatte geben, die Butter in Stückchen darauf verteilen. Zucker, Mandeln, Eier und die Gewürze sowie Wasser zufügen. Alles mit einem großen Messer durchhacken, zusammenkneten und kalt stellen. Nach ca. 30 Minuten 2–3 mm dicke Plätzchen ausstechen und auf einem mit Backpapier ausgelegtem Blech bei 180–200 °C zu goldener Farbe backen.

Man nehme täglich 3–5 Energiekekse und reiche dazu Dinkelkaffee oder gelöschten Wein (s. S. 166).

Nerven- oder Energiekekse haben sich auch zur Behandlung von Schulkindern mit Konzentrationsschwierigkeiten bewährt. Hier reichen ebenfalls 3–5 Kekse täglich.

Stimmungsschwankungen, Kopfgesundheit

Fenchel in allen Formen

Hildegard-Heilmittel verbessern gleichzeitig die Gesichtsfarbe, denn traurige Menschen sind meistens auch noch blass. Der Fenchel kann noch mehr, er beseitigt darüber hinaus schlechten Körpergeruch, sorgt für eine gute Ausstrahlung und klare Augen.

Fenchel kann als Tee, Gemüse oder noch besser als Tabletten (dreimal täglich 3–5 Stück vor jedem Essen) genossen werden. Bei Sodbrennen und Aufstoßen nimmt man noch zusätzlich 3 Tabletten nach dem Essen. Das beseitigt nicht nur die Schwarzgalle, sondern neutralisiert darüber hinaus die Gallensäure.

Kopfgesundheit, Depressionen, Allergie, Verstopfung

Flohsamen

»Wer Flohsamen in Wein kocht und den Wein warm trinkt, beseitigt das starke (Allergie-)Fieber … sie erfreuen das bedrückte Gemüt des Menschen durch ihr süßes Temperament und verhelfen dem Gehirn zur Gesundheit und stärken es durch ihre kühlende Wirkung und Ausgeglichenheit.«

Flohsamen lösen sich unter Ausbildung einer Schleimschicht im Magen und Darm, wodurch die Schwarzgalle, Fäulnis- und Giftstoffe aufgesaugt und auf natürliche Weise ausgeschieden werden, ohne das Blut und damit auch das Gehirn zu belasten. So sorgen die Flohsamen für eine gute Blutreinigung, welche Voraussetzung für eine gute Kopfdurchblutung ist. Zusätzlich stellt sich eine regelmäßige Verdauung ein, da die Flohsamenschalen bis auf das Achtfache ihres ursprünglichen Volumens aufquellen und für eine gute Darmpassage sorgen.

Über jedes Essen streut man 1–3 TL Flohsamen. Dadurch sorgt man für eine gute Verdauung und gute Kopfgesundheit.

Flohsamenwein

3 EL Flohsamen in 1 l Wein 3 Minuten kräftig aufkochen, rasch absieben und den Wein steril abfüllen. Vor jedem Essen 1 Likörglas davon trinken.

Flohkekse

Noch einfacher wirken Flohkekse aus Flohsamenschalen (s. S. 161), täglich 3–5 Flohkekse mit je 1 Tasse Flüssigkeit einnehmen.

Universalmittel für eine gute Kopfgesundheit

Bertram

Als Universalmittel für eine gute Kopfgesundheit, gegen Verdauungsstörungen, als Resorptionsmittel, gegen Mineral- und Vitaminmangel, das alle Formen der Fehlernährung und Anämie beseitigt, gilt Bertram.

Man sollte jeweils 2–3 Msp. übers Essen streuen oder mitkochen.

Auch dieses Mittel wirkt wieder vom Darm auf das Nervensystem und betont den Zusammenhang einer guten Verdauung mit einer guten Kopfgesundheit: »... vermindert die Schadstoffe im Blut, vermehrt das gute Blut, reinigt den Intellekt.«

Kopfgesundheit, Verhütung von Nervenschwäche

Süße Mandeln

Zur Erhaltung der Kopfgesundheit, Verhütung von Nervenschwäche, gegen Kopfschmerzen, Demenz und die Alzheimer'sche Krankheit esse man täglich 5–10 süße Mandeln gehackt im Habermus, Gemüse oder Kuchen.

Süße Mandeln enthalten alle hochwertigen und lebensnotwendigen Eiweiße und essenziellen Edelfette, die für den Nervenaufbau und Stoffwechsel lebenswichtig sind.

Süße Mandeln, oft gegessen, sind beste Nervennahrung, denn sie füllen das »leere Gehirn« und geben eine gesunde Gesichtsfarbe. Das »leere Gehirn« und die schlechte Gesichtsfarbe lassen auf Störungen des Fetthaushaltes schließen.

Kopfgesundheit und gute Verdauung

Kopfsalat mit Dinkelkörnern

Man sollte täglich Kopfsalat mit 3 EL weich gekochten Dinkelkörnern essen.

»Der Gartensalat, den man essen kann, hat ein ganz frostiges Prinzip. Unzubereitet gegessen, machen seine zu nichts tauglichen Säfte das menschliche Gehirn leer und erfüllen den Magen und Darm mit Krankheitsstoffen. Wer Salat essen will, soll die Blätter zuerst mit Dill oder Essig oder Knoblauch abschmecken, sodass der Salat noch kurz vor dem Verzehr Zeit hat, sich mit diesen Würzstoffen zu durchtränken. Isst man ihn so zubereitet, dann stärkt er das Gehirn und macht eine gute Verdauung.«

Traurigkeit, Depression, Herz-, Magen-, Augenschwäche

Bohnenkraut

Als Gewürz 3 Msp. Bohnenkraut übers Essen streuen.

Auch ein schwaches Herz kann traurig machen. Dabei weiß man nicht, ob die Traurigkeit das Herz schwächt oder die Herzschwäche Traurigkeit verursacht. Hier hilft Hildegards herzerfreuendes Bohnenkraut. »Wenn ein Mensch ein schwach gewordenes Herz hat und einen kranken Magen, der esse dieses Kraut roh, und es macht ihn wieder kräftig. Auch wer ein trauriges Gemüt hat, den macht es froh, wenn er es isst. Gegessen heilt und klärt es außerdem die Augen des Menschen.«

Bohnenkraut ist nicht nur eine große Hilfe für die altersschwachen Herzen und Mägen, sondern auch die durchs Alter getrübten Augen (grauer Star).

Depression, Wut, Zorn, Panikattacken

Süßholzwurzeln, Rosenlakritzsaft

Dreimal täglich 1–3 Msp. Süßholzwurzelpulver übers Essen streuen oder dreimal täglich $1/2$ TL Rosenlakritzsaft im Mund einspeicheln. Bei Heiserkeit kann man auch echte Lakritzbonbons kauen, die aus dem eingedickten Saft der Süßholzwurzel erhältlich sind.

»Süßholz … verschafft ein friedlich-fröhliches Gemüt und macht den Magen fähig, besser zu verdauen … Aber auch einem wütenden Menschen nutzt es sehr, weil es das Aufbrausen beseitigt, das in seinem Gehirn tobt.«

Melancholie, Traurigkeit als Ursache für Leber- und Magen-Darm-Schäden

Ysop

»Wenn die Leber eines Menschen vor Traurigkeit krank wird, soll er Hähnchen mit Ysop kochen, noch ehe die Krankheit in ihm überhand genommen hat, und soll den Ysop samt dem Hähnchen oft essen. Auch frischen Ysop, in Wein gelegt, soll er oft verspeisen und diesen Wein trinken. Denn für eine Melancholie ist Ysop nützlicher als für jemanden, der bloß an der Lunge leidet« (s. a. S. 188).

Depression, schwere Melancholie, bipolare Störung

Aronstabelixier

Bei schwerer Melancholie und depressiver Verstimmung, also der echten, monatelang dauernden Schwermutskrankheit, sowie bei der bipolaren Störung (manisch-depressiven Erkrankung) hilft Hildegards Aronstabelixier: »Wer schleimiges Fieber im Magen hat, aus dem Schüttelfrost entstehen kann … und wer die Melancholie, ein finsteres Gemüt hat und immer traurig ist, trinke oft den Aronstabwein.«

Man lässt 12 g getrocknete oder 16 g frische Aronwurzel in 1 l Wein 5 Minuten aufkochen und muss das Ganze anschließend abfiltrieren und steril abfüllen.

Bei der echten Melancholie nimmt man mehrmals täglich 1 Likörglas für die Dauer von 4–6 Wochen. In schweren Fällen auch 3–4 Likörgläser. Bei einfacher Schwermut genügen ein- bis zweimal täglich 2 EL bis 2 Likörgläser für längere Zeit. Wenn es besser geht, sollte man das Elixier nicht mehr einnehmen.

Das Mittel hat sich auch bei klimakterischen Verstimmungen mit Hitzewallungen und Stimmungsschwankungen bewährt. Hier nimmt man dreimal täglich 1 Likörglas.

Aronstabelixier wurde in zwanzigjähriger Praxis außerordentlich erfolgreich gegen Melancholie eingesetzt. Er hat mit seiner leicht aphrodisischen Wirkung eine grundsätzlich die Lust am Leben und seinen Mitmenschen fördernde Umstimmung zur Folge und schafft die physische Voraussetzung, desinteressierte Abneigungen in lebensbejahende Zuneigung umzuwandeln. In der angegebenen Dosierung konnten keine Nebenwirkungen beobachtet werden, obwohl neuerdings immer wieder behauptet wird, dass Aronstab giftig sei. Dies ist von der getrockneten Wurzel jedoch nicht bekannt. Aronstab steht unter Naturschutz und darf nicht wild gesammelt werden.

Traurigkeit mit Lungenleiden, Depression major

Veilchenelixier

Bei Traurigkeit, im Zusammenhang mit einem Lungenleiden, bei Kummer, Sorgen und Lustlosigkeit hilft das Veilchenelixier: »Wer durch Melancholie und Ärger beschwert ist und so die Lunge schädigt, koche Veilchen in reinem Wein … trinke es, und so wird die Melancholie unterdrückt, und der Veilchentrunk wird ihn froh machen und seine Lunge heilen.« Es hilft darüber hinaus bei frühklimakterischen Depressionen mit Lungenbeteiligung, bei chronischen Depressionen sowie bei einfacher Schwermut und Unlustgefühl mit und ohne Lungenschädigung.

15 g Veilchenblätter mit Blüten	10 g Galgant
1 l Biowein	20 g Süßholzwurzelpulver

Veilchen über Nacht mit Wein ansetzen, 3 Minuten aufkochen, die Gewürze zugeben, nochmals 2 Minuten aufkochen, absieben, steril abfüllen. 4–6 Wochen lang täglich einmal $^1/_2$ Tasse trinken. Dann legt man eine Pause ein.

Eventuell kann die Kur bis zu einer deutlichen Stimmungsaufhellung wiederholt werden; wenn das Veilchenelixier nicht mehr schmeckt und man sich darüber ärgert, ist dies das sicherste Zeichen dafür, dass die Lebensgeister wieder erwachen.

Depression, Zwangsgedanken, Manie, Selbstmordgefahr, Schwangerschaftspsychose

Schlüsselblumenkompresse

Im Frühling hilft das Himmelsschlüsselchen dem Melancholiker, den Himmel wieder aufzuschließen. Man sammelt sich einen großen Strauß Himmelsschlüsselchen und bindet ihn über Nacht als Kompresse auf das Herz. Wenn ein lieber Mensch so einen Himmelsschlüsselchenstrauß für einen anderen pflückt, hat das Heilmittel die doppelte Wirkung.

»Himmelsschlüsselchen beseitigen den Melanchestoff, denn wenn die Melancholie aktiv ist, macht sie ihn traurig und turbulent, sodass er Lästerungen gegen Gott ausstößt. Das merken die Luftdämonen und machen ihn durch ihre Einflüsterungen verrückt. Daher soll man die Pflanze auf sein Herz legen, damit ihm davon warm wird.

Die Luftdämonen verabscheuen die von der Sonnenkraft stammende Pflanze und plagen ihn nicht mehr.«

Die Wirkung ist verblüffend, als ob schwere Berge vom Herzen gewälzt werden, auch wenn einige neunmalkluge Zeitgenossen sich immer wieder über diese Dämonenmittel lustig machen und uns und der heiligen Hildegard unterstellen, wir beschäftigten uns halt »nur« mit Magie oder Esoterik.

Depression, Hormonregulationsstörungen, Hitzewallungen

Weinrautenblätter oder -tabletten

Bei Depressionen, Hormonregulations-, Verdauungsstörungen, Hitzewallungen, Schmerzen bei Magen-Darm-Geschwüren und einem Gallestau nimmt man 3–5 Blättchen oder 1 Tablette nach dem Essen.

Die bittere Weinraute soll man im Kräutergarten haben, weil sie die Schwarzgalle mildert. Sie vermindert die unrechte Wärme und Kälte der Melancholie sowie auch das lästige Sodbrennen nach dem Essen.

»Weinraute hilft gegen Übersäuerung, doch hilft sie roh besser als getrocknet. Sie löscht die unrechten Blutwallungen aus und schwächt die Hitze- und Kälteschwankung der Schwarzgalle. Darum wird es dem melancholischen Menschen besser gehen, wenn er sie nach anderen Speisen isst.«

Jähzorn, Stress, Stimmungsschwankungen, Frustration
Blauer Chalzedon

Auch der schöne bläuliche Chalzedon-Stein, als Halskette oder Armband auf der Haut getragen, ist ein wunderbares Psychotonikum und hat sich tausendfach zur Stressregulation und -abwehr, gegen Jähzorn, Stimmungsschwankungen, Wetterfühligkeit, Wortempfindlichkeit und Frustration bewährt. Man sollte ihn also vor allem beim Autofahren tragen …

»Dieser Stein (wendet) Krankheiten vom Menschen ab und verleiht ihm eine ganz starke Einstellung gegen den Jähzorn, wodurch sein Verhalten so friedfertig wird, dass sich kaum jemand finden dürfte, der ihn durch Ungerechtigkeit beleidigen und ihn zum Zorn verleiten könnte, auch nicht zu einem gerechtfertigten.«

Stärkung aller Sinnesorgane, Zorn, Demenz
Sardonyxring, -kette oder -ring

Bei der Stärkung aller Sinnesorgane, gegen Zorn, Demenz, inneres Chaos, Albträume und Dämonie hilft der Sardonyx, der auf der bloßen Haut getragen oder oft abgeleckt werden muss: »Wenn ein Mensch den Sardonyx auf der bloßen Haut bei sich trägt und ihn auch noch oft in seinen Mund nimmt, damit sein Atemhauch darüberstreicht, ihn herauszieht und dann wieder in sich hineingibt, dann werden davon Intellekt und Wissen und alle Sinnesempfindungen seines Körpers gekräftigt. Also werden von diesem Menschen großer Zorn, Dummheit und Undiszipliniertheit (Zuchtlosigkeit) hinweggenommen. Wegen solcher Reinheit hasst und flieht der Teufel vor dem Sardonyx.«

Einige Mitmenschen haben sich einseitig vom »Teufel« verabschiedet, aber wer hilft den armen Menschen, »die vom ›Teufel‹ geplagt werden«? Für sie ist der »Teufel« eine Realität und der Sardonyx ein »Antidiabolikum«.

Unsere Nerven erholen sich im Schlaf. Deswegen zur Schlafvorbereitung nichts Neues lesen, hören oder ansehen, besonders nicht die Grausamkeiten der Tagesschau. Viel besser wirkt ein gutes Buch beruhigend auf das Nervensystem, z. B. Dale Carnegies Buch *Sorge dich nicht – lebe!*, das Schubert-Buch von Eduard Gronau *(Musik zwischen Himmel und Abgrund)* oder die Bibel. Auf diese Weise profitieren unsere Nerven, ohne dass wir uns langweilen. Dale Carnegie hat in wunderbarer Weise zusammengetragen, worüber sich die Menschen Sorgen machen. Indem man seine eigenen Sorgen mit denen anderer Mitmenschen vergleicht und den ganzen Jammer der Menschheit kennen lernt, stellt man immer wieder fest, wie gut es einem doch geht. Noch größer ist die beruhigende und befreiende Wirkung auf die Nerven, wenn man die Leidensgeschichte Jesu mit seinem eigenen Leben vergleicht und beschämt feststellt, dass das eigene Leiden mit dem Blick auf Jesus viel leichter zu tragen ist.

»Keep smiling« – lächle, und die ganze Welt lacht dich an – ist eine nützliche Einstellung der Amerikaner und Chinesen und wohltuend nach den vielen Sauertöpfen hierzulande. Wie herzerfrischend ist es, in ein fröhliches Gesicht zu schauen! Besonders Christen haben gar keinen Grund zu einer traurigen Miene. Nietzsche bemerkte einmal sehr treffend, es wäre leichter, an das Christentum zu glauben, wenn die Christen nicht so traurig herumliefen. Bei den Asiaten gehört das lächelnde Gesicht zu den Grundlagen der Seelenhygiene. Daher schauen Sie nur öfter in den Spiegel und lächeln Sie sich an; das strahlt nicht nur nach außen, sondern hat auch seine Wirkung nach innen, und es verändert die Welt.

Depression, Stimmungsschwankungen, Stress, Zorn, Traurigkeit, Streitsucht

Gelöschter Wein

Der gelöschte Wein (s. S. 166) ist Hildegards bestes und einfachstes Antimelancholikum. Er hilft zuverlässig und rasch, stärkt die schwachen Nerven und vertreibt Kummer und Ärger. 50 % aller Nervenbeschwerden gehen auf den Ärger zurück – den eigenen, den des (Ehe-)Partners oder den mit der Schwiegermutter. Zorn und Ärger lassen die Galle überlaufen und führen zu einer Selbstvergiftung des Blutes mit Schwarzgalle.

So können die Autoaggression und ihre vielen Folgeerkrankungen zunächst erst mal als Reaktion auf eine Verletzung, eine Ungerechtigkeit, eine Beleidigung, einen Ekel oder Streit beginnen. Warten Sie nicht, bis sich der Zorn einstellt, sondern ziehen Sie sofort die Notbremse, ohne auf den Vorgang negativ zu reagieren. Gehen sie in die Küche und bereiten Sie sich und Ihrem Streitpartner einen gelöschten Wein.

Wenn sich die ganze Familie geärgert hat, bringt der gelöschte Wein sogleich wieder den Frieden ins Haus. Die Wirkung ist nicht von der Menge und auch nicht vom Alkoholgehalt abhängig, da der Alkohol, wie oben beschrieben, verkocht ist. Wein- und alkoholempfindliche Leute bzw. Kinder bekommen 1 Likörglas oder einige EL oder TL davon.

Den gelöschten Wein kann man schon morgens zu sich nehmen, wenn man »mit dem falschen Bein« aus dem Bett aufgestanden ist. Um einen solchen Tag zu retten, trinkt man als Erstes den warmen gelöschten Wein. Wenn es nicht reicht, je nach Stimmung, kann man auch gleich 1 l Wein kochen und ihn in einer Thermosflasche mit zur Arbeit nehmen. Die Schwarzgalle muss unbedingt beseitigt werden, wenn es nicht zu schweren Krankheiten oder Stimmungsausbrüchen kommen soll, denn Zorn kann zur Gewalttätigkeit werden, und Traurigkeit macht krank.

Große Nervenkur

Die große Nervenkur hilft bei Gehirnleiden, Neurosen, Schizophrenie, Psychose, Verfolgungswahn, Jugendirresein und dem Gefühl der Sinnlosigkeit.

»Beschäftigt sich ein junger Mensch ohne leitende Führung durch seine Erzieher (Eltern und Lehrer) lediglich nach seinem eigenen Willen häufig mit vielen verschiedenen Gedanken, dann versperrt er den guten Säften den richtigen Weg, sodass er einmal in seinem Tun überstürzt, dann wieder träge und ohne richtige Ordnung handelt. Dadurch wird seine Wahrnehmung zum Schwindel verdreht, sodass ihn Wissen und Gefühl verlassen.«

Es handelt sich bei dieser Beschreibung um die auslösenden Ursachen von Psychosen, Neurosen und vor allem der Schizophrenie. Dies sind Nervenkrankheiten, die heute zu einer Plage für viele junge Menschen geworden sind. Diese Krankheiten gehen auf ein Versagen der Erziehung von Kindern und Jugendlichen durch ihre Eltern und Lehrer zurück. Die Kinder sind aufgrund eines falsch oder nicht verstandenen Konzepts der antiautoritären Erziehung ihrem eigenen Schicksal ausgeliefert und können entweder tun und lassen, was sie wollen, oder werden ohne Werte und Ziele zum Nichtstun angeleitet. Dazu kommt das Heer von Kindern, die durch mit sich selbst beschäftigten Eltern allein gelassen werden und in Gangs herumlungern, weil sie dort die vermisste Autorität bei ihren »Führern« finden.

Im Gegensatz dazu treten diese Nervenkrankheiten bei Kindern weniger auf, die zum altersgerechten kreativen Handeln in Spiel und Sport angeleitet werden. Jede Musikschule und jeder Sportverein ist ein großer Segen für junge Menschen und eine ausgezeichnete Möglichkeit zur Persönlichkeitsentwicklung und Sozialisierung von Jugendlichen. Die nervenkranken jungen Menschen hingegen werden ihren Eltern wegen der fehlenden Erziehung später irgendwann einmal große Vorwürfe machen, dass ihnen in ihrer Kindheit keine Grenzen gesetzt wurden.

Charakteristisch für die daraus entstandenen Nervenkrankheiten ist eine ausgeprägte Schlaflosigkeit. In der Hildegard-Heilkunde hat sich die große Nervenkur bewährt:

Balsam-Fenchel-Tee

»Wenn bei einem jungen Menschen durch vieles Hin-und-her-Denken der Verstand und die Sinnesempfindungen verloren gehen, sodass er in die Sinnlosigkeit abstürzt, der soll Balsamkraut nehmen und dreimal so viel Fenchel und alles zusammen in Wasser kochen und nach dem Absieben der Kräuter den Tee warm schluckweise trinken. Der Saft der Nervenkräuter schränkt die falsche Säfteströmung ein und hält sie zurück, dass sie ihre Grenzen nicht leichtsinnig überschreiten. So finden sie aus ihrer Sinnesleere und Sinnlosigkeit zurück. Der Fenchelsaft gibt ihnen ihre fröhliche Stimmung wieder, und die jungen Menschen kehren zur Einsicht (Intellectus) und zum Verstand zurück ... wer an dieser Nervenlähmung leidet, soll auch Muskat- und das Doppelte davon Galgantpulver nehmen und Iriswurzel- und Wegerichpulver unter Beigabe von etwas Salz hinzugeben. Bereite ein Habermus unter Zugabe dieses Pulvers und esse davon ein- oder zweimal täglich, bis eine Heilung eintritt. «

Nervenlähmung oder Paralysis in cerebro heißt wörtlich so viel wie Gehirnrheuma. Aus der Beschreibung des Textes geht eindeutig hervor, dass es sich hier um Schizophrenie handelt, Hildegard nennt diese Krankheit »Amentia«, also »Unsinnigkeit« oder »Sinnlosigkeit«; sie wird mit dem Nerventee und dem Nervenwurzelpulver behandelt.

25 g Balsamkraut
75 g Fenchelsamen

3 EL in 1 l Wasser 3 Minuten aufkochen, absieben, auskühlen lassen und tagsüber als Hauptgetränk trinken.

Iriswurzelgewürzmischung

10 g Iriswurzelpulver   30 g Muskatnusspulver
10 g Breitwegerichwurzelpulver   60 g Galgantwurzelpulver

1–2 TL Iriswurzelgewürzmischung täglich ins morgendliche Habermus zum Frühstück, eventuell auch abends.

Zur Kur gehört noch eine Diät für Schizophrene und gegen Psychosen (s. S. 243).

Fast immer muss auch die Schlaflosigkeit mitbehandelt werden, dazu werden die Nervenkranken in der Hafer- oder Edelkastaniendampfsauna zum Schwitzen gebracht.

Schizophrenie und Psychosen sind nicht leicht zu behandeln, es gehört sehr viel Zeit, Geduld und Menschenliebe dazu, diesen verwirrten, meist sehr intelligenten Menschen zu helfen.

Gedächtnis-, Konzentrationsschwäche, Cerebralsklerose

Der natürliche Alterungsvorgang wird durch die Überbelastung der Nerven und die pausenlosen Reize auf unsere Sinnesorgane insbesondere durch die stressbedingte Flut von Sauerstoffradikalen in unserem zentralen Nervensystem beschleunigt. Erste Anzeichen davon kann man heute schon im 50. bis 60. Lebensjahr beobachten, wenn das Kurzzeitgedächtnis nachlässt. Zunächst werden Namen, dann Zahlen vergessen, und schließlich weiß man nicht mehr, was man gerade sagen oder wohin man gerade gehen wollte. Solange man selbst noch merkt, dass das Gedächtnis nachlässt, hilft das Brennnesselöl.

Brennnesselöl

»Ein Mensch der gegen seinen Willen vergesslich ist, nehme Brennnessel, zerkleinere sie zu Brei, lege sie in Olivenöl und reibe vor dem Schlafen zunächst das Brustbein und erst danach seine beiden Schläfen ein. Tue dies oft, und die Vergesslichkeit wird abnehmen.«

8 ml fein gepresster Brennnesselsaft
20 ml Olivenöl

Frischpflanzen im Frühling sammeln und zerpressen, abends wie von Hildegard beschrieben einmassieren.

Wie gesagt: Dies hilft nur, solange man die Vergesslichkeit noch selbst bemerkt. Vergesslichkeit ist bei Hildegard nicht nur eine Krankheit, sondern als Gottesvergessenheit auch ein »Laster« bzw. eine Schwäche (Nr. 25, Oblivio) und wird durch das »Erinnern« und durch die Heiligkeit transformiert. Manche Menschen leben in geistiger und seelischer Umnachtung und haben vergessen, woher sie kamen, was sie hier auf dieser Erde zu tun haben und wohin sie nach ihrem Tod wieder gehen. Dagegen hilft das Bewusstsein, dass wir einzigartig und wunderbar sind, Söhne und Töchter des Schöpfers des Universums, Gottes Spiegel- und Ebenbilder.

Seelische Ursachen für Nervenleiden

Seelischen Ursachen wie Gottvergessenheit (Oblivio, Nr. 25), Unheil, Gottferne, Zersplitterung und Lebensgefahr stehen die »Tugenden« bzw. Stärken Heiligkeit bzw. Ganzheit (Sanctitas), Heil, Gottnähe und Lebenserhaltung gegenüber.

Die Gottvergessenheit dreht den Spieß einfach um; sie behauptet, dass nicht der Mensch Gott vergessen habe, sondern Gott hätte sich vom Menschen abgewandt: »Ich kenne nicht Gottes Willen, und er kennt mich auch nicht. Ich will nichts von ihm wissen, weil er mich einfach vergessen hat. Ich tue sowieso nur, was ich will und was mir gefällt. Viele erzählen mir vom ewigen Leben … sie weisen auf Gott hin, auf ein anderes Leben und den Verdienst in einer späteren Zeit. Von alldem habe ich keine Ahnung … ich mache mir meine eigenen Vorstellungen; da weiß ich, was ich habe. Ich will keine anderen Götter und Schulmeister. Wenn es wirklich einen Gott geben sollte, dann steht eines fest, dass er mich nicht kennt!«

Und darin liegt der Fehler, aus eigener Kraft kann kein Mensch heilen. Wenn Heilung nicht im Sinne der Natur oder der göttlichen Gesetze abläuft, ist alle Kunst vergebens. Wer nur mit Messer, Chemotherapie und Bestrahlung therapieren will, hat die göttlichen Heilkräfte nicht verstanden.

Dagegen kämpft die Heiligkeit und ermahnt die Menschen, die Gott vergessen haben, ihn wieder von Herzen zu lieben. Die Heiligkeit stellt sich ganz in Gottes Dienste und erbittet alles, was sie braucht, aus seiner großzügigen Hilfe: »Was redest du in deiner blinden Gottvergessenheit? Wer hat dich denn geschaffen und wer hält dich am Leben? Nur Gott allein! Warum begreifst du nicht, dass Gott dein Schöpfer ist und nicht du selbst? Ich rufe zu Gott und bitte ihn um alles, was ich zum Leben benötige. Ich folge seinen Erwartungen und halte daran fest. Und dabei erkenne ich Gott selbst. Wie? Ich erspüre die Nähe Gottes, wenn ich die Zither spiele und ihn anbete. Wenn ich auf den Zeitgeist achten wollte, würde ich mich auch nur wie alle anderen von Gott entfernen. Nur Gott schenkt dem Menschen alles Notwendige zum Leben: Speise, Kleidung und Freunde. Die Menschen sehen zwar, wie alles wächst, haben aber keine Ahnung, wie das geschieht. Nur die wenigsten wissen, dass sie aus Gott leben. Keiner kann diese Menschheit retten und am Leben erhalten, wenn nicht Gott allein … Ich will daher dem Geist der Heiligkeit folgen und in der heiligen Gegenwart Gottes verweilen.«

Das Burn-out-Syndrom und die Gottvergessenheit können zu Erkrankungen des Nervensystems führen, ganz speziell zum Nervenzusammenbruch. Das zentrale Nervensystem ist spirituell gesehen der engste Partner der Heilungskraft und Heiligkeit. Von hier öffnet sich die Tür zu den 35 spirituellen Kräften, die zu unserem stärksten Heilungszentrum gehören, dem Wohnsitz des kosmischen Christus, von dem die Heilungskräfte unserer Seele ausgehen.

Heilen mit der Kraft der Seele

Erinnern wir uns dessen, dass unser Körper das sichtbare Haus des unsichtbaren Gottes ist, der im tiefsten unserer Seele lebendig ist. Die Gegenwart Gottes liefert uns alle Seelenkräfte, die wir zum Leben und zur Aufrechterhaltung unserer Gesundheit brauchen. Zusammen mit den vier kosmischen Energien unserer Seele sind die drei göttlichen Kräfte unser eigentliches Heilungszentrum, von dem alle Heilungen ausgehen. Niemand kann heilen; kein Arzt hat je eine Heilung zustande gebracht. Was heilt, sind die Kräfte unserer Seele. Heilung läuft ohne unser Zutun ab, wenn unsere Seele und die Gegenwart Gottes sich berühren. Wie immer wir es auch nennen, eins sein mit Gott, das Gefühl, zu Hause zu sein, mit dem Universum verbunden zu sein – sobald wir in uns diesen Zündfunken der Erleuchtung spüren, befinden wir uns im Zentrum der Heilung und des Heils.

Alle Aktivitäten, die uns mit dem Göttlichen in Verbindung bringen, führen zur Heilung, zum Heil, zur Vitalität und zur spirituellen Gesundheit, die eine Voraussetzung für körperliche Gesundheit ist. Einige unter uns lieben eine herzhafte Begegnung mit Gott im freien Gespräch wie mit einem Freund oder im Gebet, in den Psalmen, in der Meditation, im Tanz und Gesang, beim Malen, in der Gartenarbeit, beim Schwimmen durchs Meer, Bergwandern oder einfach beim Spaziergang durch den Wald. Alle kreativen Tätigkeiten können uns mit göttlicher Heilungsenergie verbinden.

In der Hildegard-Heilkunde ist daher das Eingreifen Gottes in den Heilungsprozess eine erwünschte Notwendigkeit; d.h., die Begegnung mit Gott ist eine Voraussetzung für die Heilung, weil Gott selbst das heilende Prinzip im Menschen ist. Eine echte Heilung kann nur im Namen Gottes erfolgen, denn der Name »Jesus« heißt »Der Herr heilt, rettet und befreit«. Mit Sicherheit ist das Fehlen dieser persönlichen Beziehung die Ursache dafür, dass es heute so wenig echte Heilungen, sondern nur noch Symptomverschiebungen gibt, z. B. mit Antibiotika, nach deren Gabe die Infektion weg, dafür aber die Darmflora zerstört ist, wodurch über 20 000 andere Autoaggressionskrankheiten entstehen können.

Alle Ärzte von Hippokrates bis Paracelsus haben dieses göttliche Prinzip gekannt, sogar in den Naturreligionen wird durch das Eingreifen einer höheren Macht geheilt. Aber nicht nur in der Heilkunde, sondern auch in allen Bereichen unseres täglichen Lebens, in Wirtschaft, Wissenschaft und Politik, ist die Gottvergessenheit die Ursache vieler Misserfolge und Katastrophen. Die geistige und seelische Umnachtung ist Ursache der verheerenden psychosozialen Fehler, mit denen sich einige wenige auf Kosten der meisten Menschen bereichern.

Das göttliche Heilungsprinzip in der Hildegard-Heilkunde

Auf der Suche nach einer ganzheitlichen Heilung entdecken wir in der Hildegard-Heilkunde das kosmische Heilungsprinzip. Gott hat sich nicht ins Jenseits verzogen, sondern ganz im Gegenteil: Er ist hier und jetzt in seiner Schöpfung gegenwärtig. Ja, noch viel mehr, in seiner Schöpfung hat er sich innigst mit allem Leben verbunden und stellt diesem Leben die Lebenskraft (Viriditas) durch seine Heilmittel zur Verfügung, die er in der Natur verborgen hat: »In der ganzen Schöpfung, in den Bäumen, in den Pflanzen, in den Kräutern, in den Tieren, den Vögeln und den Fischen, den Edelsteinen sind für den Menschen Heilmittel verborgen, die niemand wissen kann, wenn sie ihm nicht von Gott offenbart wurden.«

In ihrem medizinischen Lehrbuch *Causae et Curae* fügt Hildegard noch hinzu: »Diese Heilmittel sind von Gott gewiesen, und der Mensch wird geheilt, befreit, gerettet, oder Gott will nicht.«

Das heißt keineswegs, dass Gott den Menschen nicht heilen will, sondern der Mensch muss Gott die Führung und den Zeitpunkt der Heilung überlassen. Dieses göttliche Heilungsprinzip hat praktische Konsequenzen. Im Psalm 103 sind die Stufen für diesen Heilungsablauf genannt: Anrufung des Namens Gottes, Sündenvergebung, Heilung und Erneuerung: »Lobe den Herrn, meine Seele, und was in mir ist, seinen heiligen Namen! Lobe den Herrn, meine Seele, und vergiss nicht, was er dir Gutes getan hat: der dir alle deine Sünden vergibt und heilet alle deine Gebrechen, der dein Leben vom Verderben erlöst, der dich krönt mit Gnade und Barmherzigkeit, der deinen Mund fröhlich macht, und du wieder jung wirst wie ein Adler.«

Je mehr wir dieses göttliche Heilungsprinzip anwenden, umso stärker entfalten sich die Heilkräfte, die unsere begrenzten menschlichen Möglichkeiten übersteigen und uns gesund, vital und außerordentlich glücklich machen.

Die Heiligkeit braucht ein Schwert, um den Kampf gegen die Krankheit aufzunehmen, denn das Leiden kommt nicht von Gott, sondern ist ursprünglich ein Übel, ein Fluch, ein Mangel. Auf keinen Fall ist die Krankheit ein von Gott geschicktes Schicksal, gegen das man ohnehin nichts tun kann. Anfänglich ist jede Krankheit ein Energieverlust durch eine Belastung, ein Stress, der auf dem Menschen lastet, aber durch die Heilkraft vertrieben werden kann.

Über diesen geistigen Kampf lesen wir in der Bibel bei Epheser 6, 11–12: »Ziehet an die Waffenrüstung Gottes, dass ihr bestehen könnt gegen die listigen Anläufe des Teufels. Denn wir haben nicht mit Fleisch und Blut zu kämpfen, sondern mit Mächtigen und Gewaltigen, nämlich mit den Herrn der Welt, die in dieser Finsternis herrschen, mit den bösen Geistern unter dem Himmel.«

Von Christus, dem Arzt, fließt die Kraft, Krankheiten zu heilen: »Er rief aber die Zwölf zusammen und gab ihnen Gewalt und Vollmacht über alle bösen Geister und dass sie Krankheiten heilen konnten, und sandte sie aus, zu predigen das Reich Gottes und zu heilen« (Lukas 9, 1–2).

Wir können nicht heilen, wenn wir nicht die krankheitsauslösenden Ursachen beseitigen und umkehren, sondern immer wieder unsere körperlichen, geistigen und seelischen Kräfte zerstören. Darin liegt die tiefere Weisheit des Hildegard-Zitats in ihrer Heilkunde: »Oder Gott will nicht. Nisi Deus nolit.« Gott wird nicht gegen die Naturgesetze heilen, und wenn wir um Heilung beten, können wir nicht gleichzeitig z.B. Asthma mit Cortisonspray behandeln. Cortison kann niemals heilen, nur die Symptome verschieben!

Gott ist daran interessiert, dass alle Menschen geheil(ig)t werden, denn wir gehören alle zu seiner Schöpfung, mit der er sich innigst verbunden hat. Deshalb ist das heilende Prinzip im tiefsten Innern jedes Menschen selbst verborgen.

Psychotherapie gegen die Gottvergessenheit

Im Hildegard-Fasten (s. S. 310) finden wir die Kraft, heilig und geheilt zu sein, denn der Mensch hat eine Strahlungsenergie in sich, sodass er nicht ganz durch die »Sünde« verloren gehen kann. Daher soll der Mensch Gott im Inneren seines Herzens suchen, weil er sein Leben von Gott empfangen hat: Erinnere dich an Gott mit dem Gedächtnis deines Gewissens. »Denke an deinen Schöpfer in den Tagen deiner Jugend, ehe die Tage deiner Bedrängnis kommen und die Jahre sich nahen, da du sagen wirst, sie gefallen mir nicht.«

Jede Religion verfolgt das Ziel, in die Nähe Gottes zu gelangen und dem Menschen Gelegenheit zu geben, am göttlichen Geschehen teilzunehmen. Im »Alten Bund« war jeder »heilig«, der zum »auserwählten Volke Gottes« gehörte. Gott rief ihnen zu, sie sollten sich als heilig erweisen und heilig sein, weil er heilig ist (3. Mose 11, 44).

Im Neuen Bund gilt aber nicht die Zugehörigkeit zu einem Volk, sondern zu Christus, der sichtbar gewordene Gott des unsichtbaren Gottes, der eine tiefe Verbundenheit zu jedem Menschen gesucht hat. Je mehr sich der Mensch mit Christus identifiziert, umso mehr gelangt er selber in den Zustand der Heiligkeit. Gott fordert: »Seid heilig und seid vollkommen.«

Der Theologe Walter Nigg schrieb in einem Buch über die Heiligen, Heilige seien Menschen wie wir, aber Menschen, denen Christus begegnet sei und die das christliche Bild vom Menschen verwirklichen. Zu der Aufgabe der Verwirklichung seien alle Christen berufen, niemand sei von der Nachfolge ausgeschlossen. Die Heiligkeit sei von uns allen gefordert; wie wir in der Bibel lesen, sei unsere Heiligung der Wille Gottes.

Präkanzerose und Krebs

Die Krebskrankheit –
Wachstum außer Rand und Band

Krebs bereitet sich explosionsartig aus! Jedes Jahr sterben zwischen sechs und sieben Millionen Menschen an Krebs. Allein in Deutschland sind es jährlich fast 300 000 Kranke. Die Zahlen steigen auch hier Jahr für Jahr wegen der immer häufiger werdenden Schäden an unserem Erbgut und Immunsystem.

Dabei könnte jeder sein Krebsrisiko durch einen vernünftigen Lebensstil und eine gute Ernährung um mindestens 80 % senken. Jeder dritte Krebstote geht auf das Konto der Tabakindustrie. Ein weiteres Drittel ist die Folge einer schlechten Ernährung und damit ebenfalls im Bereich der eigenen Verantwortung. Das letzte Drittel fällt auf die seuchenhafte Vermehrung der Viruserkrankungen in unserer Zeit. Dabei darf beim Krebs niemals außer Betracht gezogen werden, dass das ganze unheilvolle Geschehen seinen Ausgang im seelischen Bereich hat und von hier aus gesteuert wird. Die Krebsärzte haben bisher am ganz falschen Ende gekämpft, wo die Krankheit schon viel zu weit fortgeschritten war. Sie haben dadurch aggressive Maßnahmen ergreifen müssen, um zu retten, was noch nicht ganz verloren war.

Wer auf der Suche nach einem außergewöhnlich vitalen Leben ist und gesund und »lebenssatt« sterben möchte, braucht – so die Übereinstimmung in weltweiten wissenschaftlichen Studien – ein »Überlebensprogramm« mit einem vernünftigen Lebensstil und einer gesunden Ernährung, z. B. die der Hildegard-Heilkunde, weil man damit eine 80 %ige Chance hat, sich vor Krebs und weiteren Grausamkeiten zu schützen. Stellen Sie sich vor, allein in Deutschland könnte man mit der Hildegard-Heilkunde von den jährlich ca. 400 000 Krebskranken 320 000 Menschen retten und weltweit würden jährlich insgesamt vier bis fünf Millionen weniger an den tödlichen Tumoren erkranken! Ganz abgesehen davon, dass man damit die Krankenkosten um 80 % senken könnte, in Deutschland allein jährlich rund 184 Milliarden Euro.

Im Gegensatz dazu klingen die Statistiken aus schulmedizinischer Sicht nicht gerade ermutigend. Jeder fünfte Bundesbürger stirbt heute an Krebs. Jährlich wie gesagt 300 000 Menschen! Jahr für Jahr werden es etwa 6000 mehr. Nach 5 Jahren leben trotz radikaler schulmedizinischer Behandlung mit Operationen, Bestrahlung und Chemotherapie nur noch 20 % aller behandelten Krebspatienten, eine nicht gerade ermutigende Statistik!

Die heutigen Vorsorgeuntersuchungen erkennen den Krebs erst im ausgebildeten Endstadium, wenn zwei Drittel des malignen Geschehens und des Vorstadiums abgelaufen sind. Der Verein zur Erforschung und Bekämpfung des Krebses empfiehlt daher ab dem 45. Lebensjahr jährlich eine Vorsorgeuntersuchung und gibt in Übereinstimmung mit der Europäischen Union die Leitlinien gegen den Krebs an:

1. Rauchen Sie nicht. An Bronchialkrebs Erkrankte sind zu 95 % Raucher.
2. Verringern Sie Ihren Alkoholkonsum.
3. Vermeiden Sie starke Sonnenbestrahlung. Schützen Sie sich mit der Hildegard-Sonnenschutzcreme.
4. Folgen Sie den Gesundheits- und Sicherheitsvorschriften am Arbeitsplatz.
5. Essen Sie häufig frisches Obst und Gemüse sowie Dinkel (mit hohem Fasergehalt).
6. Vermeiden Sie Übergewicht mit dem Hildegard-Fasten (s. S. 310).
7. Gehen Sie zum Arzt, wenn Sie eine ungewöhnliche Schwellung oder Blutung oder eine Veränderung auf einem Hautmal bemerken. Schützen Sie sich mit Veilchencreme.
8. Gehen Sie zum Arzt, wenn Sie andauernde Beschwerden haben.
9. Gehen Sie einmal im Jahr zur Krebsfrüherkennungsuntersuchung.
10. Für Frauen gilt außerdem: Untersuchen Sie regelmäßig Ihre Brust.
11. Schützen Sie sich vor Krebs in der Zeit der Präkanzerose!

Schutz vor Krebs in der Zeit der Präkanzerose

Bereits vor 850 Jahren sah und beschrieb Hildegard von Bingen Ursachen, Verlauf und Behandlung der Krebskrankheit, nannte die seelisch auslösenden Ursachen, wie sie sich bis in den molekular-biologischen Bereich hinein auswirken, und gab Heilmittel und Therapiemethoden an, mit denen wir auch heute die Krebskrankheit erfolgreich verhüten und behandeln können, besonders wenn man sie früh genug in den Zeiten der Präkanzerose bzw. Vorkrebskrankheit entdeckt.

Die Frühwarnsignale der Präkanzerose

Hildegard beschreibt vor allem die Frühwarnsignale der Präkanzerose, die sich jahrelang vor Ausbruch des Krebses an fünf Organen und am ganzen Körper ankündigen:

1. Herz: Herzschmerzen, -schwäche, -beschwerden ohne eigenen organischen Befund,
2. Lunge: ständige Erkältungsanfälligkeit, Sinusitis, Bronchitis,
3. Leber: Hepatitis, Leberzirrhose,
4. Magen-Darm: Magen-Darm-Beschwerden, Blähungen, Aufstoßen, Schluckauf, Sodbrennen, Verstopfung oder Durchfall im Wechsel,
5. Körper: rheumatoide Schmerzen, hin und her ziehende Schmerzen im ganzen Körper, Zwicken im Bauch, Koliken, Hexenschuss und Ischialgie.

Verstärkt wird die Präkanzerose durch eine ständige Angst vor der Krankheit sowie durch eine Vorbelastung der Patienten, die aus einer Krebsfamilie kommen. Sind alle fünf Frühwarnsignale vorhanden, befindet sich der Patient mit großer Wahrscheinlichkeit auf dem Weg in die Krebskrankheit. Werden die Frühwarnsignale ignoriert und unbehandelt, kann es nach dem »Krebssprung« zur fatalen Tumorerkrankung kommen.

Viren können Krebs auslösen

Die Präkanzerose wird von einer Art Krebsvirus ausgelöst. Hildegard beschreibt seine Reifung, das Aufplatzen und den Krebssprung und seine Streuung durch den ganzen Körper. Der Prozess findet im Zellkern statt, in dem die Zellvermehrung gesteuert wird und die Zellteilung beginnt. Wie die beiden Nobelpreisträger James Watson und Francis Crick 1962 beschrieben haben, wird diese Steuerung durch die DNS (Desoxyrubinukleinsäure) übernommen. Sie hat die Form einer Doppelhelix und ähnelt einer Wendeltreppe, wobei die Stufen die beiden Stränge zusammenhalten.

Die DNS-Doppelhelix enthält den genetischen Code, das eigentliche Erbgut, das für den Bau und die Entwicklung der Zelle verantwortlich ist. Tausende von Genen sitzen auf den Chromosomen im Zellkern, wobei jede menschliche Zelle 46 paarweise angeordnete Chromosomen enthält, 23 vom Vater, 23 von der Mutter. Zur Zellvermehrung trennen sich die beiden Stränge, und aus dem angebotenen Baumaterial der Zelle bildet jeder Einzelstrang für sich eine neue Doppelhelix, die mit der ursprünglichen Doppelhelix ganz genau identisch ist.

Hildegard beschreibt sogar, wie sich die Doppelhelix aufrollt und wieder zusammenzieht und ganz gefährliche Krebsviren aus den DNS-Kugeln im Zellkern heraussprudeln. Das sind die von Hildegard erkannten Krebsviren, die sie »bösartige winzige Lebewesen« (Gracillini Vermiculi, d. h. allerkleinste Viren) nennt.

Die Gift- und Gärungsstoffe liegen zunächst als verkapselte Herde (rheumatoide Herde) wie schlafende Hunde im Bindegewebe. Von Zeit zu Zeit gehen von ihnen bei ungünstiger Abwehrlage des Patienten starke Schmerzschübe aus und quälen den Menschen mit großer Schärfe, als ob sie ihn beißen und auffressen wollten. Es handelt sich bei diesen Streuherden um keine Krankheitserreger, sondern um sog. »kristalline Viren«, die noch kein eigenes Leben haben. Diese tumorauslösenden Viren, auch »Onkogene« genannt, sind zum Wachstum und zur Vermehrung auf einen Wirt angewiesen und kaum übertragbar. Erst bei der Magen- und Darmpassage durch Blutungen (Magen- und Darmbluten) findet der eigentlich auslösende »Krebssprung« statt, wobei dann die Krebsviren den ganzen Körper durchdringen und Tumoren bilden können.

Die uralte Vorstellung von Krebs erregenden Würmern (Vermes) und Läusen (Pediculi), wie Hildegard sie nennt, findet heute eine glänzende Bestätigung durch die allerneuesten biochemischen Vorstellungen von Krebs auslösenden Viren, die zu einem Drittel für die Krebsentstehung verantwortlich sein sollen. Da die Virusvermehrung rasant zunimmt, muss der Präkanzerose die größte Aufmerksamkeit vom Patienten und Behandler gewidmet werden. 85–90 % der Bevölkerung sind ständig mit dem Eppstein-Baar-Virus (E-B-Virus) verseucht, den unsere Abwehr niemals ganz beseitigt, sondern »nur« unter Kontrolle hält. Wird die Abwehrkraft geschwächt, breitet sich der E-B-Virus als Herpes, Gürtelrose oder Mononucleose (Kusskrankheit, sichtbar durch Lymphknotenschwellung) wieder aus.

Fettstoffwechselentgleisung (Dyskrasie)

Besonders anfällig für die Krebserkrankung sind entweder zu dicke oder zu dünne Menschen mit einer Störung des Gesamtstoffwechsels und einem Überschuss an schlechten Säften. Diese Störung nennt man heute »Dyskrasie«. Durch die Erkenntnis der modernen Medizin über die Stoffwechselentgleisungen, die Störungen der Hormonregulation, die Immunschwäche sowie die Störungen der Blutbildung und Zusammensetzung ist die Dyskrasie als Erklärung schwerer innerer Erkrankungen wieder ganz »modern« geworden.

»Solche Menschen, die entweder zu fett oder zu mager sind, besitzen oft einen Überfluss an schlechten Säften, weil sie nicht die richtige Beschaffenheit und das mittlere Verhältnis der Säfte in sich haben. So erheben sich dann zuweilen schlechte Säfte vom Herzen, der Leber, der Lunge, dem Magen und den Eingeweiden aus, gelangen zur Schwarzgalle, lassen diese aufdampfen und im Menschen einen ganz schlimmen Schleim entstehen. Es ist etwa so, wie zuweilen bei einem stehenden, nicht fließenden Gewässer fauliger Schlamm das Ufer überwuchert und überschwemmt. Dieser Schleim gelangt nun entweder an den Magen oder zwischen die Eingeweide oder auch an irgendeine andere Stelle zwischen Haut und Fleisch, bleibt dort haften und quält den Menschen mit viel Bitternis und Säure, als bisse und fräße er ihn auf. Er hat aber nicht die Kraft, den Menschen sterben zu lassen, sondern hat nur eine Art von bitterer Säure. Er bildet

Knospen (Zysten), und er liegt im Fleisch des Menschen wie die Made im Speck. In einzelnen Fällen streckt er sich auch in die Länge, dann wieder zieht er sich kugelig zusammen wie ein Eidotter und liefert manchmal eine Art von Auswurf, der sich durch den ganzen Körper hin verbreitet und dem Menschen Schmerzen macht.«

Der Nachweis im Harnsediment

Entscheidend für eine Verhütung der Krebskrankheit ist auch die rechtzeitige Erkennung von Frühformen, die man bereits im Urin feststellen kann. Schon Jahre bevor es zu einer der heute angewandten medizinischen Früherkennungsmethoden kommt, kann man im Harnsediment erstaunliche Phänomene unter dem Mikroskop beobachten. Nach Anfärbung oder in der Phasenkontrastmikroskopie sieht man in der Zeit der Präkanzerose zahlreiche granulierende und phagozytierende Zellen, die als Leukozyten identifiziert wurden und das Fortschreiten der Erkrankung anzeigen können (»phagozytieren« bedeutet »Fremdstoffe, Gewebetrümmer etc. in sich aufnehmen«):

1. Leukozyten im Stadium I: Im ersten Stadium der Präkanzerose kann man vereinzelte phagozytierende Zellen sehen, die größer als normale Leukozyten sind und eine geschlossene, gut begrenzte Zellform aufweisen.
2. Leukozyten im Stadium II: Im zweiten Stadium kann man zahlreiche Zellen beobachten, in denen der Zellkern geplatzt und die Zellwand noch intakt sind, wobei der Kern granuliert. Sie werden von uns als »kalbende Leukozyten« bezeichnet.
3. Leukozyten im Stadium III: Im dritten Stadium ist die Zellwand geplatzt, und kleine kugelige Blasen hängen wie ein Morgenstern an der Zelle. Wir nennen diese Zellen »explodierte Leukozyten« und dieses Stadium den »Krebssprung«, wobei jetzt die Präkanzerose in die Krebskrankheit übergehen kann.

Die Rolle der Schwarzgalle

Eine wichtige Voraussetzung für die Entstehung des Krebses ist auch der Überschuss an Gallensäure und Gallenfarbstoff Bilirubin. Hildegard nennt sie wie gesagt »Schwarzgalle« oder »Melanche«, die im Überschuss durch psychopathologische Störungen von Stress, Kummer, Sorge und Angst in der Leber ausgeschüttet werden kann. Diese Schwarzgalle übersäuert den ganzen Körper, wodurch sich alle Organe entzünden können.

Säftereinigung durch den hildegardischen Aderlass

Die Präkanzerose ist eine Erkrankung, die den ganzen Organismus betrifft. Bei einer vernünftigen Behandlung achtet man darauf, dass der Allgemeinzustand des Menschen in seiner Gesamtheit erfasst wird. Dazu gibt es einige ganz gezielte Behandlungsmöglichkeiten, die den Patienten helfen, die Krebskrankheit zu verhüten oder zumindest zum Stillstand zu bringen, wie z.B. mit dem hildegardischen Aderlass.

Die Behandlung der Präkanzerose beginnt mit einer konsequenten Entfernung aller chronischen Entzündungsherde. Deren Eliminierung ist für die Krebsabwehr entscheidend, da sich aus diesen Brutstätten explosionsartig Viren bilden können, die dann durch den »Krebssprung« in den Zellkern geraten und hier das genetische Erbgut zerstören können.

Die Verhütung von Krebs beginnt daher bereits in der Zeit der Präkanzerose mit einer konsequenten Entfernung aller chronischen Entzündungsherde durch den Aderlass. Das dabei ausgeschüttete körpereigene Reparaturhormon Cortisol hilft bei der Beseitigung von

1. Zahnherden,
2. chronischen Mandelentzündungen,
3. chronischer Sinusitis,
4. chronischen Magen-Darm-Entzündungen (Gastritis, Colitis) sowie
5. chronischen Gallenblasen-, Nierenbecken- und Blasenentzündungen.

Die Krebskrankheit

Erst bei der Magen-Darm-Passage durch Mikroblutungen (Magen- und Darmbluten) findet wie gesagt der eigentlich auslösende »Krebssprung« statt: »Wenn dieser Schaum einmal den Magen durchdringt, lässt er in diesem eine Art von Würmern hervorsprudeln, und ebenso verursacht er im Fleisch das Wachstum einer Art sehr bösartiger, dünnleibiger Läuse (Pediculi). Da, wo der Schleim im menschlichen Körper liegt, wachsen aus dem eben erwähnten Schaum zuweilen auch äußerst dünne Würmchen (Gracillimi Vermiculi), welche Darmparasiten (Carni) genannt werden, wie auch manchmal kleine Würmchen (Vermiculi) in solchem Wasser aufkommen, das an einer Stelle steht und nicht fließt. Bleiben dann solche Würmchen im Menschen zurück und verlassen ihn nicht wieder, so schaden sie ihm sehr.«

Wie bereits im Magen-Darm-Kapitel beschrieben, treten bei einem entzündeten Darm innere Blutungen auf, und durch die Wunden gelangt der Darminhalt samt Bakterien, Viren, Pilzen, Allergenen und Eiweißresten in den Blutkreislauf. Das sterile Blut wird dadurch infiziert; und wir würden innerhalb von kurzer Zeit an einer Sepsis sterben, wenn wir nicht ein gut funktionierendes Immunsystem hätten, das die eindringenden Feinde mit seinen Abwehrstoffen vernichtet. Die Giftstoffe gelangen zunächst in die Leber, deren Aufgabe es ist, diese Giftstoffe zu entfernen.

Das Blut transportiert die körpereigenen Abwehrstoffe durch den gesamten Körper. Es gibt keine Zelle und kein Organ, was nicht durchblutet ist; und theoretisch könnten die Abwehrstoffe durch jede Zellwand eindringen, um im Zellkern Krebs auszulösen. Während sich der Patient in der Zeit der Präkanzerose mit dem Wasserlinsenelixier und der Diät noch selbst helfen konnte, braucht er spätestens jetzt ärztliche Hilfe.

Krebs und Konstitutionstypen

Jeder Mensch hat das Potenzial, Tumorzellen zu bilden, die von einem starken Immunsystem unter Kontrolle gehalten werden. Bricht aber das Immunsystem durch eine falsche Ernährung, durch Schicksalsschläge oder einen stressigen Lebensstil zusammen, können sich Tumorzellen unkontrolliert vermehren. Die auslösende Ursache ist meistens ein Trauma.

Hildegard beschreibt konstitutionelle Einflüsse wie Knochen-, Körperbau, das Nervensystem, Stoffwechsel- und Hormonstörungen, die bei der Krebsentstehung verantwortlich sein können. Sie sieht verschiedene Persönlichkeitsstrukturen, die entweder zu Hautkrebs, zu »gutartigem« oder aber zu bösartigem Krebs neigen können (interessant ist dabei ihre Beobachtung, dass ein feines, weißes Fettgewebe gesund sei, während blutrot gefärbtes Fettgewebe Krebsviren enthalten könne und auf eine Metastasierung hinweise; dies kann bei der Tumoroperation ein Hinweis darauf sein, ob es sich um ein gutartiges oder bösartiges Geschehen handelt), z. B.:

1. Über die Entstehung des Hautkrebses bei feingliedrig gebauten, »grazilen« Menschen mit guten Nerven: »Es gibt auch Menschen mit zartem Knochen- und Gliederbau mit dünnen Gefäßen, aber mit festen, gesunden und gut entwickelten Körperzellen, die weder verstopft noch zu brüchig sind. Sie haben ein gutes Knochenmark und die richtige Körpertemperatur und deshalb auch eine aufrechte, leistungsfähige Haltung. Sie sind leicht zu beeindrucken und zartfühlend. Weil sie ein so vollwertiges Knochenmark haben, haben sie auch ein festes, feines, weißes und gesundes Fett, frei von Viren (Pediculi). Scheidet dieses Fett einmal Schweiß aus, so erzeugt dieser Schweiß an der äußeren Haut vereinzelt Viren und ernährt sie.«

2. Über die Entstehung von gutartigen Tumoren, Myomen, Osteomen, Polypen bei Menschen mit grobem Knochenbau und schwachen Nerven durch schlechte Säfte (falsche Ernährung), in unserer Zeit durch die Vergiftung mit Krebs auslösenden Arzneimitteln (Hormonen), durch Umweltgifte, schädliche Strahlung (Handy, Computer und Fernseher ohne Flachbildschirm), psychosozialen Stress: »Andere Menschen haben einen groben Knochenbau, starke Gliedmaßen und große Gefäße mit schlecht entwickeltem Knochenmark und wenig (Körper-)Wärme. Sie neigen zur ständigen Fresssucht, können aber für kurze Zeit tüchtig arbeiten, allerdings ohne Durchhaltevermögen. Da sie ein schlecht entwickeltes Knochenmark haben, ist auch ihr Fett-

gewebe umso dünner und schwächer. Wenn sie einmal schwitzen, dringt ihr Schweiß rasch durch die Körperzellen, weil sie ziemlich durchlässig sind, und erzeugt so im Fettgewebe viele Viren (Pediculi), die im Übermaß aus dem Menschen herausquellen (Myome, Osteome, Lipome). Solche Leute sind aber ziemlich stark und können mitunter lange leben.«

3. Über die Entstehung des bösartigen Krebses durch weitere Angriffe von Krebsviren und schlechten Säften bei Patienten mit grobem Knochenbau, plumpen Gliedmaßen und dicken Gefäßen: »Noch andere Menschen haben einen großen Knochenbau und große Gliedmaßen, dabei aber festes und fettes Knochenmark. Weil ihre Knochen mit festem, feurigem Knochenmark gefüllt sind, sind sie wegen dieser Festigkeit, Fettigkeit und Menge ihres Knochenmarks klug und tüchtig. Ihre Körperzellen sind kräftig und wenig durchlässig, weil sie von derben, straffen Gefäßen durchzogen sind. Weil bei diesen Menschen die Körperzellen ziemlich kräftig und hart sind, schwitzen sie nur wenig. Durch die große Menge und Hitze ihres Knochenmarks und infolge des Säfteüberflusses, der aus ihnen nicht ausgeschieden werden kann, wird das Körperfett ein wenig rot, wie das Blut, und ist dann schwach und nicht gesund. Dann entstehen in ihnen reichlich Viren, die aus den Körperzellen nicht herausfinden können, sondern im Körperfett bleiben und dies überall durchbohren und verzehren. Aus diesem Grunde haben solche Menschen viele Schmerzen und wissen nicht einmal, woran sie leiden. Sie sind träge, haben keine Lebensfreude, essen wenig und leiden oft an Herz-Kreislauf-Schwäche. Sie lassen an Körperkräften nach und bekommen eine blasse Gesichtsfarbe, die aber mehr grün als wachsfarben erscheint. Solche Leute können nicht lange leben, sondern sterben früh, weil ihr Fettgewebe, so wie oben beschrieben, inwendig von Viren geschädigt ist.«

Die Entstehung von Metastasen

Tumorzellen setzen ein Wachstumseiweiß frei, das die Blutgefäße veranlasst, die Tumorzellen mit Blut und Nährstoffen zu versorgen. Dadurch gelangen aber auch bösartige Zellen vom Haupttumor in den Körper und verursachen Metastasen (Tochterzellen), die das benachbarte Lymphsystem bevölkern können. Gleichzeitig schütten geplatzte Krebszellen Substanzen aus, die das Krebswachstum hemmen. Diese hochinteressante Selbsthilfe der Krebszellen wird zurzeit als »Apotheosephänomen« weltweit untersucht (persönliche Mitteilung von Prof. Dr. Hans Schadewald, Düsseldorf).

Die Chemotherapie kann bösartige Krebszellen abtöten, schädigt aber auch gesunde Zellen und vor allem das Immunsystem. Die Darmflora ähnelt nach der »Chemo« einer Mondlandschaft und ist teilweise völlig verschwunden. Wenn auch nur eine Tumorzelle die »Chemo« überlebt, können weiterhin resistente Zellen den Körper überschwemmen, deren Wachstum niemand mehr zu verhindern vermag, zumal das Immunsystem ohnehin zerstört ist.

In der Krebstherapie nach Hildegard von Bingen sollte ein operabler Tumor prinzipiell entfernt werden – darüber sind sich alle einig –, wenn man keinen »Kunstfehler« begehen will. Aber jeder operative Einschnitt in die noch abgeschlossene Krebskapsel birgt die Gefahr der Metastasenausschüttung, sodass die Krebsviren nun erst recht »wild« werden. Die meisten Metastasen entstehen bei der Erstoperation. Vier von fünf Krebspatienten sterben an Metastasen, nicht am Ersttumor.

Die ungeschützte Probeentnahme oder Krebsoperation ohne Schafgarbenschutz ist deshalb auch ein »Kunstfehler«. Weitere Maßnahmen:

1. Immunstimulation durch das Wasserlinsenelixier,
2. hildegardischer Aderlass (mindestens ein- bis zweimal jährlich). Die hildegardische Analyse des Aderlassblutes erlaubt eine zuverlässige Prognose über die Bösartigkeit der Krankheit und die Heilungsaussichten, insbesondere Hinweise auf Herdgeschehen (Entzündungszeichen), Stimmungs- und Stresslage (Schwarzgalle) sowie Ernährungslage (Stoffwechselstörungen).
3. Reinigen Sie mit Bertram das Blut von Bakterien, Viren und Parasiten. Mindestens zwei Monate lang dreimal täglich 1–3 Msp. ins Essen geben.

Präkanzerose, Vichtkrankheit, kolikartige Krämpfe

Wasserlinsenelixier

Der Wasserlinsentrank gilt auch als Tumorrezidivprophylaxe und beseitigt die kolikartigen Schmerzen, denn: »Die Kolik entsteht nämlich aus falsch warmen und kalten Säften, aber wenn der Mensch das Wasserlinsenelixier nüchtern und beim Schlafengehen einnimmt, wird er dadurch verhindern, dass sich die schlechten Säfte, die im Essen vorhanden sind, im nüchternen Zustand oder nach dem Essen erheben.«

»Wen die Vichtkrankheit plagt, der nehme etwas Ingwer und ganz viel Zimt und pulvere das. Dann nehme er Salbei, weniger als Ingwer, und Fenchel, mehr als Salbei, und Rainfarn, mehr als Salbei, und zerreibe es im Mörser zu Saft und seihe durch ein Tuch ab. Dann koche er Honig nicht zu stark in Wein und füge ein wenig weißen Pfeffer bei ... Hernach nehme er Wasserlinsen und zweimal so viel Blutwurz (Kraut; Tormentill) und vom Ackersenf ebenso viel wie Tormentill und von dem kleinen Labkraut weniger als Wasserlinsen und zerreibe (das alles) im Mörser zu Saft und gebe es in ein Filtertuch und gieße den vorher beschriebenen Honigwein darüber und fertige daraus ein klares Filtrat. Wer an der genannten Krankheit leidet, der trinke nüchtern so viel, wie man mit einem Atemzug trinken kann, und nochmal wenn er sich abends zu Bett legt. Er soll das so oft machen, bis er geheilt ist.«

Die Herstellung ist also recht kompliziert. Am besten besorgt man sich das fertige Wasserlinsenelixier (s. S. 71).

Man nimmt täglich 1 Likörglas (20 ml) vor dem Frühstück und 1 Likörglas vor dem Schlafengehen. Also das Erste und das Letzte sollte der Wasserlinsentrank sein.

Das Wasserlinsenelixier ist ein Universalheilmittel in der Zeit der Präkanzerose und eine Begleittherapie während der schulmedizinischen Standardbehandlung als Tumorrezidivprophylaxe. (Damit kann man wenigstens die schrecklichen Nebenwirkungen abfangen.) Es ist eine folgenschwere Unterlassung, die Tumorpatienten nach der Operation ungeschützt in ein Loch fallen zu lassen. Jeder betroffene Patient sollte daher nach der Operation z. B. 1 Jahr lang den Wasserlinsentrank nehmen und jeder gefährdete Mensch einmal im Jahr eine Kur mit 6 Flaschen (3 l) Wasserlinsenelixier, möglichst nach der Wermutkur, von November an zur Tumorrezidivprophylaxe durchführen.

Schutz vor Infektionen, Wundheilungsstörungen und Strahlungsschäden

Schafgarbenpulver

Aus der Hildegard-Praxis kommt die Empfehlung an allen Patienten, eine Operation nur unter Schafgarbenschutz vorzunehmen. Schon 3 Tage vor der Operation sollte man täglich 3 Msp. Schafgarbenpulver in warmem Herzwein bzw. Wein oder Schafgarbentee (s. S. 345) einnehmen. Auch nach der Operation wird die gleiche Menge täglich noch 10 Tage lang eingenommen. Dadurch heilen die Wunden nach der Krebsoperation glatt und schnell. Auch zum Schutz vor Strahlenschäden des gesunden Gewebes soll die Schafgarbenbehandlung angewendet werden. Unter Schafgarbenschutz gibt es keine Verbrennung und Rötung der Haut!

»Wer im Körperinnern verwundet wird, sei es durch ein Messer oder durch innere Verletzung, pulverisiere Schafgarbe und trinke es in warmem Wasser. Wenn es ihm besser geht, trinke er das Pulver in warmem Wein, bis er geheilt wird.«

Schafgarbenkompressen

Das Schafgarbenkraut ist Hildegards bester Schutz vor Wundinfektionen; es kann auch äußerlich als Kompresse angewandt werden: »Wenn ein Mensch durch Schlag (oder Operation) verletzt wird, wäscht man die Wunde mit Wein, kocht Schafgarbe in Wasser, siebt das Wasser ab, legt die warme Schafgarbe auf ein Leinentuch und bindet sie (wie eine Kompresse) auf die Wunde. So nimmt die Schafgarbe der Wunde den Eiter und die Fäulnis; d.h., das Geschwür und die Wunde heilen. Aber nachdem die Wunde zu heilen beginnt und sich zusammenzieht, soll man Schafgarbe ohne Tuch direkt auf die Wunde binden, und sie wird glatt und vollkommen geheilt.«

Desinfektionsmittel, Wundheilungsstörungen

Weingeist-Oliven-Rosenöl

Wunde mit Weingeist-Oliven-Rosenöl (s. S. 103) reinigen, wie Hildegard die Wunde mit Wein zu waschen empfiehlt (s. o., »Schafgarbenkompressen«). Anschließend mit einer getränkten Mullkompresse abdecken. Zwei- bis dreimal täglich erneuern. Eine natürliche Wundheilung dauert normalerweise 10 Tage.

Große Krebskur

Anguillan

Zur Verhütung und Behandlung von (Mikro-)Metastasen und Krebsschmerzen empfiehlt Hildegard ihr Krebsmittel Anguillan: »Wenn ein Mensch innerlich von (Krebs-)Viren geschädigt wird, soll er Anguillan nehmen … Die Wärme und bittere Säure der Aalgalle schwächen die Viren, die Wärme der Essigsäure löst sie auf, die Wärme und Trockenheit des Elfenbeins lassen sie vertrocknen, der Geierschnabel tötet sie, weil er kalt und durch allerlei Aas vergiftet ist, außerdem durchtränkt von Gehirnschweiß.«

Überall da, wo Zytostatika verwendet werden, kommt auch eine Ganzheitstherapie mit diesem Krebsmittel infrage. Es hat keine schädlichen Nebenwirkungen und wird potenziert als D6, D12 und D30 kurmäßig eingesetzt (»potenziert« heißt, die Ausgangssubstanz ist schrittweise [homöopathisch] verdünnt worden; der Code D6 zeigt z. B. an, dass die Ursubstanz sechsmal potenziert wurde, jeweils im Verhältnis 1:10).

6 g Aalgalle (Anguillae)	2,4 g Basilikumkrautpulver
2 ml Weinessig	3 g Geierschnabelpulver
8 g Honig	4 g Elfenbeinpulver
2 g langer Pfeffer	1 l Weißwein
1 g Ingwerwurzelpulver	

Aal, Essig und Honig stark aufkochen. Dann gibt man den Pfeffer und die Pulver dazu und kocht das Ganze in Wein. Auf D6, D12 und D30 potenzieren.

Zunächst nimmt der Patient D6, dann D12 und schließlich D30, jeweils dreimal täglich 10 Tropfen in Petersilientrank (s. S. 131) vor und nach dem Essen. Die ganze Kur dauert ungefähr 3 Monate. Anguillan ist nur noch in der Schweiz beim Hildegard Vertrieb in Basel oder in Apotheken zu haben, die ein Hildegard-Sortiment führen.

Brustkrebs

Hildegard widmet der Entstehung und Behandlung von Brustkrebs ein eigenes Kapitel, wobei sie das Wort »Tumor« (Krebsgeschwulst) verwendet. Es wird wiederum genau beschrieben, wie die »Würmer« Brustkrebs auslösen, und so erkennen wir in diesem Zusammenhang auch die gleiche Ursache wie bei einer anderen Krebskrankheit.

Veilchencreme

Für harmlose Bindegewebszysten von der Art einer Mastopathie (Vorkrebsform) empfiehlt Hildegard Veilchencreme (s. S. 96), die auch in vielen Fällen die Bindegewebsknoten zum Verschwinden gebracht hat. Trotzdem wird grundsätzlich empfohlen, die Tumore aus dem gesunden Gewebe unter Schafgarbenschutz mit größter Schonung und unter Erhaltung der Brust herausoperieren zu lassen. Danach beginnt sofort die Wasserlinsenkur und, nachdem der Wundverband entfernt wird, die Narbennachbehandlung mit Veilchencreme, um Rezidive zu verhindern.

»Salbe die Körperstelle ringsherum und auch obendrauf, wo der Krebs und andere Viren (Vermes) den Menschen verzehren. Und sie werden sterben, wenn sie von der Salbe gekostet haben.«

Die Veilchencremebehandlung zusammen mit der Wasserlinsenkur hat sich in der gynäkologischen Praxis besonders bei der Behandlung von Ovarialzysten bewährt, wobei sich die Zysten unter Ultraschallkontrolle innerhalb von 3–4 Wochen verkleinerten oder sogar ganz verschwanden.

Veilchencreme hilft auch bei der Zystenwundheilung, Narbenentstörung, Geschwüren, Mastopathie und Lymphknoten sowie Kopfschmerzen.

Melanome, Basaliome, Hautflecken

Lavendel-Purgationsmaske

Gegen Viren, Warzen, Hautflecken und Basaliome hilft die Lavendel-Purgationsmaske (s. S. 116). Sie eignet sich besonders gut zur Beseitigung von allen möglichen Hautbelastungen, insbesondere wird Lavendel von Hildegard zur Virusbekämpfung empfohlen. Die Lavendel-Purgationsmaske dringt durch alle drei Hautschichten und beseitigt durch eine verbesserte Durchblutung und Erwärmung der Haut alle Verunreinigungen. Selbst eine Behandlung bei Hautkrebs ist angesagt, da hier die Viren als auslösende Ursache eine entscheidende Rolle spielen. Zusätzlich kann eine Ganzkörpermassage mit Lavendelöl bei Krebspatienten ganz besondere Kräfte mobilisieren.

Lymphdränage bei Krebs

Salbei-Anticellulitecreme

Zur Lymphdränage bei Krebs erzielt man Erfolge mit dem Einsatz der Salbei-Anticellulitecreme (s. S. 114).

Krebs, Lokalrezidive bei Brustkrebs, geschwollene Lymphknoten

Roggenbrotkompresse

»Wenn Krebse (Viren), die allerkleinsten Würmchen, das Fleisch eines Menschen fressen, soll man warme Roggenbrotstücke (auf einer Mullkompresse) auflegen, und das oft machen (täglich 1 Stunde), und sie werden durch die Roggenbrotwärme zugrunde gehen.«

Diese Behandlung ist auch geeignet gegen geschwollene Lymphknoten, da sich der Krebs gerade in den Lymphbahnen und -drüsen ausbreiten kann.

Bronchial-, Lungen-, Kehlkopfkrebs, Lungenleiden

Gundelrebenelixier

Speziell bei Lungenleiden mit Bronchialkrebs empfiehlt Hildegard ein Mittel aus Gundelreben, das auch bei chronischem Husten wirkt.

50 g Gundelrebenblätter	10 g Galgantpulver
60 g Basilikumblätter	60 g Birnenmistelpulver
80 g Feldkümmel	4 l Weißwein
2 l Wasser	600 g Honig
30 g Muskatnusspulver	

Kräuter und Kümmel in Wasser aufkochen. Getrennt davon die Pulver in Wein aufkochen, Honig in den Wein geben und nochmal 5 Minuten aufkochen. Dann beide Flüssigkeiten (Kräuterwasser und Kräuterhonigwein) miteinander mischen. Dreimal täglich 1 Likörglas (20 ml) vor und 2 Likörgläser (40 ml) nach dem Essen trinken (immer vor dem Schlucken im Mund warm machen).

Haarausfall nach Chemotherapie, Haarwuchsmittel

Pflaumenholzasche-Elixier

Durch die Giftwirkung der Chemotherapie wird meistens ein starker Haarausfall ausgelöst. Er kann durch die vorbeugende Anwendung der Pflaumenholzasche verhindert werden bzw. die Haare werden wieder zu neuem Wachstum angeregt. Wenn die Haarwurzeln bereits zerstört sind, ist allerdings ein Haarwachstum nicht mehr möglich.

»Mache aus der Rinde und den Blättern des Pflaumenbaumes Asche und aus dieser Asche eine Lauge. Wenn dein Kopf Schuppen hat oder glanzlos wird, dann wasche ihn oft mit dieser Lauge, und der Kopf wird gesund und schön, und er wird viele und schöne Haare hervorbringen.«

Die Pflaumenholzaschenlauge ist stark alkalisch und muss daher vor der Anwendung 1:1 mit Wasser verdünnt werden. Nach dem Haarwaschen wird der Kopf mit einer Mischung (aus $1/2$ Tasse Pflaumenholzasche und der gleichen Menge Wasser) massiert –

nicht nachspülen, einfrottieren oder einföhnen (ein- bis zweimal wöchentlich mindestens 2 Monate lang).

Knochenschmerzen durch Metastasenbildung, Präkanzerose, Krebs, Gesichtsflecken, Muttermal im Gesicht, Altersflecken

Amethystwasser

»Wenn ein Mensch in seinem Gesicht Flecken hat, bestreiche er es mit dem befeuchteten Amethyst. Auch wärme er Wasser und halte den Amethyst über dieses Wasser, und eine aus diesem Stein ausschwitzende Kraft vermischt sich mit dem Kondenswasserdampf. Lege diesen Stein schließlich selbst in das Wasser und wasche mit diesem Wasser das Gesicht. Oft gemacht, wird die Gesichtshaut zart und die Gesichtsfarbe schön.«

Altersflecken sind immer Zeichen einer Präkanzerose.

Amethystsauna

Es liegen erste Erfahrungen vor, dass die für die Präkanzerose typischen Kolikschmerzen in der Amethystsauna verschwinden. Besonders interessant sind die Beobachtungen, dass Knochenschmerzen durch Metastasenbildung in der Amethystsauna nach 6 Wochen verschwanden.

Der Amethyst wird 5 Tage und 5 Nächte in Wasser gelegt, anschließend wird dieses Wasser aufgekocht und der Amethyst eine Weile in dem Wasserdampf gehalten, sodass das Kondenswasser in den Topf herabtropfen kann. Danach den Stein nochmals 1 Stunde in das gleiche Wasser legen. Das Amethystwasser wird tropfenweise auf den Saunasteinen verdampft und inhaliert.

Durch diese Behandlung können die durch die Metastasierung auftretenden Knochenschmerzen beseitigt werden. Es kommt wieder zu einer Mobilisation, und das Krebsleiden wird dadurch erträglicher. Nach 5 Wochen kann man die Amethystsauna wiederholen.

»Wenn er wieder Pediculi (Krebsviren) in sich bemerkt, wiederhole, und sie werden verschwinden. Die Pediculi wachsen nämlich vom kranken Fett und krankhaften Schweiß, und darum muss dieser Stein, der keine schädliche Feuchte in sich hat, in das Wasser gelegt werden, damit sich die Kräfte des Wassers und des Steines miteinander wirksam verbinden.«

Prostatakrebs, -adenom, Inkontinenz, Harnverhalten

Mit 50 Jahren haben fast 50 % aller Männer eine altersbedingte vergrößerte Prostata, vier von zehn Männern in diesem Alter haben Krebszellen. Eine gute Abwehrkraft durch die Wasserlinsenkur (s. S. 71), die Darmsanierung und Dinkelkost hält alles unter Kontrolle. Symptome wie z. B. Harnverhalten oder Inkontinenz treten erst viel später, manchmal erst nach 10–15 Jahren auf. Höchstens 8 % von diesen Männern werden Symptome haben, 3 % davon können am Prostatakarzinom sterben. Dafür werden viele Männer nach der ungeschützten Biopsie zur Operation gedrängt, bestrahlt und chemotherapiert. Nicht nur die Sexualität, sondern die Lebensqualität allgemein ist zerstört! Um wie viel lohnenswerter ist zunächst ein Gesundheitsschutzprogramm nach der Hildegard-Heilkunde!

Rainfarnsaftelixier

Mit der Rainfarnsaft-Urtinktur (Fa. Jura) haben wir ein sehr gutes Mittel, das Harnverhalten oder die Inkontinenz bei Prostatahypertrophie zu behandeln. Hildegard schreibt: »Wer den Harn nicht lassen kann, ohne von einem Blasenstein daran gehindert zu werden, bereite aus (Frühlings-)Rainfarnblättern einen Saft unter Zugabe von etwas Wein, trinke ihn oft, und das Harnverhalten wird gelöst.«

Der Rainfarn hilft beim Prostataadenom in den Stadien 1 und 2 und kann eine mögliche maligne Entartung (Prostatakarzinom) verhindern:

Stadium 1: Miktionsstörungen (Harnträufeln oder -verhalten) ohne Restharn,

Stadium 2: Prostatavergrößerung mit Restharn unter 150 ml, kann mit Ultraschall festgestellt werden.

50 ml Rainfarnsaft-Urtinktur (Fa. Jura)
500 ml Biowein

Dreimal täglich 1 Likörglas dieser Mischung vor dem Essen trinken.

Wein soll nur mit dieser Menge Rainfarnsaft getrunken werden. Wenn Besserung auftritt, kann man weniger nehmen.

Die Fa. Jura hat Rainfarn ohne Thujon, der im Frühjahr gesammelt wird. Analysen des Herstellers haben gezeigt, dass sich die Pflanzenchemie im Laufe der Vegetation verändert und zur Blütezeit Thujon auch in den Blättern auftritt.

Auf diese feinen chemischen Unterschiede hat Hildegard oft hingewiesen, z. B.: Man nehme den *Frühlings*wermutsaft aus den Blättern oder koche die Salbeiblätter ab (dabei entweichen die Giftstoffe, z. B. Thujon, durch Wasserdampfdestillation). Eine Frühjahrskur kann man aus diesen Gründen, nach Hildegard, nicht mit einer homöopathischen Wermuttinktur herstellen.

Hodentumor, -entzündung, -schwellung, Wasserbruch, Epididymitis

Fenchel-Bockshornklee-Salbe und Biertreberkompresse

»Zuweilen tritt durch schlechte Säfte oder auch durch schädlichen Schweiß oder auch infolge ungebändigten Geschlechtsgenusses an den männlichen Genitalien eine Abscheu erregende Feuchtigkeit oder ein Geschwür oder auch eine Auftreibung auf, sodass die Geschlechtsteile anschwellen und durch schlimme Geschwüre geschädigt werden … (Dann) soll er Fenchel nehmen und dreimal so viel Bockshornklee, etwas Kuhbutter, alles zusammen verreiben und äußerlich auflegen. Diese Mittel ziehen die schlechten Säfte des Schmerzes an den männlichen Genitalien heraus … Ferner soll er Treber (Bierkuchen) nehmen, mit lauwarmem Wasser befeuchten, so erwärmen und auf die genannte Geschwulst auflegen.«

15 g Fenchelsamenpulver   250 g Kuhbutter
45 g Bockshornkleepulver

Die Butter im Wasserbad erwärmen und die Pulver daruntermischen. Die Salbe kalt rühren und abfüllen, zwei- bis dreimal täglich den Hodensack damit massieren.

100 g Biertreber mit Wasser handwarm erwärmen, für 1 Stunde als Kompresse auflegen, eventuell mit einem Plastikbeutel abdichten.

Darmparasiten, Würmer, Spulwürmer als Krebsauslöser

Hildegard beschreibt gleich nach dem Kapitel über den »Krebssprung« die Entstehung der »Würmer«, die bei der Krebskrankheit mitbeteiligt sein können. Diese Vermutung wird von der amerikanischen Biochemikerin Frau Dr. Hulda Clark in ihrem Buch *The Cure for all Diseases* bestätigt. Sie ist der Auffassung, Krebs könne man »ganz einfach heilen«, weil er von Darmparasiten verursacht werde. Man solle die Parasiten töten, und man stoppe das Krebswachstum. Das heiße allerdings nicht, dass man aufhöre, krank zu sein, weil der Krebs Organe und Funktionen zerstört habe, die man anschließend wieder aufbauen müsse.

Zum Abtöten der Darmparasiten empfiehlt sie ähnlich wie Hildegard ein pflanzliches Mittel aus Walnusstinktur (Juglans regia, Urtinktur), Wermut- und Gewürznelkenpulver (für diese Angaben wird keine Gewähr übernommen).

Auch Hildegard sagt, dass aus schädlichen und giftigen Säften Würmer entstehen können, besonders bei kleinen und größeren Kindern, weil deren Säfte noch mit Milch vermischt sind. Bei Menschen, die gewohnheitsmäßig ihre Speisen mit Essig säuern, ist die Gefahr der Wurmbildung seltener. Sollten sie bei solchen Menschen, die schlechte Säfte in sich führen, einmal irgendwie zu wachsen begonnen haben, so verschwinden sie doch binnen kurzer Zeit wieder. Wenn aber derartige Würmer bei einem Menschen auswachsen, dann bringen sie ihn von Kräften.

Bei der routinemäßigen Untersuchung der Darmflora in einem mikrobiologischen Institut kann auch die Anwesenheit von Darmparasiten und Eiern festgestellt werden. Ist dies der Fall, so gibt es nach Hildegard eine sehr einfache Entwurmung.

Walnuss-Brennnessel-Honig-Wein

10 ml Brennnesselsaft	2 EL Weinessig
10 ml Königskerzensaft	150 g Honig
20 ml Walnussblättersaft (oder	1 l Wein
Walnuss-Urtinktur, Juglans regia)	

Alle Zutaten mischen und 5 Minuten aufkochen, abschäumen und in die Flasche zurückgeben, täglich 1 EL vor und 1 Likörglas nach dem Essen trinken (2 Wochen lang).

Zur Herstellung des Walnuss-Brennneessel-Honig-Weins wurde 1 l Wein verwendet, der im Originalzitat nicht erwähnt wird.

Die Heilkraft von Dinkel, Obst und Gemüse bei der Krebstherapie

Die Hildegard-Küche auf der Basis von Dinkel, Obst und Gemüse ist nach wie vor nicht nur der beste Schutz gegen Krebs, sondern auch nach Krebsausbruch die beste Diät.

In Abhängigkeit von der Krebsart kann man durch die richtige Diät mehr als 40 % aller Krebsarten verhüten. Beim Dickdarmkrebs hat die richtige Ernährung einen schützenden Einfluss von 55 %.

Im Vergleich zu allen anderen Vollwert- und Gesundheitsdiäten kennen wir vor allem durch Hildegard die Heilkräfte und den heilenden Einfluss der Lebensmittel, um sie gezielt zur Heilung oder zur Vorbeugung einzusetzen.

Zusammenhänge von Ernährung und Krebshäufigkeit

Wissenschaftliche Studien bestätigen, dass der Krebs besonders vom tierischen Eiweiß lebt. Mit einer solchen Nahrung wird das Tumorwachstum geradezu noch angefeuert. Diese Zusammenhänge von Ernährung und Krebshäufigkeit wurden bereits im Jahr 1980 vom amerikanischen National Cancer Institute durch weltweite Studien untersucht. Das Institut kommt dabei zu folgenden Ergebnissen:

1. Es besteht ein höheres Krebsrisiko bei Überernährung bzw. Übergewicht.

2. Bei hohem Eiweiß- und Fettkonsum in Fleisch, fettem Käse und vielen Eiern steigt die Häufigkeit von Mamma-, Kolon- und Prostatakrebs.
3. Ein höheres Krebsrisiko besteht bei höherem Alkoholkonsum und
4. beim Mangel an frischem Obst, Gemüse und Getreideprodukten.

Inzwischen haben weitere wissenschaftliche Studien die schützende Wirkung einer vegetarischen Ernährung vor Krebs verifiziert. Eine Vegetarierstudie des Deutschen Krebsforschungsinstituts in Heidelberg bestätigt auch, dass Vegetarier länger und gesünder leben und eine große Chance haben, Krebs und Herz-Kreislauf-Krankheiten zu vermeiden. Zu den gleichen Ergebnissen kam die Vegetarierstudie des damaligen Bundesgesundheitsamts. Die regelmäßige zusätzliche Ernährung mit Fisch und Fleisch einmal in der Woche sowie gelegentlich 1–2 Eiern in der Woche verbessern die Versorgung und schützen vor einem Mangel an Jod und Vitamin B_{12}, das in einer zu strengen vegetarischen Kost fehlt.

Die Finnlandia-Studie

Bereits 1992 veröffentlichte der finnische Arzt Dr. H. Adlercreuz den Bericht über die Zusammenhänge der Krebshäufigkeit mit einer fettreichen Ernährung in der sog. Finnlandia-Studie. In einer großen zehnjährigen multinationalen Untersuchung konnte er feststellen, dass die »gutbürgerliche« Kost mit sehr viel fettem Käse, cholesterin- und fetthaltigem Fleisch und fettreicher süßer Ernährung im Vergleich zu vegetarischer Kost ein großes Krebsrisiko birgt. Er konnte zeigen, dass eine fettreiche Ernährung zu einem höheren Cholesterinspiegel führt, der die Produktion von Sexualhormonen übernatürlich ansteigen lässt und so verschiedene Krebsarten auslöst. Durch eine mehr oder weniger vegetarische Ernährung mit Dinkel, Obst und Gemüse kann man das Krebsrisiko senken, da Cholesterin- und Sexualhormonspiegel in den Normalbereich zurückgehen.

Darüber hinaus konnte Adlercreuz in den Pflanzen sog. Phyto-Östrogene, pflanzliche Sexualhormone, feststellen, die einen regulierenden Einfluss auf erhöhte Sexualhormonspiegel haben und dadurch das Risiko von Brust-, Darm- und Prostatakrebs reduzieren. Außerdem haben die Phyto-Östrogene noch wertvolle Eigenschaften, um Hitzewallungen zu reduzieren, vor Osteoporose zu schützen und Infektionen von Viren, Bakterien und Pilzen abzuwehren.

Thiocyanat – ein Krebs-Universalheilmittel aus der Natur

Die Tatsache, dass Naturvölker auffallend wenig an Krebs erkranken und der Krebs bei Wildtieren eine Seltenheit ist, hat einige Forscher veranlasst, die Ernährungsgewohnheiten dieser Menschen und Tiere zu studieren und die Inhaltsstoffe zu isolieren, die vor Krebs schützen. Dabei entdeckte man, dass im Blut von Schafen und Wildtieren wie Damm-, Rot- und Rehwild, die sich ausschließlich von Gräsern ernähren, ein universaler Schutzstoff zu finden ist, der nur aus drei Atomen besteht, S, C, N (Schwefel, Kohlenstoff und Stickstoff), und Thiocyanat oder »Rhodanid« genannt wird.

Dieses Thiocyanat entsteht in der Natur aus einer Vorstufe von Blausäure mit Zucker (Cyanoglycosid), wobei die Blausäure nur in gebundener und nicht in freier giftiger Form in über 1500 Pflanzen von 150 Arten in der Natur vorkommt. Aufgrund ihrer schützenden Wirkung gegen Krebs wurden die Cyanoglycoside von einigen Forschern als »Antineoplastisches Vitamin 17« bezeichnet (Krebs, Nieber, Riedmaier). Durch die Nahrungsaufnahme geraten die Cyanoglycoside in den Organismus, wo sie mit einem Schwefelatom zu Thiocyanat verknüpft werden.

Dieses Universalheilmittel Thiocyanat wurde von Prof. W. Weuffen von der Universität Greifswald als Universalheilmittel erkannt und in fast allen Körperflüssigkeiten nachgewiesen, wo es für die Infektabwehr zuständig ist:

1. in der Tränenflüssigkeit, um sich nicht dauernd an Luftkeimen zu entzünden,
2. im Nasensekret als Schutz vor Viren und Bakterien,
3. im Speichel gegen Infektionen durch Lebensmittel,
4. im Serum bei Infektionen und Abwehrreaktionen,
5. in der Muttermilch, um das Baby gegen Infektionen in den ersten Tagen auf natürliche Art und Weise zu schützen.

Neuerdings gelang es Weuffen auch, im Dinkel und seinen Produkten Thiocyanat nachzuweisen. Das Thiocyanat in der Dinkelkost ist für den Schutz der Körperzellen vor Krebs von lebensnotwendiger Bedeutung, weil er die Zellmembran so elastisch abdichtet, dass die Krebs erregenden Stoffe und Viren keine Chance haben, in die Zelle einzudringen.

Zusätzlich fördert Thiocyanat das Wachstum der Blut bildenden Zellen im roten Knochenmark und den Stammzellen, aus denen alle anderen Körperzellen und Organe entstehen können. Thiocyanat übt einen schützenden Einfluss bei Erbschäden aus oder bei Schäden, die während der Schwangerschaft auftreten können. Es unterstützt die Leber bei der Entgiftung, z. B. von Nikotin oder Alkohol, und schließlich ist Thiocyanat der Stoff, der den Körper vor Nahrungsmittelallergien schützen kann.

Bioflavonoide schützen die Körperzellen

Von noch größerer Bedeutung ist die schützende Wirkung pflanzlicher roter oder gelber Farbstoffe wie der roten Anthocyane in Roter Bete, Kirschen, Brombeeren, Johannisbeeren, Kornelkirschen und der gelben Farbstoffe der Flavone in Kürbis, Kräutern, in Orangen und Zitronen. Diese Substanzen, die man als »Vitamin P« (Permeabilitätsvitamin) bezeichnet, haben eine schützende Wirkung auf die Kapillaren und Zellmembranen. Obst- und gemüsereiche Diät, täglich eingenommen, sorgen dafür, dass die Blutgefäße nicht so leicht brüchig werden und die Zellmembranen vor Viren, Bakterien und Pilzen abgedichtet sind.

Darüber hinaus sind die Bioflavanoide als Antioxidantien oder Radikalfänger in der Lage, Sauerstoffradikale zu vernichten, die sich bei seelischem und körperlichem Stress bilden und Krebs auslösen können.

Cholesterin, das Schlüsselmolekül für die Krebs auslösenden Hormone

Das körpereigene Cholesterin ist das Ausgangsmolekül sowohl für die männlichen und weiblichen Sexualhormone Östrogen und Testosteron als auch für die Gallensäure, die für die Fettstoffwechselverdauung notwendig ist. Bei einem zu hohen Cholesterinspiegel steigen die Sexualhormone krankhaft an und sind für einen höheren Anstieg der hormonabhängigen Tumorarten Brust-, Dickdarm- und Prostatakrebs verantwortlich. Ebenso kann durch eine zu fettreiche Ernährung die Gallensäureproduktion übernormal stimuliert werden, sodass der Cholesterin- und Sexualhormonspiegel ansteigt und das Krebsrisiko erhöht.

Bei den Menschen in den Industrieländern führt der hohe Fettverzehr zu einer vermehrten Gallensäurebildung, wodurch bei der Rückresorption in der Leber der Cholesterin- und damit der Sexualhormonspiegel steigen. Dadurch erhöht sich wiederum das Krebsrisiko für Brust, Dickdarm, Prostata und Bauchspeicheldrüse. In verschiedenen klinischen Studien konnte gezeigt werden, dass diese Krebsarten bei Vegetariern seltener auftreten, die naturgemäß viele Ballaststoffe zu sich nehmen und dadurch einen niedrigen Cholesterin-, Gallensäure- und Sexualhormonspiegel haben.

Krebsschutz durch Ballaststoffe

Pflanzenfasern oder Faserstoffe, z.B. in Dinkel, Flohsamen oder Äpfeln, sind hochkettige Kohlenhydrate, die von der natürlichen Darmflora zu kurzkettigen Fettsäuren wie Propionsäuren, Buttersäuren und Essigsäuren abgebaut werden und dem Dünndarm ein schwach saures Milieu verleihen, in dem sich die Dünndarmbakterien optimal vermehren und den Hefepilzen keine Chance lassen.

Eine ballaststoffreiche Ernährung verhütet durch den schützenden Einfluss von Faser- und Schleimstoffen die Entstehung von Entzündungen im Magen und im Darm und übt eine schützende Wirkung gegen die Entstehung von Darmträgheit, Verstopfung, Divertikulose und Hämorrhoiden aus.

Um die Wende zum 20. Jahrhundert, als man noch mehr Getreide- und Hülsenfrüchte aß, nahm ein Mensch durchschnittlich pro Tag etwa 100 g Ballaststoffe zu sich. Heute sind es nur noch 20 g. Eine ballaststoffarme Ernährung ist schädlich, weil die Nahrung zu lange im Darm verweilt. So häufen sich Krebs erregende Substanzen (Ammoniak, biogene Amine) im Dickdarm an und erreichen mit dem Blut alle Körperzellen. Ballaststoffe aus Dinkel,

Obst und Gemüse können direkt auch diese Substanzen aufsaugen und auf natürliche Art und Weise ausscheiden.

Die besten Ballaststoffe befinden sich im Flohsamen und in den Flohsamenschalen, die seit neuem in leckeren Flohkeksen verbacken werden. Sie haben wie gesagt eine enorme Quellleistung vom Achtfachen ihres Volumens und saugen die Fäulnisstoffe und die Gallensäure aus dem Darm.

Mineralien – Schutz vor Übersäuerung

Dinkel, Obst und Gemüse versorgen den Organismus mit genügend basischen Mineralien und Spurenelementen. Besonders der Dinkel verfügt über einen großen Mineralienreichtum, der in der Lage ist, überschüssige Gallensäure zu neutralisieren und unter Kontrolle zu halten. Die Mineralien und Spurenelemente üben im Körper eine lebensnotwendige Funktion aus. Ohne Mineralien funktioniert keine Nervenleitung, um die Körperorgane zu ihrer Arbeit anzuregen, z. B. Kalium und Magnesium für den normalen Herzrhythmus. Der Dinkel verfügt über alle 45 Mineralien und Spurenelemente, die am Knochenaufbau beteiligt sind.

Mineralien binden besonders im Darm die Gallensäure und senken dadurch den Cholesterin- und den Sexualhormonspiegel und verhüten auf diese Weise die Krebsentstehung. Klinische Studien weisen auch darauf hin, dass besonders Selen das Krebswachstum aller Organe einschließlich der Haut verhindern kann. Voraussetzung sind aber humusreiche Böden, die nicht durch Überdüngung an Selenarmut leiden. Die tägliche Selenmenge der Nahrung sollte zwischen 50 und 100 mg betragen. Bei Mengen über 800 mg täglich kommt es zu chronischen Vergiftungen, weil Selen mit Arsen chemisch verwandt ist. Akute Vergiftungen äußern sich in Erbrechen, Durchfall, Rhythmusstörungen und sogar dem Entstehen von Krebs. Daher sollte man möglichst keine Selenpräparate – außer homöopathische Mengen – zu sich nehmen und den Bedarf lieber durch die Nahrung decken, wo es nicht zu solchen Vergiftungserscheinungen kommen kann.

Durch Rohkost, Müsli oder Frischkornbrei kann ein Mineralien- und Spurenelementmangel entstehen, weil erst beim Kochen und Backen Phytin zerstört wird, das die Mineralien und Spurenelemente festhält, sodass sie dem Körper nicht mehr zur Verfügung stehen.

Besonders wertvoll ist der hohe Zinkgehalt im Dinkel (33–34 mg pro kg Trockenmasse). Zink ist eine Schutzsubstanz vor Krebs, da er in der Lage ist, die freien Radikale einzufangen, die das Krebsgeschehen im Organismus auslösen können.

Freie Radikale – Antioxidantien

Beim Stoffwechsel des Menschen entsteht die Energie über einen komplizierten biochemischen Übertragungsmechanismus, bei dem Sauerstoff und Wasserstoff zu Wasser »verbrannt« werden und Energie frei wird. Damit der Körper dabei nicht wie bei der Knallgasreaktion »in die Luft fliegt«, werden die Verbrennungsschritte biologisch übertragen und über Brücken geleitet, wobei zwischenzeitlich freie Radikale in Form von Sauerstoffradikalen frei werden.

Sowohl freie Radikale als auch Singuletsauerstoff sind sehr reaktionsfähige Atome, die in der Lage sind, das ihnen fehlende Elektron gewaltsam von anderen organischen Molekülen im Körper zu entreißen, wodurch diese Moleküle ihrerseits wieder radikal werden und eine wahre Kettenreaktion auslösen. Besonders gefährlich ist die Möglichkeit, dass freie Radikale in die Zellen gelangen, das menschliche Erbgut zerstören und so Krebs auslösen können. Neuerdings werden die freien Radikale aber auch für die Alterungsvorgänge und die damit verbundenen Krankheiten verantwortlich gemacht.

Freie Radikale nehmen durch eine schlechte Lebensweise sowie durch Fehlernährung und Umweltbelastungen zu: Chemotherapie, chronische Entzündungen, Rauchen, Alkohol, übermäßige UV-Bestrahlung, übertriebene sportliche Aktivität und Umweltgifte wie Blei, Kadmium und Quecksilber. Hochleistungssportler, Sonnenanbeter und alte Menschen leben daher besonders gefährlich.

Pflanzen sind in der Lage, diese freien Radikale einzufangen. Man nennt sie »Antioxidantien«, dazu gehören besonders das Vitamin C, aber auch die Vitamine A und E, gewisse B-Vitamine sowie Mineralien wie Magnesium, Selen und Zink, ebenso wie die roten und gelben Blüten-, Früchte- und Gemüsefarbstoffe, die Bioflavanoide. Menschen, die viel Dinkel, Obst und Gemüse essen, haben daher durch die Ernährung einen besonderen Schutz vor Krebs, frühzeitigem Altern und Herz-Kreislauf-Krankheiten. Die Aufnahme dieser Antioxidantien geschieht am besten durch die Ernährung, weil Vitamin- und Mineralientabletten nicht im richtigen Milieu dargeboten werden, um im Körper auch wirklich Aufnahme zu finden. Außerdem kann eine Überdosis von Vitaminen zu Nebenwirkungen führen.

In allen bisher durchgeführten klinischen Studien konnte die schützende Wirkung von Vitamin- und Mineralientabletten nicht bestätigt werden. Im Gegenteil, manchmal steigt das Krebswachstum bei Megadosen von Vitaminen und Mineralien geradezu noch an. Risikosenkende Wirkung haben allein die Lebensmittel wie Dinkel, Obst und Gemüse, die diese Antioxidantien in reichlicher Menge zur Verfügung stellen (vgl. Hennekenz, C. H., et al., *New England Journal of Medicine* 330, 1080–1081, 1994).

Beim regelmäßigen Verzehr von Dinkel, Obst und Gemüse gibt es keinen Vitaminmangel. Mit Ausnahme von Vitamin A und C, die wir durch den täglichen Dinkel-Kopfsalat zu uns nehmen können, werden alle anderen Vitamine durch Dinkel zugeführt oder im Darm selbst durch eine intakte Darmflora hergestellt. Wie schon gesagt, enthält der Dinkel Vitamin E, einen Radikalfänger, der in der Lage ist, Krebs auslösende freie Radikale einzufangen. Außerdem ist Vitamin E in der Lage, das Wachstum von gewissen Krebsarten zu hemmen. Bereits mit 100 g Dinkelvollkornmehl wird der Tagesbedarf zu einem Drittel mit Vitamin E gedeckt.

Wochen-Speiseplan für Krebspatienten

Nach jahrzehntelanger Erfahrung, die wir im Hildegard-Kurhaus vertieft haben, erweist sich der folgende beliebte Speiseplan mit Hildegard-Antikrebs-Kost als besonders wirksam:

Montag:
Morgens: jeden Tag Habermus mit Äpfeln, Mandeln und Rosinen, Dinkelkaffee.
Mittags: Maronisuppe, Gemüseplatte (Rote Bete, Fenchel, Zucchini), Kräutersoße, Kichererbsenpüree, grüner Salat mit Dinkelkörnern, Rote Grütze.

Abends: Dinkelgrießsuppe mit Gemüsestreifen, Maroniaufstrich pikant, Dinkelbrot, Butter, Hüttenkäse, Dinkelsalat, Fencheltee.

Dienstag:
Mittags: Rote-Bete-Suppe, Rehleber mit Dinkelspätzle, Mangold, grüner Salat mit Dinkelkörnern, Bratapfel.
Abends: Kürbissuppe, mariniertes Gemüse, Bohnenkernsalat, Dinkelbrot, Butter.

Mittwoch:
Mittags: Spinatcremesuppe, Kichererbsenbratlinge mit Mandel- oder Galgantsoße, grüner Salat mit Dinkelkörnern, Maronicreme.
Abends: Karottensuppe, Hühnerleberaufstrich, Dinkelbrot, Butter.

Donnerstag:
Mittags: Kastanien-Kürbis-Suppe, überbackenes Fenchelgemüse, Dinkelvollkornnudeln, grüner Salat mit Dinkelkörnern, Quittenmus.
Abends: Gemüsesuppe, Apfel-Zwieback-Auflauf mit Kirschsoße.

Freitag:
Mittags: Kichererbsensuppe, gedünsteter Fisch, Karotten-Sellerie-Gemüse, Dinkelkörner, grüner Salat mit Dinkelkörnern, glasierte Maroni.
Abends: Fischsuppe, Fenchel-Orangen-Salat zum Butterbrot.

Samstag:
Mittags: Lebercremesuppe, Dinkelkernottogericht indischer Art (süß-sauer-pikant) mit Äpfeln und Zwiebelringen, grüner Salat mit Dinkelkörnern, Obstsalat.
Abends: Fenchelsuppe, Kastanienpastete.

Sonntag:
Mittags: Minnestrone, Hirschgeschnetzeltes mit Preiselbeer-Apfel und Dinkelspätzle, grüne Bohnen, grüner Salat mit Dinkelkörnern, Kürbis- oder Apfelstrudel.
Abends: Dinkelschrotsuppe, Rote-Bete-Timbale mit provenzalischer Knoblauchsoße, grüner Salat.

Seelische Ursachen für Krebs und Abwehrschwäche

Die Maßlosigkeit (Immoderatio, Schwäche bzw. »Sünde« Nr. 14) charakterisiert das außer Rand und Band geratene Krebswachstum und spiegelt eine aus allen Fugen geratene geldgierige, egoistische Überflussgesellschaft wider. Gegen diese unkontrollierte Maßlosigkeit kämpft das rechte Maß, die Discretio (s. a. das Kapitel »Seelische Ursachen für Leberleiden«).

Discretio oder Maß und Maßhalten, das sind die geheimnisvollen Kräfte, mit denen alle Dinge im harmonischen Gleichgewicht bleiben. Mikro- und Makrokosmos basieren auf diesen Kräften der inneren Ordnung. Aber auch alle zwischenmenschlichen Beziehungen wie Liebe und Freundschaft, Ehe und Familie leben vom rechten Maß des Gebens und Nehmens.

Bei dem Tumorkranken ist dieses Maß verloren gegangen, weil der Tumor keine Grenzen kennt.

Der Krebs ist kein lokal begrenztes Geschehen, das man mit Operationen, der Chemotherapie und Bestrahlungen beseitigen könnte, sondern ein ganzheitlicher Prozess, der den gesamten Menschen in seiner leiblich-seelischen Existenz ergreift. Wohl jeder Krebspatient kann sich an den Schock erinnern, der ihn traf, als er von seiner Krebskrankheit erfuhr und er aus den Bahnen geworfen wurde. Der Krebsforscher Dr. med. Ryke Geerhad-Hamer spricht von einem allerschwersten, hochakut-dramatischen und isolativen Konflikterlebnisschock, der gleichzeitig auf allen drei Ebenen – in der Psyche, im Gehirn und am Organ – wirkt. Der eigentliche Tumor steht am Ende eines langen Geschehens und ist das sichtbar gewordene Symbol für einen Konfliktknoten, z. B.:

1. den Brocken, den der Krebspatient bisher nicht verdauen konnte (Magen-, Darm- und Bauchspeicheldrüsenkrebs),
2. den Schiffbruch in seiner Existenz, als ihm der Boden unter den Füßen weggezogen wurde (Nieren- und Blasenkrebs),
3. den Ehebruch, den sein Partner begangen hat, oder die Scheidung bzw. den Verlust der Liebe (Brustkrebs, Gebärmutterhalskrebs).

Es gibt so viele Schicksalsschläge, wie es Menschen gibt, die sich aber alle in ein Gesamtschema von 35 Schwachstellen, Risikofaktoren, Belastungen, Konflikten und Problemen zusammenfassen lassen. Jedenfalls gehört zur Basistherapie ein ausführliches Gespräch, nach dem man in der Lage ist, die seelische Ursache zu bearbeiten.

Rheuma und Gicht

Zu Hildegards Zeiten kannte man das Wort »Rheuma« noch nicht im heutigen Sinne. Bis zum 18. Jahrhundert wurde es mit »Katarrh« übersetzt. Rheuma war die leichte Flüssigkeit, der »Rotz«, der den Pferden aus der Nase quoll. Hildegard hat ihre eigene Sprache und beschreibt in ihren medizinischen Büchern über hundert Rheumamittel mit den Krankheitsbildern, wie sie etwa Rheumatiker an sich selbst beobachten.

Hildegard sieht die tatsächlichen Ursachen von Rheuma und Gicht in maßlosem Essen und Trinken, gravierenden Ernährungsfehlern, in der Zerstörung der Lebensordnung sowie in besonderen charakteristischen Risikofaktoren – Ungeduld, Zorn, Furcht und Angst –, die den Menschen derartig plagen und zerstören können, dass sein ganzer Lebensmut verloren gehen kann.

»Wenn nämlich ein Mensch an allerlei Mühsal, Angst und den Folgen von vielerlei Speisen und Getränken leidet, sodass sich durch ungeeignete Speisen und Getränke verschiedene und verkehrte Säfte und Schleime (Schlackenstoffe) angesammelt haben, dann kommt die erschütterte und ermüdete Seele, von Widerwärtigkeiten geplagt, zum Erliegen und stellt ihre Lebendigkeit zu einem gewissen Grade ein.«

Beim rheumatischen Formenkreis (Rheuma) handelt es sich um Erkrankungen mit quälenden Schmerzen an Gelenken, Muskeln und Nerven, Sehnen und Bändern, die hier und da anschwellen, sich entzünden oder verkrüppeln können. In Übereinstimmung mit den heutigen wissenschaftlichen Ergebnissen beschreibt Hildegard das Rheuma als eine Stoffwechselstörung am Bindegewebe als Folge einer schlechten Mischung der Säfte (Dyskrasie).

Das Bindegewebe, auch »Zwischengewebe« oder »Mesenchym« genannt, entsteht in der embryonalen Entwicklung aus dem mittleren Keimblatt im Unterschied zu den Stoffwechselorganen, die aus dem inneren Keimblatt (Entoderm) entstehen, und dem Sinnes- und Nervensystem des äußeren Keimblattes, des Ektoderms. Dieses weiche Binde- oder auch Grundgewebe ist überall im Körper vorhanden und verbindet die entferntesten Organe und das Gewebe miteinander. Zusätzlich fließt durch dieses Gewebe wie ein großer Fluss die Lymphe, um den Körper mit Nährstoffen zu versorgen und um Giftstoffe und Toxine abzubauen und herauszutransportieren. Das Funktionieren dieses Systems ist die Voraussetzung für eine gute Gesundheit.

Beim Rheumakranken wird diese natürliche Grundregulation des Bindegewebes blockiert. Giftstoffe – sog. Toxine – lagern sich in der Gelenkinnenhaut und im Bindegewebe ab und werden vom Organismus mit »Rheumaknötchen« (Zellinfiltraten) isoliert, wobei aus diesen Giftdepots von Zeit zu Zeit schwere Rheumaattacken ausgelöst werden können.

Hildegard beschreibt, wie sich das Gehirn durch die natürlichen Ausgänge Mund und Nase reinigen muss, wenn der Mensch nicht an Rheuma erkranken will: »Das Gehirn besitzt Fensteröffnungen, die immerzu gelüftet sind und durch die es ständig weich und feucht bleibt. Dies sind die Augen, Ohr, Nase und Mund des Menschen. Der kalte und feuchte Unrat aus den Säften wird in den ausführenden Wegen der Nase und der Kehle angesammelt, weil das Gehirn ihn nicht ertragen kann, sondern ihn durch die natürliche Reinigung des Menschen auswirft …

Würde auf irgendwelche Weise bei einem Menschen diese natürliche Reinigung verhindert, so würde er von Sinnen kommen und vertrocknen, weil hierdurch sein Magen vernichtet und sein Gehirn verfaulen würde …«

Nicht nur nach Hildegard ist es ein großer Kunstfehler, wenn man den Schnupfen durch schleimhautabschwellende Nasentropfen unterdrücken will. Denn der Schnupfen hat eine reinigende Funktion und darf nicht behindert werden, sonst kann es langfristig zu schweren rheumatischen Beschwerden kommen. Nasen- und Rachenschleim müssen gründlich ausgeschieden und ausgeleitet werden, damit sich der Körper von Schlacken- und Giftstoffen reinigen kann.

Die Reinigung (Purgation) von Schlackenstoffen ist nach Hildegard eine hohe Kunst. Sie empfiehlt Purgierpillen aus milden, auflösenden Arzneipflanzen, die überflüssige und schädliche Schlackenstoffe besonders bei Verschleimung von Nase und Rachenraum gründlich und anhaltend beseitigen. Zusammen mit einem Aderlass angewandt, verschwinden davon Schmerzen und Entzündungen im Kopf, in der Brust und im Bauchraum.

»Denn diejenige, welche den Überfluss an Giftstoffen besitzen und dieses Gift nicht ausscheiden, belasten sich mit krankem und schwachem Fleisch und sind deshalb nicht gesund und können nicht gesund sein.

Diejenigen, welche aber ein Übermaß an Giftstoffen haben, sind, wenn sie das Gift ausscheiden, ziemlich mager, aber körperlich gesund, weil sie die Unreinigkeiten nicht bei sich behalten. Diejenigen, welche das Gift nicht ausscheiden und davon krank werden, sollen Reinigungsmittel (Purgiermittel) gebrauchen.«

Die Ursachen für Gelenkrheuma, Arthritis, Polyarthritis, Bechterew'sche Krankheit und Spondylarthrosis

Man darf also bei der Behandlung des Rheumas niemals übersehen, dass die Giftstoffe die eigentliche Ursache des Rheumas sind. Zu diesen Giftstoffen oder Toxinen zählen nicht nur die Bakteriengifte (Streptokokkentoxine), Virusgifte und die Giftstoffe aus dem Stoffwechsel von Parasiten, sondern auch Belastungen durch Amalgamplomben, chemische Arzneimittel oder ganz besonders auch durch Küchengifte und Rohkost.

Darüber hinaus sieht Hildegard die Ursachen des Rheumas nicht nur im maßlosen Essen und Trinken, sondern auch in einer zerstörten Lebensordnung mit zu viel Stress und anderen seelisch bedingten Ursachen, namentlich Ungeduld, Angst und Zorn.

Schon bei jungen Menschen, etwa ab dem 30. Lebensjahr, kann durch Störung der Lebensordnung eine Zerstörung des Gelenkknorpels ausgelöst werden, die als »Arthrose« bezeichnet wird. Hildegard zählt diese Krankheit zu den Grunderkrankungen des Menschen, die durch eine negative Lebenseinstellung, nachlassende Vitalität und fehlende Regenerationsfähigkeit besonders an großen jungen Menschen mit Bindegewebsschwäche beobachtet werden kann. Die elementaren Kräfte sind derartig gestört, dass

»sie den Nacken des Menschen beugen, seinen Rücken krümmen und ihn vollkommen zusammenziehen (totum contractum)«.

Wir denken hierbei unmittelbar an die Bechterew'sche Krankheit, eine Verknöcherung der kleinen Wirbelgelenke der Bandscheiben, oder an die Spondylarthrosis deformans mit dem Krankheitsbild eines stark gekrümmten Rückens.

Bei weitem die größte Zahl der rheumakranken Menschen leidet unter der Arthritis oder Arthritis deformans, wobei ein oder auch mehrere Gelenke (Polyarthritis) befallen sind, was zu heftigen Schmerzen führen kann.

»Bei Menschen mit labilem Stoffwechsel und unstetem Säfteverhalten im Wärme-, Kälte- oder Feuchtigkeitshaushalt werden die Säfte wie Luft im Körper hin und her geblasen. Solche Leute werden von der Lähmung (Paralysis, Arthritis, Rheuma) befallen.«

Hildegard beschreibt, wie der Mensch durch Fieber und Entzündungen in kritische Krankheitszustände gerät, weil seine Verdauung das Überangebot an Nahrungsmitteln nicht mehr verkraften kann. Der ganze Körper gerät außer Rand und Band. Die Ausscheidungsorgane können die Schlacken- und Giftstoffe nicht mehr ausscheiden, sodass sie sich im ganzen Körper ansammeln, die Arterien verstopfen und als krank machendes Material im Bindegewebe ablagern. Das Ergebnis davon ist eine schlechte Durchblutung, wodurch der Teufelskreis geschlossen wird. Die Menschen fühlen sich kalt an allen Gliedern, müde und niedergeschlagen. Die Rheumastoffe müssen durch Bäder und Saunabesuche über die Haut ausgeschwitzt werden.

Die Lebenskräfte Gottes können den aus den Fugen geratenen Organismus wieder heilen und ihm zu noch größerer Gesundheit als vor der Erkrankung verhelfen. Wie ein Phönix aus der Asche kehrt der Rheumapatient durch Fieber und Schwitzen wieder zur Gesundheit zurück: »... es kann dann manchmal drei, 5, 7 oder auch bis zu 30 Tagen und noch länger dauern, bis sich die Seele wieder besinnt und durch Gottes Gnade wieder ihre Kräfte erlangt und den Körper neu belebt.

Wenn ein Mensch so wieder zur völligen Gesundheit gelangt, hat er in seinem folgenden Leben weniger zu leiden als bisher, weil die (giftigen) Säfte, die in ihm waren, durch den Schweiß beträchtlich gemindert wurden.«

Diejenigen jedoch, die ihren Lebensstil nicht dramatisch ändern, sondern weiterhin Raubbau an sich treiben, werden allmählich ihre Lebensenergie verlieren und langsam, aber sicher sterben: »Wenn die Seele aber dermaßen mit schädlichen Säften und Schleimen (Schlacken) belastet ist, dass sie sich nicht mehr aus dem Körper austreiben lassen, und wenn sie bemerkt, dass ihr Gottes Gnade nicht mehr zur Seite steht, unterwirft sie sich und verlässt nach Gottes Beschluss den Körper.«

Die Ursachen von Gicht

Die echte Gicht (Podagra), auch »Großzehengicht« genannt, wird von Hildegard als »Gutta« (= »Tropfen«) und als eine Sonderform des Rheumatismus beschrieben. Auch hier handelt es sich um eine Stoffwechselstörung, wobei sich Harnsäure in den Gelenken, besonders im Fußgelenk und in den Fingergelenken, ablagert und heftige Attacken auslösen kann. Die westliche Junkfood-Ernährung mit ihren billigen Industriefetten, Margarine, zu viel Fleisch, Zucker und Alkohol zusammen mit einem stressigen Lebensstil sind die Hauptursachen für diese Wohlstandskrankheit.

»Wer weiches, üppiges Fleisch an seinem Körper hat und häufig allerlei Leckerbissen verspeist, wird leicht von der Großzehengicht befallen. Es ereignet sich auch bei den Leuten, die allerlei durcheinander essen, dass sie danach leicht krank werden. Wenn also solche Leute im Übermaß allerlei leckere Speisen zu sich nehmen, so nehmen die schlechten Säfte in ihnen überhand, fließen in ihnen über und vermehren sich so, dass es unmöglich wird, sie zurückzuhalten, dass sie nicht ohne Ordnung hin und her fließen und so endlich in die unteren Körperteile herabfallen und in den Schenkeln und Füßen sich austoben. Und weil sie hier keinen Ausweg finden und wieder nach oben steigen wollen, es aber nicht können, so verbleiben sie in den unteren Gliedern, werden in Schleim (Schlacke) umgewandelt und verhärten sich. Dann empfindet solch ein Mensch in seinen Beinen und Füßen, dass die Großzehengicht da ist, und er leidet an dermaßen großen Schmerzen, dass er kaum mehr gehen kann.«

Interessanterweise schreibt Hildegard, dass Frauen nicht an Großzehengicht leiden und davon häufiger als Männer verschont bleiben, weil der Überschuss an schlechten Säften durch die monatliche Regel entfernt werden kann.

Rheuma – eine Autoaggressionskrankheit

Rheuma hat einen schleichenden Beginn. Jahre vor Ausbruch der Krankheit kann man einen typischen und charakteristischen Verlauf erkennen. Es beginnt z. B. in der Kindheit bei den sog. lymphatischen Kindern mit verquollenen Augen und ständig laufender Nase. Später kommen Mittelohrentzündungen, Heiserkeit und Bronchitis dazu. Die Mandeln sind vereitert. Hände und Füße sind schlecht durchblutet, kalt und steif. Ab und zu meldet sich ein Hexenschuss oder ein Ischiasschmerz. Und plötzlich gibt es eine fieberhafte Gelenkentzündung mit Herzschmerzen. Jetzt erst erkennen die meisten Rheumatiker den Ernst ihrer Lage. In der Regel versuchen sie dann, durch ein rasches, schmerzstillendes Mittel ihr Leiden zu unterdrücken, wobei das Rheuma in einen qualvollen chronischen, d. h. unheilbaren Zustand übergeht. Die Ursache ist wie so oft wieder einmal die durch falsche Ernährungsweise und falschen Lebensstil zerstörte Darmflora mit der Folge der Autoaggression.

Chemische entzündungshemmende Schmerzmittel haben ganz erhebliche Nebenwirkungen wie Magen- und Darmbluten, Leber- und Nierenschäden sowie lebensbedrohliche Störungen des Blutbildes (Agranulozytose) und Schockreaktionen. Meistens sind die Rheumaschmerzmittel Säuren, die noch größere Entzündungen und innere Blutungen verursachen. Viele Rheumamittel, die mit etlichen Forschungsmillionen als Wunderdrogen gepriesen wurden, mussten kurze Zeit nach ihrer Zulassung wieder verboten werden, weil sich lebensbedrohliche Schäden ereignet hatten.

»In weiser Voraussicht« waren einige dieser Mittel von den amerikanischen Pharmafirmen zunächst in Europa getestet worden, bevor man sie der eigenen Zulassungsbehörde vorlegte. Besonders gefährlich und in der Langzeittherapie sogar sinnlos ist die Behandlung mit Cortison. Durch Cortison in hohen Dosen werden die Darmflora und damit die körpereigenen Abwehrkräfte völlig zerstört. Daneben können Magengeschwüre, Diabetes, Osteoporose, Potenzstörungen sowie das charakteristische geschwollene Gesicht auftreten.

Die moderne Medizin kann den Rheumatismus nicht heilen, sondern höchstens lindern. Wenn dann zum Schluss das Gelenk vollkommen zerstört ist, kann nur noch der Chirurg ein neues einsetzen.

Echte, ganzheitliche Heilung erreicht man dagegen mit der Hildegard-Rheumakur, wenn man sie frühzeitig genug anwendet. Aber selbst in »hoffnungslosen« Fällen wurde damit schon Unglaubliches erreicht. Die oft lebensgefährlichen schulmedizinischen Mittel sind dadurch überflüssig, und es wird viel Geld gespart.

Die Hildegard-Rheumakur

Die Hildegard-Rheumakur wendet sich an den ganzen Menschen, weil Rheuma kein lokales Geschehen, sondern eine ganzheitliche Erkrankung ist mit einem allgemeinen Krankheitsgefühl und einem gestörten Gesamtstoffwechsel, mit schlechter Durchblutung und Verdauung, mit Hormonregulationsstörungen und fehlenden Regenerationsmöglichkeiten. Wenn man den »aus dem Leim gegangenen« Rheumapatienten wieder »in Ordnung« bringen will, müssen tief greifende Maßnahmen ergriffen werden, wobei auch alle auslösenden Ursachen auf lange Sicht auszuschalten sind.

Wenn man Rheuma mit bleibendem Erfolg heilen will, muss man daher den gesamten Organismus entgiften, entschlacken und vollkommen regenerieren. Das erfordert sowohl vom Patienten als auch vom Behandler enorme Sorgfalt, Ausdauer und Geduld.

Der Rheumapatient leidet an einem Mangel an Lebenskraft. Hildegard empfiehlt, die Lebensenergie aus den heilenden Elementen des ganzen Kosmos einzusetzen, weil der Rheumapatient selbst durch seine Seele mit den vier Lebenselementen untrennbar verbunden ist. Sobald er die Heilungskräfte seiner eigenen Seele entfesselt, stehen ihm unendliche kosmische Kräfte zur Verfügung.

Bewegung und Ruhe

Vor allem für Rheumatiker muss das Verhältnis von Bewegung und Ruhe individuell angemessen und ausgeglichen sein. Meist wird das Bedürfnis nach mehr Ruhe übersehen.

Besonders unter akuten Rheumaschüben ist das Herumwandern

von großem Schaden und Ruhe erforderlich. In anderen Fällen ist zu viel Ruhe übertrieben und führt zu nur noch mehr Atrophie von Knochen und Gewebe. Bewegung ohne Belastung wäre die Antwort, z. B. Schwimmen, Radfahren, oder man sitzt ganz einfach auf dem Tisch und lässt die Beine baumeln. Hildegard schreibt, dass ein gesunder Mann längere Zeit ohne Schaden wandern kann, während Kranke und Schwache lieber sitzen oder liegen sollen. Angemessene Rheumagymnastik oder auch meditativer Tanz u. Ä., kombiniert mit der richtigen Atemtechnik, besitzen tief greifende, heilende Elemente.

Lebensenergie aus den vier Weltelementen

Hildegard sieht die Gesundheit des Menschen im engen Zusammenhang mit der Ordnung der vier Weltelemente Feuer, Luft, Wasser und Erde und der Aufrechterhaltung seiner vitalen Lebensfunktionen. Sind die vier Elemente mit dem Menschen in Harmonie, ist der Mensch gesund; liegt der Mensch »quer zur Schöpfung«, ist er krank und wird durch Krankheiten so lange geplagt, bis er sich wieder mit sich und der Welt versöhnt hat. Es handelt sich hier um ein Kernstück der gesamten Hildegard-Heilkunde.

»Wie schon mehrfach geschildert wurde, liefern die Elemente, wie sie die gesamte Welt zusammenhalten, ebenso auch das Gefüge für den menschlichen Körper. Ihre Ausbreitung und Funktion haben sie im ganzen Menschen so aufgeteilt, dass er von ihnen immerfort in Gang gehalten werden kann, ebenso wie die Elemente in der ganzen übrigen Welt wirksam sind. Im Menschen sind Feuer, Luft, Wasser und Erde, und aus ihnen besteht er. Vom Feuer hat er die (Körper-)Wärme, von der Luft den Atem, vom Wasser das Blut und von der Erde den Körper (Muskeln und Knochensubstanz). Dem Feuer verdankt er das Sehen, der Luft das Gehör, dem Wasser die Bewegung und der Erde seinen Gang.«

Wie wir heute alle wissen, hat die Missachtung der kosmischen Naturgesetze durch die Menschen, besonders die brutale Zerstörung der Schöpfung durch die Technik, nicht nur für den Kosmos, sondern auch für die Gesundheit katastrophale Folgen, wie Klimaverschiebungen, Erd- und Seebeben, Ozonlöcher, Wirbelstürme und Eisschmelze an beiden Polen. Der Kosmos reagiert und muss sich durch Naturkatastrophen ein neues Gleichgewicht einstellen. Hildegard beschreibt als mikrokosmische Folgen insgesamt 24 schwere innere Grunderkrankungen, zu denen auch Rheuma und Gicht gehören.

Alle Hildegard-Heilmittel haben ihre Wirksamkeit aus der Heilkraft der Natur, die mit den vier Weltelementen in Verbindung steht. Besonders vielseitig anwendbar sind die sog. Universalheilmittel. Darunter verstehen wir Hildegard-Mittel, die die Gesundheit erhalten und Krankheiten allgemein, besonders chronische, verhüten. Je nach Veranlagung sind die Universalheilmittel kurmäßig, d. h. einmal im Jahr, einsetzbar. Es handelt sich um einfache und bewährte Rezepturen, selbstverständlich wie immer bei Hildegard ohne jegliche schädliche Nebenwirkungen.

Universalheilmittel zur Verhütung von Rheuma und Gicht

Wermuttrank

Fast jeder Hildegard-Freund kennt die großartige Wirkung dieser Frühjahrskur (s. S. 38 und 123) zur Ausleitung und Reinigung von Gift- und Schlackenstoffen, die Krankheiten in der Zeit verhütet, wo es noch nicht zu spät ist. In der gesamten modernen Medizin gibt es keine vergleichbaren Heilmittel zur Prophylaxe gegen Rheuma und Gicht.

Kur zur Verhütung von Rheuma und Gicht

Fastenkur zur Reinigung von Körper, Geist und Seele

Der beste Schutz vor Rheuma und Gicht ist die Hildegard-Fastenkur zur Reinigung von Körper, Geist und Seele zusammen mit der Hildegard-Gesundheitsdiät (vgl. das entsprechende Kapitel), eines der tiefgreifendsten Mittel zur Beseitigung von Stoffwechselstörungen. Darüber hinaus können während der Hildegard-Kur weitere Behandlungsmöglichkeiten ausgenutzt werden. Ganz allgemein wirken Hildegard-Heilmittel besser nach dem Hildegard-Fasten und -Aderlass:

1. Strenges Hildegard-Fasten: 8–14 Tage nichts essen, nur trinken, und zwar Fencheltee, Dinkelkaffee, Apfel- und Traubensaft, eventuell Dinkelgrießsuppe mit viel Gemüse.
2. Mittlerer Schwierigkeitsgrad: Reduktionskost, im zweitägigen Wechsel normale Hildegard-Diät, an den Reduktionstagen Dinkelbrot und Fencheltee, so viel man will.
3. Leichteste Fastenform: Dinkel, Obst und Gemüse für längere Zeit.

Purgierkur

Die Purgierkur dient der Reinigung der oberen Schleimhäute, der Heilung von Schnupfen, Sinusitis, der Beseitigung von schädlichen und schlechten Säften, Rheuma auslösenden Schleim- und Schlackenstoffen mit Störung der Speichelsekretion im Nasen- und Rachenraum und hilft der Bauchspeicheldrüse bei Diabetes.

Odermennig-Purgierpillen

Die Odermennigtabletten sind als homöopathisches Arzneimittel zugelassen; sie selbst herzustellen ist nur schwer möglich. Sie enthalten neben Odermennig u. a. Galgantwurzelpulver, Benzoeharz und Storchenschnabelpulver in potenzierter Form.

Die Ausleitung erfolgt über die Schleimhäute: Purgierpillen beseitigen nur schädliche schlechte Säfte und halten die guten zurück. Sie reinigen gründlich die Nebenhöhlen bei chronischem Schnupfen und helfen bei Neurosen, Psychosen, Kopfschmerzen, Schwindel. Mit den Purgierpillen empfiehlt uns Hildegard eine Kur, um schädliche Rheuma auslösende Schleim- und Schlackenstoffe im Frühstadium so zu beseitigen, dass die Krankheit gar nicht erst zu entstehen braucht. Menschen mit Störungen der Speichelsekretion oder Speichelbildung (Nasen- und Rachenschleim, Bauchspeicheldrüse, Diabetes) werden mit Purgierpillen gereinigt.

Von diesen Pillen werden kurmäßig, d. h. 10 Tage hintereinander jeden Morgen als Erstes je 8 Pillen eingenommen. Jede einzelne Pille taucht man wegen der Bitterkeit in Honig. Magen und Unterleib sollen im Bett mit Lamm- oder Dachsfell bedeckt und warm gehalten werden. Nach Einnahme der Pillen soll man im Schatten spazieren gehen, bis man die lösende Wirkung der Pillen verspürt. Danach isst man zunächst um die Mittagszeit eine Dinkelgrießsuppe oder eine Hühnerbouillon mit Dinkelklößchen.

Ausleitung über Magen und Darm

Ingwerwürzmischung, granuliert

Die Ingwerwürzmischung, granuliert (s. S. 106), hat sich zur Beseitigung von Stoffwechselstörungen bei Rheuma- und Gichtpatienten anstelle der Rosskur mit Glaubersalz beim Fasten sehr gut bewährt. Man nimmt 1 TL des Granulats morgens nüchtern im Bett und bleibt eine Zeit lang liegen, wobei man darauf achten soll, dass man sich nicht verkühlt.

Ausleitung über die Haut

Manche Rheumapatienten sind von Kurbad zu Kurbad gereist in der Hoffnung, dass die viel gerühmten »Wunderkuren«, die der halben Welt geholfen haben sollen, auch ihnen Linderung brächten. Aber erst nachdem sie Hildegard-Sauna- und -Badekuren angewandt hatten, wurden sie wieder gesund.

Edelkastaniensauna

Ganz besonders bewährt hat sich die Saunaanwendung bei Kranken mit Gelenk- und Muskelrheuma, die darüber hinaus oft sehr ungeduldig und jähzornig sind.

In der Edelkastaniensauna hat schon so mancher nicht nur sein Rheuma, sondern auch seinen Zornanfall ausgeschwitzt. Man benötigt insgesamt mindestens 10 Anwendungen (ein- oder zweimal in der Woche 1–3 Gänge). Die Edelkastaniensauna hat sich sowohl bei Gelenk- als auch bei Muskelrheuma bewährt.

Hildegard empfiehlt die Sauna ganz speziell für übergewichtige Rheumatiker: »Mageren und trockenen Menschen bekommt ein Schwitzbad nicht besonders gut, weil sie dadurch nur noch mehr austrocknen würden. Für dicke Menschen hingegen ist die Sauna gut und nützlich, weil sie überflüssige Säfte in ihrem Körper vermindert und ausleitet«. Anschließend soll man mit kalten Kneippgüssen »die Gefäße festigen«.

Jeder darf in die Sauna, wenn er nicht akute oder fieberhafte Erkrankungen hat oder an einem Rheumaschub leidet. Herz-Kreislauf-Patienten sollten allerdings zuerst ihren Arzt fragen.

Hafersauna

Gelenk- und Muskelrheumatiker, die darüber hinaus sehr sensibel sind und zu Neurosen, Psychosen oder sogar zu Verfolgungswahn (Paranoia) neigen, sollen eine Hafersauna genießen. Der Haferextrakt wird auf die heißen Steine gegossen und auch inhaliert. Er verhilft den Patienten zu einem natürlichen Schlaf, denn die überstrapazierten Nerven müssen sich im Schlaf erholen. Wen also »der Hafer sticht«, der sollte insgesamt mindestens 10 Anwendungen (ein- oder zweimal in der Woche 1–3 Gänge) nehmen.

Walnusssauna

Bei Gelenk- und Muskelrheuma, Arthritis deformans und Nervenschwäche empfiehlt sich die Walnusssauna (insgesamt mindestens 10 Anwendungen [ein- oder zweimal in der Woche 1–3 Gänge]).

»Und wer Rheuma hat, nehme die Erde, die um die Wurzel des Nussbaumes ist, bevor seine Nüsse reif werden. Diese Erde lege er auf die heißen Steine in der Sauna und übergieße sie mit Wasser, damit er von der Wärme und dem Dampf inhaliere. Das Rheuma, das seine Glieder krümmt und brechen wollte, wird vertrieben werden, und seine gebrochenen Glieder werden wieder geheilt, wenn er dies oft macht, besonders wenn das Rheuma erst begonnen hat.«

Frisches Frühlingsfarnbad

Das Bad aus dem frischen Frühlingsfarn hat sich bei Muskel-, Nerven- und Erkältungsrheuma bewährt: »Der Farn enthält viel Kraft, und zwar solche, dass das Böse ihn meidet, und er hat gewisse Kräfte, die der Sonnenkraft gleichen. Denn wer an Rheuma leidet, der nehme grünen Farn, wenn er im Frühling grünt, und koche ihn in Wasser (8–10 Farnwedel in 5 l Wasser), und in diesem Wasser bade er oft (täglich).«

Schlanke Patienten, besonders mit Bindegewebsschwäche, sollten öfter ein heißes Bad nehmen: »Es ist nicht nützlich für den Menschen, häufig zu baden, es sei denn, er ist mager und dünn und dadurch leicht kalt oder wiederum warm, weil er ein dünnes (Binde-)Gewebe besitzt. Fettleibigen aber bekommt das heiße Bad weniger gut.«

Aromatisches Zypressenbad

Mit dem sehr beliebten Zypressenbad kann der Rheumatiker Nervenschwächezustände überwinden, und der Körper wird kräftig durchblutet: »Aber wer schwach ist oder sogar am ganzen Körper ermattet, koche Zypressenzweige in Wasser (3 Hand voll in 2 l Wasser, absieben) und nehme diesen Aufguss in ein Bad, und er bade oft.«

Prophylaxe und Therapie von Rheuma und Gicht, Polyarthritis

Goldkur

»Das Gold ist warm und hat die Natur wie die Sonne und fast wie das Element Luft. Wenn ein Mensch rheumatisch ist, dann nehme er das Gold und koche es so, dass in ihm nichts mehr vom Schmutz vorhanden ist ... Das Gold liegt zwei Monate lang in seinem Magen/Darm und greift die Schleimhaut dennoch nicht an und macht sie nicht geschwürig. Dagegen wärmt und reinigt es, ohne dem Menschen seinen Magen zu gefährden, wenn dieser erkältet war und verschleimt (Gastritis). Wenn das ein gesunder Mensch macht, erhält es ihm die Gesundheit, und ein Kranker wird gesund.«

Die hildegardische Goldkur ist ein Universalheilmittel zur Prophylaxe und Therapie von Rheuma und Gicht, eine Basiskur gegen Polyarthritis, Magenkatarrh, Grippeanfälligkeiten, zur Verhütung von Erkältungskrankheiten, Malaria, und es hilft bei Seuchen wie Sars oder Aids.

Goldpaste und -plätzchen werden aus fein gemahlenem Nuggetgoldpulver mit Dinkelmehl und Wasser wie folgt zubereitet: Man benötigt 2 Originalpackungen mit je 0,6 g naturreinem Nuggetgoldpulver (kein »synthetisches« Gold aus Münzen oder Goldbarren!). Man bereitet am 1. Tag aus der Hälfte Nuggetgold mit 1 EL Dinkelmehl und 1 EL Wasser eine Goldpaste und isst diese nüchtern etwa $1/2$ Stunde vor dem Frühstück. Am 2. Tag wird die ebenso zubereitete Goldpaste zu einem Goldkeks verbacken und ebenfalls nüchtern $1/2$ Stunde vor dem Frühstück eingenommen. Diese Kur genügt für ein ganzes Jahr.

Prophylaxe gegen alle Formen von Rheumatismus

Quitten

»Der Quittenbaum gleicht der Schlauheit … Der Rheumatiker esse diese Frucht oft gekocht und gebraten, und sie vernichtet in ihm den Rheumastoff so, dass er weder in seinen Sinnen abstumpft (Cerebralsklerose) noch seine Glieder bricht noch sie hilflos lässt.«

Quittensaft, -gelee, -marmelade, -kompott, -kuchen und -würfel mit Galgant sind ein wirksames Vorbeugungsmittel gegen alle Formen von Rheumatismus – vom Anfangsstadium mit Nasen-, Rachen- und Brustverschleimungen, Gelenk- und Muskelrheuma über die Harnsäuregicht bis zur Arterio- und Cerebralsklerose.

Jeder Hildegard-Patient sollte die Herbstzeit nutzen und eine Quittenkur genießen: Quitten als Kompott (20 Minuten mit Wasser oder Wein gekocht), wie Äpfel in Stücke geschnitten oder als Quittenkuchen wie Apfelkuchen auf Mürbeteig gebacken, als Quittenmarmelade und -brot, in das man süße Mandeln und Galgant hineinarbeiten kann. Quittenbrot ist *das* Hildegard-Konfekt – es schmeckt nicht nur zu Weihnachten, sondern während des ganzen Winters …

Rheumaschmerzen

Selleriesamenmischpulver

Hildegard empfiehlt für die verschiedenen Formen von Rheumatismus über 100 spezielle Heilmittel. Aus dieser Fülle sind hier nur einige der bewährtesten beschrieben, z. B. kann das Selleriesamenmischpulver den Patienten in relativ kurzer Zeit von seinem schweren Krankheits- und Schmerzgefühl befreien (bei Rheumaschmerzen, erhöhtem Harnsäurespiegel, Gicht, Schmerzen ganz allgemein, Arthritis, Arthrose, Fingerarthritis, Gliederzittern, Parkinson'scher Krankheit und zur Herdsanierung).

60 g Selleriesamenpulver	10 g Gewürznelkenpulver
20 g Weinrautenpulver	5 g Steinbrechsamenpulver
15 g Muskatnusspulver	

Je nach Stärke der Schmerzen nimmt der Rheumatiker 1–3 TL dieser Mischung am Tag (morgens vor dem Frühstück nüchtern trocken in den Mund nehmen und gut einspeicheln).

Wegen seiner Bitterkeit wird der Selleriesamen von manchen nicht gern gegessen, sodass man am besten Quittenmarmelade aufs Brot streicht und dies mit dem Pulver überstreut. Mit Quitten erhält man einen zusätzlichen antirheumatischen Effekt.

Die Kurdauer beträgt 6–8 Wochen, wobei gewöhnlich nach 8 Tagen die Schmerzen deutlich nachlassen.

»Wer von Rheuma geplagt wird, sodass sein Mund sich zusammenzieht und verzerrt und seine Glieder zittern (Parkinson) sowie auch an anderen Gliedern gekrümmt wird (Arthrose, Arthritis), der … esse sowohl nüchtern als auch nach dem Essen dieses Pulver, und das Rheuma wird von ihm weichen, weil es das beste Mittel gegen Rheuma ist.«

Bei diesem Selleriepulver handelt es sich um unser bewährtestes Rheumamittel zur raschen Beseitigung von Schmerzen und zur Ausscheidung von Schlacken- und Giftstoffen sowie zur Herdsanierung. Es hat sich so bewährt, dass viele unserer Rheumapatienten sich nicht einmal mehr an dem bitteren Geschmack stören, eben weil die Schmerzen in relativ kurzer Zeit und so nachhaltig beseitigt werden. (Bei der Parkinson'schen Krankheit ist die

Behandlung allerdings über längere Zeit [3–6 Monate] notwendig.)

Zwischendurch kann immer wieder mal eine Pause eingelegt werden. Bei plötzlichen Rheuma- und Gichtattacken kann man auch dreimal täglich 1 TL Selleriesamenpulver pur im Mund einspeicheln und zerkauen. Schon nach 2–3 Tagen sind die Schmerzattacken beseitigt.

Weichteil-, Muskel-, Wanderrheuma

Krauseminzenelixier

Bei Weichteil-, Muskel- und Wanderrheuma, Hexenschuss, Ischias, Neuralgien und zur Schmerzbeseitigung hilft das Krauseminzenelixier.

20 ml Krauseminzensaft-Urtinktur
80 ml Wein

Man nimmt von dieser Mischung vor dem Frühstück 1 Likörglas, ebenso abends und nachts vor dem Schlafengehen. (»Nachts« heißt vor dem Schlafengehen, wenn man spät schlafen geht oder vor Schmerzen in der Nacht aufwacht und aufsteht.) Diese drei Tageszeiten sind genau einzuhalten. Bei Magenunverträglichkeiten reduziert man die Menge auf 1 TL. Die Kurdauer beträgt 4 Wochen.

Schwere Schmerzzustände bei Gelenkrheuma

Wermutsalbe

Schwere Schmerzzustände bei Gelenkrheuma, sei es in den Finger-, Hüft- oder Kniegelenken (Arthritis deformans), lindert man mit der Wermutsalbe.

10 g Wermutfrischsaft   6 g Hirschfett
10 g Hirschtalg

Der Wermutsaft wird im Wasserbad mit Hirschtalg und -fett erwärmt und zu einer Salbe gerührt, das Wasser abpressen und Salbe in einen Tiegel geben. Mehrmals täglich kann man die Wermutsalbe auf den schmerzhaften Gelenken einmassieren.

Die Wirkung verbessert sich durch die zusätzliche Massage vor einem Holz-, besonders Ulmenholzfeuer. Diese Anwendung wirkt Wunder. Bereits wenige Minuten nach der Anwendung verschwinden die Schmerzen, und die Gelenke werden wieder beweglich.

Achtung: Wärme sollte bei entzündlicher Rheuma-Arthritis nicht angewendet werden, da sich die Entzündungszustände durch die Wärmeeinwirkung verschlimmern. Hier kann Kälte helfen. Der Rheumapatient sollte selbst ausprobieren, wie er auf Wärme oder Kälte am besten reagiert.

Lähmungen bei Harnsäuregicht, Rheuma, nach Schlaganfall, multiple Sklerose, Borreliose

Schlehenascheelixier

20 g Schlehenholzasche	25 g Honig
15 g Gewürznelken	2 l Biowein
30 g Zimtrinde	

Dreimal täglich 1 EL vor und 1 Likörglas nach dem Essen trinken, 4 Wochen lang, 1 Monat Pause, anschließend wiederholen für $^1/_2$ Jahr.

Es handelt sich hierbei um ein Mittel, das von uns erfolgreich insbesondere auch bei frischen Fällen von multipler Sklerose eingesetzt wurde. Bei dieser entzündlichen Erkrankung des Nervensystems sind die genauen Ursachen bisher noch nicht bekannt, obwohl man annimmt, dass sie unter Umständen auch von Viren verursacht wird (Slow Virus Infection).

Da sich die Bakterien des Stammes Borrelia (unabhängig von der Unterscheidung zwischen Lyme- und Neuroborreliose mit zudem unsicheren Testverfahren im Serum) in den meisten der chronischen Fälle auch im Nervensystem aufhalten und einnisten, sollte bei Borreliose eine Kur mit den Schlehenaschen durchgeführt werden. Um die Borrelien zu beseitigen, kann auch Hildegards Krebsmittel Anguillan (s. S. 283) ausprobiert werden. Darüber hinaus ist bei dieser Erkrankung die Goldkur (s. S. 314) und das Wasserlinsenelixier (s. S. 71) unbedingt einzusetzen sowie täglich Bertram einzunehmen.

Gelenkrheuma, Finger-, Polyarthritis, Rückenschmerzen, Gicht

Eschenblätterpackung

Für die Gelenke werden 2–3 Hand voll Eschenblätter 5 Minuten in $^1/_2$ l Wasser aufgekocht, das Wasser abgießen und die warmen Eschenblätter für 1–2 Stunden mit einer Mullbinde um die schmerzhaften Gelenke als Kompresse aufbinden. Für den ganzen Körper eignen sich auch Eschenblätterpackungen, wobei man entsprechend mehr Eschenblätter in Wasser kochen muss und den ganzen Körper mit einem Bettlaken in Eschenblätter einpackt.

Mit der Eschenblätterpackung haben viele Patienten ihre Gelenkschmerzen so restlos beseitigen können, dass sie auf schulmedizinische Rheumamittel verzichten konnten. Frische Eschenblätter sind als Packung sehr angenehm. Getrocknete Eschenblätter, die man im Winter verwenden kann, sollten über Nacht eingeweicht und erst danach gekocht werden. Besonders bewährt haben sich die kleinen Kompressen um Hände und Gelenke, die großen Ganzkörperpackungen haben wir oft im Kurhaus angewandt.

Rücken- und andere Schmerzen bei Rheuma und Gicht

Weizenkörnerpackung

Bei Rücken-, Bandscheiben-, Ischias- und PMS-Schmerzen, beim Hexenschuss sowie bei Durchblutungsstörungen wendet man mit Erfolg die Weizenkörnerpackung an.

Man koche je nach Ausmaß der Schmerzstelle $^1/_2$–1 kg Weizen in 1–2 l Wasser etwa 20 Minuten lang, siebe die Weizenkörner ab und gebe sie heiß auf ein doppeltes Frotteehandtuch ins Bett. Der Kranke legt sich mit der schmerzhaften Stelle auf die warmen Weizenkörner (Temperatur vorsichtig mit der Hand überprüfen) und bleibt so 2–3 Stunden auf den Weizenkörnern liegen.

Diese Weizenkur wiederholt man mindestens fünf- bis zehnmal, und die Rückenschmerzen vergehen auf ganz natürliche Art.

Die Anwendung führt zu einer wohltuenden Durchblutung des ganzen Unterleibs, sodass auch kolikartige Schmerzen vergehen.

Selbst wo andere Behandlungen versagt haben, ist sie oft die letzte Rettung, bevor man sich einer Bandscheibenoperation unterzieht.

Anschließend gibt es zur Belohnung einen »Glühwein mit Galgantwurzeln« zur raschen Schmerzbeseitigung.

Galgantwurzelwein

1 gehäufter TL geschnittene Galgantwurzeln
$^1/_4$ l Biorotwein

Galgant 5 Minuten aufkochen, absieben, eventuell mit etwas Honig gesüßt, warm schluckweise trinken.

Petersilien-Weinrauten-Packung

Ein richtiger Gichtanfall, Bandscheibenschmerzen, ein Hexenschuss oder ein Ischias können einen höllischen Schmerz auslösen, sodass der Kranke es nur noch im Bett auszuhalten vermag. Rasch wie eine Cortisonspritze kann hier Hildegards Weinrautenpackung helfen.

20 g frische Petersilie   50 ml Olivenöl
80 g frische Weinraute

Zutaten zusammen 3 Minuten erhitzen, etwa handwarm abkühlen lassen und als Kompresse auf die Schmerzstelle aufbinden. 1 Stunde liegen lassen und ggf. wiederholen.

Rheumatische Herzschmerzen

Jaspisscheibe

Bei rheumatischen Herzschmerzen, Hexenschuss und Ischias-, Zahnschmerzen, Trigeminusneuralgie, Rücken-, Unterleibsschmerzen, Gicht, Neuralgie und der Sehnenzerrung nach Sportunfällen hilft der Jaspis.

Jaspis auf die Schmerzstelle legen, bis er heiß wird, zur Seite legen, abkühlen lassen und zwei-, dreimal wiederholen, eventuell aufkleben und 3 Tage liegen lassen.

Der Jaspis zieht die Entzündungshitze aus dem Körper und beseitigt rasch und wirksam die quälenden Schmerzen. Mit diesem Stein können Sie sich wahrlich ihre Schmerzen »wegzaubern«.

Gelenkrheuma, Arthrose, Arthritis, Rheumaschmerzen

Chrysopras

Die Schmerzbeseitigung mit dem apfelgrünen Chrysopras ist rasch und setzt innerhalb von 5 Minuten ein. Man kann die flachen Scheiben mit Leukosilk auf die Gelenke kleben oder auch einen Chrysopras-Schmeichelstein in die Hand nehmen und für einige Zeit festhalten. Man weiß nicht, bei welchem Patienten die Edelsteine helfen oder nicht. Das muss in der Praxis erprobt werden.

Universalheilmittel bei Nerven-, Muskel- und Gelenkrheumaschmerzen

Dachsfell

Als Universalheilmittel bei Nerven-, Muskel- und Gelenkrheumaschmerzen, Arthrose, kalten Füßen, fehlendem Puls, diabetischer Gangrän, Karapaltunnelsyndrom, zur Verhütung einer Amputation wegen Durchblutungsstörungen gilt in der Hildegard-Medizin das Dachsfell.

Hildegard empfiehlt besonders Dachsfelle, da die Dachshaare die Schmerzen aus dem Körper ziehen können: »Große Kraft ist in dem Dachsfell. Mache daraus einen Gürtel und umgürte damit die nackte Haut, und alle Krankheit (Pestes) wird in dir aufhören, wie wenn ein großer Sturm in gutes Wetter und gute, ruhige Luft ausklingt. Keine gefährliche Krankheit wird dich (wenn du diesen Gürtel trägst) angreifen.«

Dachsfelle, -gürtel, -bandagen, ja sogar -schuhe sind eines unserer besten Durchblutungsmittel der Beine und können dadurch die Schmerzen beseitigen. Wahrscheinlich ist die Wirksamkeit auf eine dauernde »Mikromassage« der Dachshaare auf die Haut zurückzuführen. Selbst bei Zuständen mit großer Durchblutungsnot kann das Dachsfell helfen. Beispielsweise bei einer 86-jährigen Patientin mit kalten Füßen und blauen Zehen mit einem Puls am Fuß, der nicht mehr zu fühlen war, haben die Schuhe geholfen. Sie stand kurz vor der Amputation ihres Fußes und bekam, schon nachdem sie die Schuhe 4 Stunden getragen hatte, warme Füße. Der Puls war wieder zu fühlen, die Zehen waren warm und durchblutet.

Rheuma-, Rücken-, Arthritisschmerzen an den Gelenken

Dachslebersalbe

1 Dachsleber	400 g Stabwurzkraut
1 Dachsherz	100 g Dachsfett
500 g Blätter der schwarzen Johannisbeere	

Die Dachsleber und das Dachsherz werden zerkleinert, püriert und 1 Stunde in 2 l Wasser aufgekocht. Anschließend gibt man die Kräuter und das Dachsfett hinzu, rührt nochmals kräftig durch und kocht es 5 Minuten auf. Die Flüssigkeit wird filtriert, das Wasser abgetrennt und die Dachslebersalbe kalt geschlagen und abgefüllt. Sie wird jeweils zwei- bis dreimal über den Schmerzstellen einmassiert.

Die Salbe ist nicht im Handel zu haben, man muss sie selbst herstellen. Da der Dachs sehr unangenehm riecht, sollte man im Freien arbeiten!

Im Dachsfett wurde das entzündungshemmende antirheumatische Wirkungsprinzip nachgewiesen. Es enthält einen ungewöhnlich hohen Anteil an ungesättigten Linolen-Fettsäuren mit 20 Kohlenstoffatomen, die im Körper zur schmerz- und entzündungshemmenden Arachidonsäure umgewandelt werden. Zusätzlich enthält Dachsfett 15 % Ölsäuren, die als Antioxydans freie Sauerstoffradikale vernichten. Diese Fettsäuren sind Vorstufen von körpereigenem Cortison. Die antirheumatische Wirkung der Dachslebersalbe beruht auf einem Gehalt von natürlichen Vorstufen von Cortisonen (Wagner et al., *Dt. Apothekerzeitung* Nr. 38, 1921–1923).

Rheumaschmerzen an Muskeln, Nerven und Gelenken, Krämpfe, Neuralgien, Massageöl nach Knochenbrüchen

Oliven-Rosenöl

100 ml Olivenöl	1 ml Rosenöl

Schmerzstellen damit massieren, hilft sofort! Statt Oliven- kann auch Orangenblütenöl verwendet werden.

Rosenöl (0,5- bis 1%ig), mit Olivenöl gemischt, ist eines unserer besten Massageöle. Die Nervenschmerzen können krampfartiger oder entzündeter Natur sein. Ein Einreiben mit Rosenöl ist immer sinnvoll. Ischiasschmerzen können vom Kreuz über die Hüfte durch das ganze Bein bis zum großen Zeh ziehen. Während des akuten Anfalles ist absolute Bettruhe notwendig, bis die Schmerzen mithilfe von Hildegard-Heilmitteln verschwinden.

In den Ölen befindet sich Vitamin E, ein starker Radikalfänger. Die Wirkung beruht auf der raschen Beseitigung von Stress in der Haut und in den Gelenken, ausgelöst durch stressbedingte Sauerstoffradikale nach Leistungssport oder Trauma.

Abnutzungserscheinungen des Gelenkknorpels (Arthrose)

Kalbsfußbrühe

Nach meinem Wadenbeinbruch in Australien habe ich dort und hier in Deutschland immer wieder die Orthopäden gefragt: »Wovon wachsen die Knochen?« Eine typische Antwort: »Essen Sie, was Ihnen schmeckt, alles andere macht der Körper von ganz allein.« – »Wie, was kann ich essen? Marmelade, Kartoffeln, Fleisch?« – »Ja, ja, alles andere wird sowieso wieder ausgeschieden.«

Bei Hildegard sind wir besser beraten mit Dinkel und Kalbsfußbrühe die sofort ins Blut gehen, damit die Knochen wachsen. Ich habe es selbst gleich gemerkt!

Zur Wiederherstellung der Gesundheit hilft grundsätzlich eine Ernährungsumstellung auf Dinkelgetreide, das wichtigste Heilmittel der Hildegard-Ernährung. Das Geheimnis der Wirksamkeit des Dinkels zur Regeneration von Knochen und Gelenken sowie bei Rheuma und Gicht ist sein Mineralienreichtum, der die rheumatische Übersäuerung neutralisiert und die Knochen optimal ernährt. Bei Knochenbrüchen, Bänder- und Gelenkschwäche, Osteoporose und Bindegewebsschwäche sollte man ihn bevorzugt mit Kalbsfußbrühe (s. S. 362) genießen.

Hildegard empfiehlt ganz speziell Kalbsfußbrühe als Aufbausuppe, weil die Kalbsfüße alles enthalten, wovon der Knochen wächst: alle Mineralien, mikrokristallines Hydroxiappatit, Glucosamin und Chondroitinsulfat.

Knochenbruch, Pseudarthrose, Osteoporose

Wegerichwurzel

3 Wegerichwurzeln mit Blättern säubern, zu Brei mixen und in 100 g Blütenhonig einrühren. Dreimal täglich 1 TL vor dem Essen nehmen.

Wegerichwurzel-Malven-Kompresse

3–5 Breitwegerich mit Wurzel mit dem Messer ausstechen, reinigen, mit einem großen frischen Malvenblatt kurz aufkochen und zu Brei mixen. Als Kompresse 1 Stunde auf die betroffene Stelle aufbinden.

Beide Anwendungen zusammen mit Kalbsfußbrühe führen zu einer optimalen Knochenbruchheilung, die nach 80 Tagen abgeschlossen ist: »Wer durch einen Unfall seine Knochen bricht, schneide die Wegerichwurzeln und mische sie mit Honig und esse davon nüchtern. Danach nehme er Malvenblätter und fünfmal so viel Wegerich mit Wurzel, koche sie und lege den Brei als Kompresse über die leidende Stelle, und der gebrochene Knochen wird geheilt.« Wohlgemerkt: *geheilt*. Es entsteht keine Wundheilungsstörung oder Pseudarthrose!

Diät zur Beseitigung von Gicht und Rheuma

Dillkraut gekocht

»Wenn der Dill gekocht gegessen wird, dann räumt er mit dem Rheuma auf. In dieser Form ist Dill nützlich.« Rheumapatienten sollten also Dill in Suppen, Soßen und Gemüsegerichten mitkochen.

Zwiebeln

Als Rheumadiät, bei Harnsäuregicht und rheumatischem Fieber, auch im Anfall, empfiehlt Hildegard Zwiebeln.

Nur gekochte Zwiebeln sind gesund. Durch ihre darmreinigende Wirkung beseitigen sie die Rheuma auslösenden Ursachenstoffe.

Sie räumen auch mit dem Fieber auf, ganz gleich, ob sie in Form von Suppe, Kuchen oder als Gemüse gegessen werden. Magenkranke dürfen keine Zwiebeln essen, da sie nach dem Verzehr mit starken Schmerzen und Blähungen reagieren können. Das ist also auch gleichzeitig eine Methode, um ein Magenleiden zu entdecken.

Wasser und Brot

Nicht jedes Heilwasser ist heilsam, und so manches kann großen Schaden anrichten und den Körper und ganz besonders das Bindegewebe schwer belasten, weil es zu viele Salze enthält. Nur ein Heilwasser, das in der Lage ist, Schlackenstoffe aus dem Körper zu entleeren, sollte ein Rheumatiker trinken. Hildegard empfiehlt die Quellen und Flüsse aus östlichen Gebieten, wie z. B. der Rhein, der im Gotthardmassiv entspringt und bei Bregenz in den östlichen Bodensee abfließt. Tatsächlich ist das Tiefenwasser des Bodensees bestes Heilwasser.

Hildegard nennt auch andere Getränke, die heilen, z. B. Dinkel-, Gersten- und Weizenbier sowie Wein. Ganz besonders wirksam ist die Meranda, das in Wasser gekochte Brot: »Wenn ein Mensch von Rheuma geplagt wird, dann hat er unterdrückte Säfte in sich, die wie Wasserwellen unruhig hin und her fließen. Deshalb soll ein Rheumatiker nüchtern Wein trinken oder, falls er keinen Wein hat, Bier. Wenn er keins von beiden hat, kann er Brot in Wasser kochen, durchsieben und das Wasser lauwarm trinken. Dies soll er täglich tun, und die Rheumaschmerzwellen werden in ihm gebändigt.«

Küchengifte

Ganz besonders warnt Hildegard bei Rheuma vor den sog. Küchengiften. Das sind zwar hochgeschätzte Nahrungsmittel, die aber schwere Rheumaschübe auslösen können. Dazu gehören im Frühling die Erdbeeren, im Sommer die Pfirsiche, im Herbst die Pflaumen oder Zwetschgen und im Winter der Lauch.

Seelische Ursachen für Rheuma und Gicht

Rheuma und Gicht stehen im Zusammenhang mit dem 24. Kräftepaar Feigheit bzw. Antriebslosigkeit (Torpor) und Tapferkeit, Tatkraft (Fortitudo). Transformieren Sie die negative Kraft der Schwäche in liebevolle Taten der Stärke.

Der trauernde, antriebslose Schmerzpatient geht allen Taten aus dem Wege. Die Schmerzen machen müde, resigniert und tatenlos. Die Betroffenen haben kaum Hoffnung auf Heilung, weil sie glauben, dass Rheuma unheilbar ist. Mit Hildegard-Heilmitteln wendet sich die Aussichtlosigkeit und durchbricht die »Unheilbarkeit«. Eines Tages wird die Sonne wieder scheinen, die Knochen werden sich regenerieren, die Schmerzen verschwinden. Außergewöhnliches wird möglich und das Leben wieder schön. Die Tatkraft verleiht dem Menschen die Kraft, den Schwierigkeiten nicht mehr aus dem Weg zu gehen und Probleme selbst zu lösen. Das Glück im Leben besteht darin, sich selbst zu akzeptieren, für andere da zu sein, Freunde zu gewinnen und zu behalten. Dazu macht die Tapferkeit sich selbst Mut, denn: »Was wäre dieses Leben ohne Mühe, denn dieses Leben ist noch weit vom Paradies entfernt. Schau nur auf die Würmer, wie sie sich in der Erde mühen, und die Vögel, wie sie Nester bauen und ihre Kinder versorgen ... Ich helfe mit der Tapferkeit eines Löwen den Menschen im königlichen Palast und sehne mich nach der Güte Gottes ... Ich überfliege alles und breite meinen schützenden Mantel über die Menschen aus. Daher suchen alle bei mir Rat.«

Frauenheilkunde und Sexualität

Was wusste Hildegard von der Sexualität?

Als Äbtissin wusste sie erstaunlich viel darüber! Vor allem, dass jeder Mensch von Natur aus eine eigene Art und ein eigenes Maß an Sexualität besitzt, die in Abhängigkeit vom Hormonspiegel beim jungen Erwachsenen ihr Höchstmaß erreicht und bis ins hohe Alter sehr langsam abnimmt. Die Sexualität ist eine von Gott geschenkte Lebensqualität, mit der man vernünftig umgehen sollte. Dazu finden wir bei Hildegard reichliches Wissen und dezente Hinweise.

Was mit der Sexualität zusammenhängt, sollten unsere Kinder nicht allein in der Schule oder »auf der Straße« lernen, sondern vor allem von den Eltern. Die Sexualaufklärung würde über den Rahmen dieses Buches hinausgehen, aber ich möchte hier nur einmal beispielhaft auf die Methode der natürlichen Empfängnisregulation (NER) nach Prof. Dr. med. Josef Rötzer aufmerksam machen, der auf diesem Gebiet Bahnbrechendes entdeckt hat (siehe dazu das gleichnamige Taschenbuch im Herder Verlag, Freiburg). Mit dieser natürlichen Methode, die mindestens ebenso sicher ist wie die unnatürliche Pilleneinnahme, werden die lebensgefährlichen Schäden der künstlichen Hormone vermieden. Dazu berichtete Dr. Rötzer in seinem Vortrag anlässlich des Internationalen Hildegard-Kongresses 2004 in Konstanz über das Thema »Erfülltes Frauenleben und Empfängnisregelung ohne künstliche Hormone«, dass die Zyklusaufzeichnungen mit Registrierung der Zeichen der Fruchtbarkeit (vor allem Zervixschleim) und der Aufwachtemperatur entscheidende Impulse für das Wohlbefinden und die Gesundheit der Frauen haben und nicht nur gesundheitlich, sondern auch volkswirtschaftlich von eminenter Bedeutung sind.

Darüber hinaus können entsprechende Zyklusaufzeichnungen, welche die Grundlage einer verlässlichen natürlichen Empfängnisregelung sind, Paaren mit verminderter Fruchtbarkeit zu der ersehnten Schwangerschaft verhelfen.

Durch die sehr hohe bis absolute Verlässlichkeit der NER ist der Verzicht auf gesundheitsschädliche Kontrazeptiva und Nidationshemmer möglich.

Die Hormonpillen zerstören dauerhaft genommen nicht nur die natürliche Darmflora und damit das Abwehrsystem, sondern bringen die Frauen um ihren natürlichen Rhythmus und ihr Lebensglück. Schlimmer noch, wenn die Frau endlich das Klimakterium erreicht, wird dies wie eine Krankheit wieder mit Hormonersatz behandelt, wodurch ihre Gesundheit mit dem Risiko von Herzinfarkt, Schlaganfall und Krebs erneut aufs Spiel gesetzt wird.

Der Einfluss der Zeugungsbedingungen auf die Kinder

Hildegard schreibt, dass der Koitus nicht vor der Geschlechtsreife stattfinden sollte, denn der junge Mann sollte sich einer Frau erst nähern, wenn diese reif und ausgewachsen ist. Auch soll er sich ihr erst nähern, »wenn er einen voll entwickelten Bartwuchs hat, weil er dann reif zur Nachkommenschaft ist«. Wer Maß hält, wie auch im Essen und Trinken, werde gutes Blut und einen gesunden Körper haben. Wer aber ständig seiner Sexualität im Übermaß seiner Körperkraft nachgebe und seinen Samen in Leidenschaft verschwenderisch ergieße, werde durch diesen übermäßigen Verlust schwach und krank. Wer seinen Samen zur rechten Zeit vergieße, bringe auch tüchtige Kinder hervor.

Wir haben bereits erfahren, dass die Stärke der Liebe und Leidenschaft bei der Zeugung die Qualität des Samens und damit die Biographie der so gezeugten Kinder beeinflusst. Aus den Kriegszeiten wusste man, dass dann mehr Jungen als Mädchen geboren werden, und man schloss daraus, dass der Samen der Soldaten durch die Abstinenz kräftiger und stärker sei als bei häufigem Verkehr (und so die Samen mit dem männlichen Chromosom eine größere Chance hätten, ihr Ziel, die Eizelle, zu erreichen).

In Abhängigkeit von der gegenseitigen Liebe und Zuneigung beschreibt Hildegard die Qualität des Samens und das Risiko der so gezeugten Kinder, wobei das Kind schlimmstenfalls bei einer Vergewaltigung eine schwere Hypothek zu tragen hat. Dennoch, schreibt Hildegard, »nimmt Gott seine jungen Knospen zu sich, auch wenn sie körperlich gebrechlich sind«.

Die Glut der sexuellen Leidenschaft bei den Männern beschreibt Hildegard wie einen Sturm und Wind auf hoher See, wobei das Schiff – der Mann – nur mit Mühe Widerstand leisten kann, sodass »auch im Ansturm der Lust die Natur des Mannes nur schwer gebändigt und zurückgehalten werden kann … denn die Geschlechtslust des Mannes gleicht einem Feuer, das leicht aufflackert und bald erlischt, denn wenn es ständig in ihm brennen würde, der Mann es nicht aushalten könnte«.

Die Geschlechtslust der Frau vergleicht Hildegard mit einem Schiff in leichter und freundlicher Brise, wobei die Frau, wenn auch nur mit Mühe, ihren Leidenschaften Widerstand leisten könne.

Im Zusammenhang mit den vier unterschiedlichen Temperamenten beschreibt Hildegard das unterschiedliche Sexualverhalten von Männern und Frauen, wobei man berücksichtigen muss, dass es kaum »reine« Temperamente gibt und wir eine Mischung von allen vieren mit dem Schwerpunkt auf einem der Temperamente sind. Dennoch hat das Temperament laut Hildegard einen starken Einfluss auf das Lebensgefühl und das Lebensglück jedes Einzelnen, insbesondere aber auf den Erfolg einer Ehe und die Gesundheit der Kinder.

Die Sexualität der Männer

Der cholerische Mann

»Es gibt Männer mit besonderer Männerkraft, mit kräftigen Gefäßen und einer schönen Haut, starken Arm- und Brustmuskeln und starken Gliedern … Sie haben zwei Hoden, in die die Sexualität wie in einen Blasebalg hereinbläst und den Stamm aufrichtet, festigt und wirkungsvoll hält. Auf diese Weise grünt der Stamm in seiner Nachkommenschaft.

Diese Männer sind klug und werden von anderen respektiert. Sie lieben die Frauen, zu denen sie eine starke Zuneigung haben, und meiden andere Männer. Sobald sie eine Frau sehen, hören oder sich in ihren Gedanken vorstellen, können sie sich kaum noch halten, weil sie die Frauen leidenschaftlich lieben und verehren. Ihre Augen sind wie Pfeile auf die Liebe der Frauen gerichtet … Das sind

wirkliche Männer, Meister der Fruchtbarkeit, weil sie sehr fruchtbar sind und viele Kinder zeugen können ... Haben sie mit Frauen
Verkehr, sind sie gesund und vergnügt; müssen sie auf den Verkehr
verzichten, verdorren sie innerlich und laufen wie Sterbende um-
her, es sei denn, dass sie in üppigen Träumen ihren Samen ausgießen. Zuweilen stehen sie unter einer solchen Glut ihrer Leidenschaft, dass sie sich selber befriedigen müssen ... Wenn sie aus
Scham, Furcht oder Liebe zu Gott auf Frauen verzichten wollen,
müssen sie diese ›wie Gift‹ meiden ... Hält sich ihre Sexualität in
maßvollen Grenzen, sind die von ihnen gezeugten Kinder sehr
klug, lebenstüchtig, intelligent, von männlichem Ausdruck und
großer Schönheit.«

Der sanguinische Mann

Sanguiniker kommen nach Hildegard besser mit ihrer Sexualität
klar, weil sie sich selbst besser ablenken können. Dennoch sind sie
gute Liebhaber und erfüllen gern und treu ihre Ehepflichten. Im
Umgang mit Frauen sind sie erheiternd, als wenn an einem trüben
Tag die Sonne durch die Wolken bricht. Ihre Sexualität hat nicht
die Stärke der Choleriker und kann vernünftig unter Kontrolle gehalten werden. Ihre Kinder sind selbstbeherrscht, glücklich, recht-
schaffen und lebenstüchtig.

Ohne Frauen sind sie langweilig und ruhmlos, wie ein Tag ohne
Sonne, aber dennoch ausgeglichen und zufrieden.

Der phlegmatische Mann

Noch weniger profitieren die Phlegmatiker von ihrer Sexualität,
weil sie nur einen geringen Hormonspiegel und somit eine schwache Sexualität haben. Sie sind blass und neigen zu Fettansatz mit
weichen Gefäßen. Sie reden viel, allein es fehlt die Tat. Ihre Sexualität erwacht erst bei der Umarmung mit einer Frau, aber auch
durch Männer. Sie leiden oft an ihrer Impotenz und sind mit Strei-
cheleinheiten zufrieden. Hildegard schreibt, dass es Ihnen an der
Kraft mangelt, »mit dem Pflug das Erdreich zu durchpflügen«.

Der melancholische Mann

Laut Hildegard leiden ganz fürchterlich die Melancholiker unter ihrer stürmischen ungezügelten Sexualität, wodurch sie zu grausamen Perversionen und Auswüchsen neigen. Ihre Sexualität sei ausschweifend, schmerzhaft und widerwärtig. Eigentlich hassen sie die Frauen. Ihr Penis könne sich während des Geschlechtaktes krümmen wie eine Schlange, und sie hätten Freude daran, Frauen zu quälen und ihnen zu schaden. Da sie ihre Nachkommen lieblos zeugen, würden diese Kinder sehr unglücklich und menschenscheu. Sie wirken wie wertlose Steine ohne Glanz, denen die Ausstrahlung fehlt.

Wenn man von Natur aus so veranlagt ist, helfen am besten der regelmäßige hildegardische Aderlass und die Nähe eines spirituell sehr starken und liebenswürdigen Partners!

Die Sexualität der Frauen

Hildegard betont, dass die Sexualkraft der Frau leichter beherrschbar sei als die des Mannes, »vergleichbar der Sonne, die mild und sanft die Erde durchwärmt. Der Sturm der Leidenschaft muss bei ihr erst langsam durch Zärtlichkeit und feste Umarmungen geweckt werden.« Dennoch gebe es auch hier, wie bei den Männern, in Abhängigkeit von den Temperamenten große Unterschiede.

Die cholerische Frau

»Diese Frauen haben zartes Muskelfleisch mit robustem Knochenbau, helle Gesichtsfarbe mit normalen Blutgefäßen und ›dickem‹ Blut (Thromboseneigung). Sie sind klug und wohlwollend, tüchtig und werden von den Menschen respektiert. Ihre Gebärmutter ist kräftig entwickelt, und sie haben einen starken Monatsfluss. Dadurch sind sie sehr fruchtbar. Sie haben eine gute Ausstrahlung und ziehen die Männer an. Zwar werden sie von den Männern geliebt, aber auch wegen ihrer Autorität respektiert, weil solche Frauen die Männer immerhin anlocken, aber nicht dauerhaft halten können. Verheiratet sind sie sehr gesund, treu und lebenstüchtig; unverheiratet leiden sie an vielen Schmerzen und Schwächen.

Konsequenzen bei künstlich unterbrochener Menses: Bei allen

Frauen ist die monatliche Reinigung sehr wichtig, eine Quelle ihrer Gesundheit und der Langlebigkeit der Frau. Wird diese Reinigung durch äußere Umstände, z. B. Gebärmutterentfernung, Hormontherapie oder Totaloperation unterbrochen, kann es zu schweren gesundheitlichen Schäden kommen. Es ist erstaunlich, dass Hildegard bereits wusste, welche Krankheiten dadurch ausgelöst werden können. Nicht alle Frauenärzte kennen diese Zusammenhänge in ihrer Komplexität und weisen ihre Patientinnen auf diese Tatsache hin, obwohl aus den Statistiken bekannt ist, dass nach einer Gebärmutterentfernung oder Totaloperation sehr häufig Brustkrebs auftreten kann. Viele Frauen wurden nach dem Motto »Eine Gebärmutter braucht man nur zum Kinder- oder Krebskriegen« leichtfertig operiert.

Bei Hildegard finden wir die Folgen und Zusammenhänge deutlich beschrieben: »Bei einer vorzeitigen Menstruation (der cholerischen Frau) können Lähmungen, Galle- und Leberkrankheiten, Krampfaderleiden oder Brustkrebs auftreten.«

Die sanguinische Frau

»Diese schönen, molligen und kräftigen Frauen sind bei den Männern sehr beliebt. Sie sind schön, weil ihr weiches Fleisch die Blutgefäße verdeckt und die weiblichen Linien betont. Sie haben eine schöne Gesichtsfarbe, sind hilfsbereit, liebenswürdig und interessieren sich für künstlerische Tätigkeiten. Ihre Gebärmutter ist kräftig ausgeprägt und sie können den männlichen Samen leicht aufnehmen. Dennoch bringen sie nicht sonderlich viele Kinder hervor. Unverheiratet sind sie unglücklich und neigen zu vielen körperlichen Beschwerden.«

Konsequenzen bei künstlich unterbrochener Menses: »Wird bei diesen Frauen die monatliche Reinigung unterbrochen, so werden sie häufig depressiv (›schwarzgallig‹), bekommen Rückenschmerzen oder Krebs. Darüber hinaus können durch die zurückbleibenden schlechten Säfte Hautausschläge, Abszesse oder Lymphknotenschwellungen ausgelöst werden.«

Hier sollte auf jeden Fall einmal, bei Beschwerden sogar zweimal jährlich ein hildegardischer Aderlass durchgeführt werden, um diese schwer wiegenden Folgen zu verhüten.

Die phlegmatische Frau

»Diese kräftigen, schönen und attraktiven Frauen haben dunkle Haut und dicke sichtbare Gefäße. Ihr Gesichtsausdruck ist ernst, sie sind fleißig und lebenstüchtig. Ihre Gemütsart ist ein wenig maskulin. Ihre monatliche Reinigung ist normal, ihre Nachkommenschaft zahlreich, weil ihre Gebärmutter wie auch alle anderen Organe kräftig ausgebildet sind.

Sie ziehen die Männer an wie Magnete und sind bei ihnen sehr beliebt. In ihrer Leidenschaft können sie wie die Männer maßlos und unenthaltsam werden. Ohne Männer geht es ihnen nicht besonders gut, obwohl sie auch zur Not ohne Mann auskommen können. Dann werden sie aber unleidlich und unangenehm.«

Konsequenzen bei künstlich unterbrochener Menses: »Wird bei ihnen die Menstruation künstlich unterbrochen, können Kopfleiden (Kopfschmerzen, Migräne), Herz- und Milzkrankheiten, Wassersucht, Myome oder Krebs ausgelöst werden.«

Die melancholische Frau

»Diese Frauen sind mager, mit dicken Gefäßen, schwachem Knochenbau. Ihre Gesichtsfarbe ist blaugrau mit finsterem Ausdruck. Diese Frauen haben oft schlechte Laune und sind sehr wankelmütig. Sie haben eine schwache Gebärmutter, eine starke Menstruation, können den Samen schlecht aufnehmen und sind nicht besonders fruchtbar. Sie leiden unter dem Geschlechtsverkehr, der sie schwächt. Da sie die Männer nicht sonderlich lieben, wenden sich diese von ihnen ab. Ihre sexuelle Leidenschaft ist schwach und vergeht rasch. In der Ehe mit robusten, vollblütigen Männern können sie wenigstens noch ein Kind haben. Mit schwachen Männern bleiben sie oft unfruchtbar.

Konsequenzen bei künstlich unterbrochener Menses: »Wenn die monatliche Reinigung unterbrochen ist, können sie Gicht, Kopfleiden (Kopfschmerzen, Migräne), Knöchelödeme, Rücken- und Nierenschmerzen oder Wassersucht bekommen. Werden sie nicht von diesen schlechten Säften durch Gottes Hilfe oder durch den Aderlass befreit, können sie bald sterben.«

Wer passt zu wem?

Es gibt kaum einen Lebensbereich, außer vielleicht das Essen und Trinken oder die Gesundheit, der die Menschen so stark interessiert wie die Liebe, deren körperlicher Ausdruck die Sexualität ist. Wie alle Kräfte hat auch die Sexualität ein positives, vitalisierendes, kreatives und aufbauendes, aber ebenso ein negatives, zerstörerisches, gewaltsames Potenzial.

Beim ersten stürmischen Beginn sind die biologischen Kräfte in Abhängigkeit vom Hormonspiegel so stark, dass der Verstand aussetzen kann. Hildegard macht auf diesen Zustand aufmerksam, der vom Gehirn und seiner Biologie gesteuert wird. Heute wissen wir von der Gehirnforschung, dass dieser Zustand des romantischen Verliebtseins von den übermächtigen Pheromonen gesteuert wird, welche die normale Gehirnfunktion ausschalten können. Die Verliebten fühlen sich »wie im siebten Himmel«, und ihre Gehirnchemie lässt sie »auf einer Wolke schweben«. Nach dem steilen Höhenflug setzt die normale Gehirnfunktion langsam wieder ein, und die so romantisch Verliebten spüren nach diesem Rausch die erste Ernüchterung. Viele laufen in dieser Phase wieder auseinander und wundern sich, warum sie sich blind am Feuer der Hormone verbrannt haben.

Andere, die ihren Partner auch noch nach gemeinsamen Interessen, Werten, ähnlicher Schulbildung oder religiösen Gemeinsamkeiten ausgesucht haben, bleiben eher zusammen. Auch wenn sie gegenseitig die ersten Haken und Ösen aneinander entdecken, führen die mehr oder weniger großen Auseinandersetzungen nicht gleich zur Trennung. Wenn dieses Aufwachen dazu dient, seine eigenen Fehler und Schwächen im Spiegel des anderen zu erkennen, und hinter diesen Fehlern Möglichkeiten gesucht werden, sich gegenseitig zu ergänzen, zu helfen und zu unterstützen, ist die Partnerschaft die bestmögliche Kraft für die eigene persönliche Entfaltung. Dazu gehören Kommunikationsbereitschaft, gegenseitiger Respekt, Selbstbewusstsein und die Freiheit für jeden Einzelnen, sich in der Ehe frei zu bewegen, aber auch Zeit und Geduld, Krisen zu überstehen und Schwierigkeiten zu überwinden.

Wer sich in diesen späteren Jahren auch noch den Glanz seiner ersten romantischen Liebe bewahrt hat, kann jetzt in der Sexualität eine überwältigende Kraft finden, den anderen glücklich zu machen. Besondere Höhepunkte sind in dieser Zeit aber auch gemeinsame Rituale, Familienfeiern, Feste mit Freunden, Spaziergänge, Wanderungen, Reisen, Abenteuer, Zeit zum Sprechen und Zuhören sowie das Für- und Miteinanderbeten. Stormie Ormatian hat dazu je ein hilfreiches Buch für Männer und Frauen geschrieben *(Mein Gebet macht uns [bzw. mich] stark)*, die von der unbegrenzten Energie zeugen, die beim Beten frei wird. Aus dieser Sicht wird die Ehe zu einem wunderbaren Rollenspiel, bei dem man gleichzeitig Geliebter, Freund, Freundin, Vater, Mutter, Onkel, Tante, Großvater oder Großmutter sein kann. Allerdings muss man sich dazu Zeit nehmen und der Liebe vor allen anderen Aktionen die erste Priorität einräumen. So scheine Liebe, schreibt Mark Twain, sowohl das schnellste wie auch das langsamste »Lebewesen« zu sein. Kein Mann und keine Frau wisse, was perfekte Liebe sei, bis sie nicht mindestens ein Vierteljahrhundert miteinander verheiratet wären …

Frauenheilkunde

Die Hildegard-Heilmittel sind dazu geeignet, viele Frauenleiden auf natürliche und sanfte Art zu behandeln, bevor blutige und brutale Maßnahmen eingesetzt werden müssen. Viele Operationen könnte man durch diese heilenden und erhaltenden Behandlungsmethoden vermeiden, ohne die Frauen zu Krüppeln zu machen. Es ist ein trauriges Zeichen, dass sich die Frauen so rasch zu Operationen und Hormonen hinreißen lassen, ohne vorher die natürlichen Möglichkeiten auszunutzen.

Inzwischen bekommen die Europäerinnen aus Amerika Schützenhilfe; nachdem die WHI-Studie die lebensgefährlichen Grausamkeiten der Hormonersatzbehandlung aufgedeckt hat, wehren sich die US-amerikanischen Ärzte gegen die Medikamentisierung des Frauenlebens. Schon sind die Männer die neue Zielscheibe. Inzwischen gibt es bereits die Pille für den Mann, natürlich auch dies nicht ohne Preis und Konsequenzen.

Die Hildegard-Heilkunde möchte das Selbstwertgefühl und die Selbstverantwortung von Männern und Frauen stärken und sie ermutigen, ihre Gesundheit wieder in die eigenen Hände zu nehmen und auf die Kräfte der Natur zu vertrauen.

Darmsanierung

Bärwurz-Birnen-Honig

Der Darm ist nicht nur ein Zielorgan seelischer Einflüsse, sondern auch geschädigt durch Antibiotika, Cortison, synthetische Hormone und chemische Arzneimittel, besonders Schmerzmittel. Eine gute Ernährung auf der Basis von Dinkel, Obst und Gemüse sowie Gewürzen und Kräutern sind der beste Schutz für den Darm und die Darmflora. Die Mehrzahl der Krankheiten nehmen hier ihren Anfang, und es ist wichtig, den Darm durch Hildegard-Heilmittel und die Ernährung gesund zu halten.

Dazu gehört eine sorgfältige Analyse über die Darmflora und die Bärwurz-Birnen-Honig-Kur (s. S. 171) mit lebendigen Darmbakterien zur Darmsanierung, falls die Flora zerstört war.

Mit dieser Kur behandelt man auch Migräne, Kopfschmerzen, Hitzewallungen, Vaginalcandida und chronische Harnwegsinfektion.

Haut und Haar

Zur Körperpflege gehören nicht nur eine schöne Haut, sondern auch schöne Haare, Fingernägel, klare Augen und ein guter Körpergeruch. Dieses Ziel ist durch die Darmsanierung, Vermeidung und Beseitigung von Fäulnisstoffen, die über die Haut oder die Atemluft ausgeatmet werden, wie auch durch eine gute Ernährung mit Dinkel, Obst und Gemüse erreichbar. Eine Kost mit viel Fleisch, Wurst, Käse, Eiern und Milchprodukten führt nicht nur zu einer Übersäuerung und damit Entzündung des Körpers, sondern auch zu sehr vielen organischen Aminen (Skatol, Indol, Ammoniak, Putrescin), die für den typischen Geruch des Körpers verantwortlich und darüber hinaus auch noch Krebs auslösend sind.

Nachdem klinische Studien ergeben haben, dass es in der herkömmlichen Kosmetik von kanzerogenen Inhaltsstoffen nur so wimmelt, haben wir uns wie gesagt dazu entschlossen, aus den Hildegard-Pflanzen eine einzigartige Kosmetik auf der Basis von Dinkel, Molke und Kräutern zu entwickeln, die so unbedenklich ist, dass man sie sogar essen kann.

Fencheltee

Nach Hildegard ist der Fencheltee, täglich 1 l getrunken, das beste Kosmetikum, da er nicht nur für klare Augen, sondern auch für die Reinigung von Magen und Darm und dadurch bedingt für einen guten Körpergeruch sorgt. Die chemischen Deodorants, die zu schweren gesundheitlichen Störungen führen können, werden somit vollkommen überflüssig.

Pflaumenholzasche-Elixier

Für schöne Haare sorgt das Pflaumenholzascheelixier (s. S. 286). Es wird auch eingesetzt bei Schuppen, fettigem Haar und Haarausfall (auch nach der Chemotherapie).

Gersten- und Amethystwasser

Schöne Haut ist nicht nur ein Privileg der Jugend, sondern auch die Folge einer guten Hautpflege, z. B. mit Gersten- und Amethystwasser (s. S. 287). Gerstenwasser wird ebenso gegen die rissige, trockene Haut eingesetzt, Amethystwasser gegen Altersflecken und Basaliome.

Man kocht 1 Hand voll Gerste 15 Minuten in 1 l Wasser auf, dann muss man es absieben und kann sich damit waschen.

Mehr zum Thema »Kosmetik« finden Sie im Kapitel über die Hautheilkunde.

Aphrodisiakum für die Frau, männliche Unfruchtbarkeit

Hauswurz-Milch-Suppe

Nach Hildegard lässt sich die Fruchtbarkeit durch die sog. Hauswurz-Milch-Suppe verbessern: »Wenn einem Mann der Samen vertrocknet, sodass ihm die Samenfäden fehlen, ohne dass er schon im Greisenalter ist, dann soll er Hauswurz so lange in Ziegenmilch legen, bis (diese Pflanze) ganz von der Milch durchdrungen ist. Dann soll er sie in dieser Milch kochen, wobei er noch Eier dazugeben soll, damit eine (genießbare) Speise daraus wird. Das soll er an drei oder an 5 Tagen essen. Sein Same wird wieder die Kraft zum

Zeugen bekommen, und er wird blühende Nachkommenschaft haben.«

Eine Hauswurz in kleine Teile schneiden, über Nacht in $^1/_4$ l Ziegenmilch einlegen und mit Dinkelgrieß und 1 Ei eine schmackhafte Suppe bereiten.

Die Suppe wirkt als Aphrodisiakum für die Frau, bei Sterilität, beim Mann gegen Impotenz sowie die Folgen des Hodenhochstands und hilft bei geringer Spermienzahl.

Unfruchtbarkeit der Frau

Rinderroulade mit Gebärmutterfüllung vom Rind
(ausreichend für 6 Portionen)

Füllung:

300 g Speck, klein gewürfelt	250 g Gebärmutter vom Rind,
3–5 fein gehackte Zwiebeln	durch den Fleischwolf gedreht
3 fein gehackte Knoblauchzehen	Salz, Pfeffer, Bertram, Galgant
2 EL Butter	3 Eier, leicht geschlagen
250 g Rinderhack	Majoran, Rosmarin

Speck auslassen und Fett abgießen. Den knusprigen Speck in eine große Schüssel geben. Zwiebeln und Knoblauch in derselben Pfanne mit Butter dünsten, zum Speck schütten und mit den übrigen Zutaten durchkneten.

Fleisch:

$1^1/_2$ kg Rinderkeule in 12 dünne Scheiben schneiden, in Butter auf jeder Seite ca. 2 Minuten leicht anbräunen.

Soße:

5 Zwiebeln, klein gehackt	1 Tasse Brühe
2 Knoblauchzehen, zerdrückt	2 Lorbeerblätter
2 EL Butter	Salz, Pfeffer, Bertram
1 EL Galgantpulver	

Zwiebeln und Knoblauch in Butter andünsten, mit Galgant würzen, mit Brühe ablöschen, mit den übrigen Zutaten zum Kochen bringen und bei schwacher Hitze dünsten.

Jede Roulade mit 2 EL Füllung aufrollen und mit Zwirn umwickeln. Restliche Füllung in die Soße rühren. Rouladen in der Soße bei schwacher Hitze 40–50 Minuten schmoren lassen. Wenn das Fleisch gar ist, Roulade auf eine heiße Servierplatte legen, Soße in einer Sauciere servieren, Lorbeerblätter entfernen.

Menstruationsmangel (Dysmenorrhöe)

Der verhaltene Monatsfluss und die fehlende Monatsblutung nach synthetischen Hormonen ist gegenüber der zu starken Blutungsneigung als das weitaus schlimmere Übel anzusehen. Viele Frauenkrankheiten – ja, sogar Krebs – können damit zusammenhängen.

Diät bei Menstruationsmangel

Die typischen Beschwerden der Dysmenorrhöe werden durch zu viele Krämpfe der Gebärmutter ausgelöst. Dabei kommt es zu scharfen, intensiven Periodenschmerzen, die 1–3 Tage anhalten können. Die Kontraktionen der Gebärmutter werden vom Alpha-Prostaglandin ausgelöst, ein Hormon, das durch zu proteinreiche, fetthaltige, reichliche Ernährung gebildet wird. Frauen, die unter Dysmenorrhöe leiden, sollen weniger rotes Fleisch, fetten Käse, Eier und Milchprodukte zu sich nehmen, weil dadurch der Prostaglandinspiegel steigen würde.

Interessanterweise schreibt auch Hildegard in ihrem Lehrbuch: »In der Zeit, wo die Frau an verhaltener Monatsregel leidet, soll sie Fleisch vom Rind und andere Rohkost und Küchengifte meiden, weil sie dadurch verkrampft. Dagegen soll sie süße Speisen essen und Wein trinken. Wenn sie zwischendurch auch mal Wasser trinken will, soll sie Brunnenwasser trinken und das Wasser von sprudelnden und fließenden Quellen meiden (Mineralwasser), weil es härter und rauer als andere Wasser ist.«

Mutterkraut-Rainfarn-Königskerzen-Sauna

1 EL Mutterkrautblätter, gehackt
1 EL Rainfarnblätter ohne Blüten, gehackt
2 EL Königskerzen, gehackt

Kräuter in 1 l Wasser kochen, absieben, Aufguß tropfenweise in der Sauna verdampfen lassen, warme Kräuter auf Unterleib und Genitalien als Kompressen auflegen.

Die Anwendung hat sich bei Sanguinikern, aber auch bei allen anderen Frauen mit geringen Monatsblutungen bewährt, ebenso bei jungen Frauen, die auf irgendeine Weise in der Ehe enttäuscht sind. Zumal, wenn sie sonst von Natur aus fröhlich sind, bleibt manchmal die Menstruation aus. Auch hier hilft dieser Saunaaufguss.

Menstruationsmangel, verhaltener Monatsfluss, PMS

Liebstöckel-Dotter-Suppe

1 Ei	120 ml Wein
1/4 l Hühnerbouillon	2 EL Liebstöckelsaft-Urtinktur
3 EL Sahne	

Ei in Bouillon verquirlen, alles zusammen aufkochen. Einmal täglich vor und nach der Hauptmahlzeit vom Tage des Eisprungs bis zur einsetzenden Menstruation nehmen, gegebenenfalls wiederholen.

Periodenschmerzen

Galgantwurzelwein

1 EL Galgantwurzeln in 1 Glas Wein 3 Minuten aufkochen, warm schluckweise trinken.

Galgant verhindert die Prostaglandinsynthese, weil es eine entzündungshemmende Wirkung entfaltet. Dadurch verschwinden auf ganz elegante Weise die Beschwerden der Dysmenorrhöe.

Zu starke Blutungen (Menorrhagie)

Die Phlegmatikerin, idealtypisch die große, kräftig gewachsene blonde Frau, leidet unter zu starken Blutungen. Dabei treten in den ersten oder zweiten Tagen der Menstruation starke Blutverluste auf, die teilweise auch zu Anämie führen können. Zuweilen dauern die Blutungen auch länger als 5 Tage. Die Ursachen der zu starken

Blutungen sind vielfältig: eine familiäre Veranlagung, Myome, Endometriose, Polypen, Blasenentzündung, Schilddrüsenunterfunktion, Verstopfung, Ernährungsfehler, Arzneimittel (wie Cortison oder die Antibabypille) oder ein zu hoher Östrogenspiegel durch zu viel Fleisch, zu viel Fett, zu viele Eier.

Die Therapie bei Hormonregulationsstörungen, die zu starken Blutungen führen können, ist immer noch der hildegardische Aderlass. Starke Blutungen sind immer ein Zeichen dafür, dass überschüssige Säfte vorhanden sind. Darüber hinaus gehören zur Therapie eine gute Diät auf der Basis von Dinkel, Obst und Gemüse, das Vermeiden von Kaffee, Alkohol, Nikotin sowie östrogenstimulierenden Drogen. Eine Entgiftung der Leber mit Ringelblumentee sowie der von Hildegard beschriebene Betonikakrautwein und die Efeukompressen.

Betonikakrautwein

3 EL Betonikakraut, klein gehackt, über Nacht in 1 l Wein legen. Davon dreimal täglich 1 Likörglas trinken.

Der Betonikawein ist sehr leicht herzustellen und hat eine zuverlässige, blutreduzierende Wirkung. Gleichzeitig ist er harmonisierend bei Frauen mit Stimmungsschwankungen, besonders im Klimakterium.

Efeukompressen

1 Hand voll Efeublätter klein schneiden und 3 Minuten in 1 l Wasser aufkochen. Absieben und die warmen Blätter als Kompresse 1–2 Stunden auf den Unterleib legen.

Zu schwache Blutungen (Amenorrhöe)

Besonders die Cholerikerinnen, die Sportlerinnen, die kräftigen, rassigen Brünetten können unter zu schwachen Blutungen leiden. Zu den Ursachen zählen zu späte Menarche (nach dem 16. Lebensjahr), Untergewicht, besonders bei Leistungssportlerinnen und Tänzerinnen, Hormonregulationsstörungen (ausgelöst durch synthetische Hormone), Schilddrüsenunterfunktion sowie Diätfehler.

Es empfiehlt sich eine fett- und fleischarme Diät auf der Basis von Dinkel, Obst und Gemüse. Weiterhin Gewichtsregulation und Stressabbau durch Entspannung, Meditation und Gebet.

Preiselbeerelixier

»… nimm Preiselbeeren und davon ein Drittel der Menge Schafgarbe und ein Drittel so viel wie Schafgarbe von der Weinraute und ebenso viel lange Osterluzei wie Preiselbeeren und Schafgarbe zusammen und ganz viel Diptam. Das zerstoße in einem Mörser und koche in sauberem Gefäß mit gutem und reinem Wein und schütte das Gekochte dann in ein Säcklein. Außerdem (nimm) Gewürznelken so viel als möglich und weißen Pfeffer, weniger als die Nelken, zerreibe das und füge frischen, gereinigten Honig reichlich bei und lasse das in bestem Wein kochen, und dann gieße es über die Kräuter im Säcklein und lass es klar durchlaufen. Das soll die Frau alle Tage vor und nach dem Essen trinken (täglich vor dem Frühstück und nach dem Mittagessen 1–2 Likörgläser).«

Die Arzneipflanze Osterluzei darf heute nicht mehr verwendet werden. Man kann aber dafür eine homöopathische Lotion wählen, z. B. Osterluzei D12.

Harnwegsinfektion

Jede fünfte Frau leidet unter Blasenentzündung, die in eine Harnwegsinfektion übergeht, wenn die Bakterien eine gewisse Konzentration überschreiten. Von der Blase können die Bakterien bis durch die Harnleiter zur Niere aufsteigen und eine Niereninfektion auslösen. Bakterien werden meistens beim Sexualverkehr übertragen. Daher sollte vor und nachher die Blase entleert werden.

Auch die Schwangerschaft oder das Klimakterium erhöhen das Risiko an einer Blaseninfektion. Frauen sind aufgrund der benachbarten anatomischen Lage von Scheide und After besonders anfällig für Harnwegsinfektionen. Bakterien können so vom Darm zur Scheide übertragen werden. Besonders gefährlich sind Hefepilzinfektionen, die eine Scheidenpilzinfektion auslösen können. Bei Harnwegsinfektionen sollte immer auch eine Stuhlanalyse und die dazugehörige Darmsanierung durchgeführt werden.

Durchspülungstherapie, »Schaukeldiät«

Man kann Harnwegsinfektionen vorbeugen und sie behandeln, indem man folgende Maßnahmen ergreift:

1. Durchspülungstherapie (viel trinken: möglichst 2–3 l Fencheltee pro Tag, zusätzlich 2–3 Tassen Salbeitee für 4 Wochen, Poleiminzessighonig in Fencheltee) und in hartnäckigen Fällen
2. eine »Schaukeldiät«, indem man für 3 Tage täglich 1 l Orangensaft und für die darauf folgenden Tage 1 l Traubensaft bzw. Preiselbeersaft trinkt.
3. Vermeiden Sie Bohnenkaffee, Alkohol und scharfe Gewürze.
4. Stärken Sie Ihre Nerven durch genügend Schlaf.

Aufbau der natürlichen Scheidenflora

»Döderlein-Med«-Vaginalkapseln, Veilchencreme-Ovula, Veilchenblütenwasser

In der gesunden Scheide sind Milchsäure bildende Bakterien angesiedelt. Sie bilden einen Schutz gegen Krankheitserreger verschiedener Art wie z. B. Eitererreger, Candidapilze, Trichomonaden. Die Vaginalflora ist oft gestört durch die Behandlung mit Antibiotika, Hormonen, verschiedenen empfängnisverhütenden Mitteln, bei Abwehrschwäche und durch anderweitige Beeinflussung. Es kommt hierbei zur Veränderung der Scheidenflora und zur Entzündung mit und ohne Ausfluss (Fluor vaginalis).

Bei der Anwendung von vermehrungsfähigen Milchsäure bildenden Keimen, wie sie in »Döderlein Med« vorliegen, wird die normale Vaginalflora wiederhergestellt und auf natürliche Weise gestärkt; eine Vermehrung von Krankheitserregern wird unterbunden. Mit »Döderlein Med« wenden Sie ein natürliches körpereigenes Abwehrmittel zur Wiederherstellung bzw. zur Erhaltung einer gesunden Vaginalflora an.

Bei Hefepilzinfektionen kann man Veilchenscheidenzäpfchen morgens und abends einführen und, um die Scheidenflora wiederaufzubauen, das Mittel »Döderlein Med« anwenden. Zur hygienischen Waschung ist das Veilchenblütenwasser bestens geeignet, weil der Inhaltsstoff Molke für einen natürlichen pH-Wert der Scheide von 5,5 sorgt.

Schafgarbentee

Zwischenblutungen sind eine Folge von Hormonregulationsstörungen, die durch einen krankhaften Lebensstil oder eine schlechte Ernährung mit viel Fleisch, fettem Käse, Eiern und zu vielen Milchprodukten ausgelöst werden können. Der Körper benutzt die Blutung als Entgiftung. Diese Art von Zwischenblutungen kann nach Hildegard sehr leicht mit Wasserwickeln behandelt werden. Zwischenblutungen, die von Myomen ausgelöst werden (fleischfarbene wässrige Blutungen) oder durch bösartige Tumoren (starke, klumpige Blutungen) oder bei Eileiterschwangerschaft auftreten, gehören jedoch in die ärztliche Praxis und sollten nicht auf diese Weise behandelt werden.

Schafgarbenpulver

Man nimmt 3 Msp. Schafgarbenpulver in Fencheltee (nach Abheilen der Wunden in Wein), dreimal täglich trinken.

Schafgarbe hilft bei Zwischenblutungen, Blutungen allgemein, auch Hämorrhoidal-und Eingeweideblutungen, bei Verwundungen und dient als Operationsschutz vor Wundinfektionen.

Krampfadern

Bachbunge

Die Bachbunge hilft bei Krampfadern, Hämorrhoidalblutungen, Enddarmentzündungen, Blutungsanämie und beim Pfortaderstau.

Dazu gibt man täglich 40 Tropfen Bachbungensaft (Fa. Jura) ins heiße Essen. Wer Bachbungen im Wiesenbach findet, schneidet die frischen dickfleischigen Blätter mit Stängel und bereitet sie, in Butter angemacht, als eine Art Spinat zu.

Hier ein Therapieerfolg bei Hämorrhoidalblutungen mit der Bachbunge: »Wegen schwerer chronischer Hämorrhoiden sollte ich mich einem operativen Eingriff unterziehen. Einer Krankenhauseinweisung kam ich nicht nach und fuhr Ende April nach Niederbayern ins Rottal-Thermalbad Griesbach, wo ich nach der Bachbunge suchte. Ich fand die Bachbunge in einem schwer zugänglichen Tal ohne Umweltvergiftung. Bereits nach 3 Tagen, als Gemüsesuppe konsumiert, konnte ich ins Thermalbad gehen, weil die nach außen gewachsenen Hämorrhoidengeschwüre verschwanden. Seither bin ich nach dreiwöchiger Einnahme von Bachbungensuppe von diesen lästigen Beschwerden befreit.«

Eingeweideblutungen

Bohnensuppe ohne Bohnen

Bei Nieren- und Blasenblutungen, Darm- oder auch Hämorrhoidalblutungen hilft die »Bohnensuppe ohne Bohnen«: Bohnen in Wasser kochen, Bohnen entfernen und aus dem Kochwasser eine schmackhafte Suppe machen (über lange Zeit nehmen, bis die Blutungen aufhören).

»Aber wer Schmerzen in den Eingeweiden hat, der koche die Bohnen in Wasser unter Beigabe von etwas Fett oder Öl, und nach Entfernen der Bohnen schlürfe er die warme Brühe. Dies tue er oft, und es heilt ihn innerlich.«

Blutfluss

Brombeer-Blutwurz-Elixier

»Wer an Blutfluss (und Blutstuhl, Bluturin, Eingeweideblutungen, Blutungen in Eingeweiden und Gedärmen, Blut im Urin sowie Polypen) leidet, nehme Brombeerkraut und doppelt so viel Blutwurzkraut, presse sie mäßig, bis der Saft ausfließt, und lege sie so in Wein und trinke diesen während und nach dem Essen, aber nicht nüchtern ...«

1 EL Brombeerblätter, zu Saft gepresst
2 EL Blutwurzblätter, zu Saft gepresst
$^1/_4$ l Wein

Jeweils 1 Likörglas dieser Mischung während und nach dem Essen nehmen.

Anstelle von Brombeer- und Blutwurzblättern haben auch bereits 25 ml Brombeersaft und 50 ml Blutwurz-Urtinktur (Tormentilla-Urtinktur) in ¹/₄ l Wein geholfen, wobei jeweils 1 TL während und nach dem Essen genommen werden.

Honigkuchen

»Nimm (bei Darm- oder Eingeweideblutungen) auch Dinkelmehl und mach damit nur aus Honig und recht wenig Salz Törtchen und esse diese. Denn das Dinkelmehl lässt durch seine Wärme und Stärke das Fleisch (Gewebe, Schleimhäute) wachsen und schließt die falschen Auswege des Blutes; der Honig hält durch seine Wärme und Saftigkeit das falsche Blut auf, und die Wärme des Salzes trocknet es ein ...«

Diät bei Blutungen

»Während jemand an dieser Krankheit leidet, soll er (nur) Dinkelweißbrot essen und Roggenbrot oder Gerstenbrot vermeiden. Er meide auch Rindfleisch, Schweinefleisch und alle Fischarten, die keine Schuppen haben (Muscheln, Aal etc.), sowie auch Käse und rohes Gemüse, rohes Obst und auch alles Geröstete (Gebratene). Das übrige Fleisch, soweit es weich (zart) ist, und sonstige Fische mag er essen und Erbsenbrühe. Die Erbsen selbst oder Linsen oder Bohnen soll er meiden. Heiße Speisen darf er nicht zu sich nehmen, sondern nur lauwarme, sodass sie weder heiß noch kalt sind. Milden Wein darf er trinken, aber während der Krankheit kein Wasser. Denn all das schadet dem Menschen, der so eine Krankheit hat, wie es auch bei der Ruhr beschrieben ist.«

Spontane Blutungen aus den Darm- oder Harnwegen haben die gleiche Ursache und erfordern die gleiche Diät (und Behandlung). Das erstgenannte Mittel (Brombeer-Blutwurz-Elixier) gilt wahrscheinlich in beiden Fällen, vor allem aber bei Darmblutungen. Denn auch bei Harnwegserkrankungen muss (zuvor) der Darm behandelt werden.

Innere Blutungen jeder Art, Gebärmutterblutungen (Myom), Bluturin, -stuhl, Blutsturz

Eidotter-Mutterkraut-Suppe

2 TL Mutterkrautsaft
(Chrysanthemum parthenium
L. Bernhardi)
3 EL echter Weinessig

1 gehäufter EL Zimtpulver
1 gestrichener EL Zitwerpulver
2 Eidotter
etwas Dinkelmehl

Aus allen Zutaten eine etwas dicklichere Suppe zubereiten und diese täglich vor und nach den Mahlzeiten lauwarm schlürfen, bis die Blutung aufhört.

Therapieerfolg mit der Eidotter-Mutterkraut-Suppe: Eine vierzigjährige Patientin erlitt am Wochenende so starke Gebärmutterblutungen, dass der Hämoglobinspiegel auf 7 (normal 12) absank und im Blut keine Gerinnungsfaktoren mehr nachweisbar waren. Nach einmaliger Einnahme vor und nach dem Essen kam die Blutung zum Stillstand, als ob ein »Stöpsel« eingesetzt worden wäre.

Zwischenblutungen, zu starke Menstruation

Wasserwickel

»Wenn eine (verheiratete) Frau zu unrechter Zeit an starkem Monatsfluss leidet, soll sie ein Leinentuch nehmen und in kaltes Wasser tauchen und damit oft ihre Oberschenkel umwinden, damit sie innerlich kühler werde. Denn durch die Frische der Leinwand und des kühlen Wassers wird der unrechte Blutfluss zurückgehalten. Hernach streife sie das Blut in allen Venen, nämlich der Beine, des Bauches und der Brust und der Arme, unter leichtem Druck mit den Händen herzwärts oft heraus, bis sie gezwungen sind, dem Blut einen rechten Weg freizugeben.«

Außerdem steht dabei auch noch eine Diätanweisung: »Die Frau hüte sich aber auch vor zu viel Arbeiten und Übermüdung beim Gehen, damit nicht dadurch das Blut in Schwung gesetzt werde. Und sie hüte sich auch vor harten und bitteren Speisen, damit diese ihr nicht unrechte Verdauung bereiten. Sie soll vielmehr Weiches und Wohlschmeckendes essen, damit es sie innerlich heilt. Wein und Bier mag sie trinken, damit sie davon zu Kräften komme, um das Bluten zurückhalten zu können.« Der Blutverlust könne gutgemacht werden durch eine Diät mit Hühner- oder Kalbsleber. Zu vermeiden sind wieder Rohkost, die »Küchengifte« und eine Ernährung mit zu viel Fleisch, fettem Käse, Eiern und Milchprodukten.

Präklimakterische Beschwerden, PMS, Krämpfe

Frische Weinrautenblätter, Weinrautentabletten

Ein paar Blätter nach dem Essen oder eine Tablette (Fa. Jura) helfen hier.

Bei Melancholikerinnen wirken Weinraute-Tabletten wie ein Konstitutionsmittel, wobei die Beschwerden oft schlagartig aufhören können. Man nimmt ein- bis dreimal täglich 1 Tablette Weinraute oder ein Blatt frische Weinraute nach dem Essen.

Die Weinraute wirkt auch aufhellend auf die Stimmung. Besonders beachtlich war ihre Wirkung bei einer Patientin, die ihre Monate andauernden Zwischenblutungen dadurch schlagartig zum Stillstand bringen konnte.

Fast 60 % aller Frauen leiden an dem sog. prämenstruellem Syndrom (PMS), das sich bereits einige Tage vor der Regelblutung mit fast 100 Symptomen bemerkbar machen kann. Es gibt kaum irgendwelche Beschwerden, die nicht bei dieser Erkrankung beschrieben werden. Als Ursachen für die PMS gelten ein zu stressiger Lebensstil, der mit dem Rhythmus der Natur nicht mehr übereinstimmt, sowie eine schlechte Ernährung. Des Weiteren familiäre Dispositionen, emotionale Störungen, Schilddrüsenunterfunktion, Leberschwäche, Durchfall oder Verstopfung, Bewegungsmangel, die Antibabypille, eine Abtreibung, Sterilisation und der Verlust eines Lebenspartners oder Familienmitgliedes.

Durch den hildegardischen Aderlass lässt sich die Hormonregulationsstörung beseitigen. Außerdem hat sich eine Diät auf der Basis von Dinkel, Obst und Gemüse bewährt unter Vermeidung von zu viel fettem Fleisch, Käse und Eiern, Alkohol, Zigaretten, Bohnenkaffee sowie Medikamenten (Cortison und Antibabypille).

PMS, Menstruationsbeschwerden, Krämpfe, Darmkoliken (Universalmittel)

Mutterkrautsuppe

5 (wie Petersilie) zerkleinerte Mutterkrautblätter oder Mutterkraut-Urtinktur und ein wenig Butter in $^1/_4$ l Wasser 2 Minuten lang aufkochen. Anschließend mit 1–2 EL Dinkelmehl oder Dinkelgrieß, etwas Salz und einer Messerspitze Bertram zu einer cremigen Suppe köcheln. Zwei- bis dreimal wöchentlich einnehmen, bis die Symptome verschwinden.

»Und wenn die Frauen ihre Regelzeit haben, dann sollen sie diese beschriebene Suppe bereiten und essen, und das führt zu einer sanften und leichten Ausleitung der Ausflüsse (Livores) und leitet die Menstruation hinaus.«

PMS, kolikartige Schmerzen, Kopfschmerzen

Mutterkrautsalbe

20 ml Mutterkraut-Pflanzenbrei oder 2 EL Mutterkrautsaft (Nemagran) mit 100 g Butter zu Salbe verrühren, Wasser abtrennen. Betroffene Bereiche mit der Salbe einmassieren, bis die Schmerzen verschwinden.

Menstruationskrämpfe

Fenchel-Galgant-Tabletten

Dreimal täglich 1 Tablette nach dem Essen im Mund zergehen lassen und bei Bedarf einnehmen.

Fenchel verstärkt die krampflösende Wirkung vom Galgant und wird in dieser Kombination erfolgreich bei Kreislaufschwäche und Magen-Darm-Krämpfen eingesetzt. Auch bei Menstruationskrämpfen wirkt diese Kombination rasch und zuverlässig.

Therapieerfolg bei Menstruationskrämpfen: Eine dreißigjährige Patientin leidet seit der Pubertät unter so starken Menstruationskrämpfen, dass sie durchschnittlich $2^1/_2$ Tage das Bett hüten muss. Es treten starke Übelkeit, Herzstiche, Kopfschmerzen und Brechreiz auf. Die Patientin ist durch die Mutter erblich belastet, die ebenfalls unter schmerzhaften Menstruationskrämpfen leidet. Durch die Einnahme von fünfmal täglich 1–2 Fenchel-Galgant-Tabletten werden die schmerzhaften Krämpfe derartig verringert, dass die Patientin nur noch höchstens einen halben Tag liegen muss.

Unterleibsschmerzen

Tannencreme

Bei Unterleibs-, Magen-Darm-Schmerzen, Problemen mit der Bauchspeicheldrüse, Milz, dem »Magen« (Gallenblase), Verkrampfungen, Magen-Darm-Koliken, Kopfschmerzen bei Hochdruck (vor Schlaganfall), Nebenhöhlenentzündungen und Schmerzen des Sonnengeflechtes hilft die Tannencreme (s. S. 148).

Myome, präkanzeröse Brusterkrankungen (Mastopathie)

Veilchencreme

Bei Myomen, präkanzerösen Brusterkrankungen (Mastopathie), Brustkrebs, Lymphdrüsenschwellungen, Zystenbildung in der Brust, Bindegewebsknoten, Hautkrebs und Strahlenschäden, Stirn- und Nebenhöhlenkopfschmerzen sowie bei der Operationsnarben-Nachbehandlung hilft die Veilchencreme (s. S. 96). Sie dient ebenso zur Verhinderung von Metastasenbildung nach Brustoperationen.

Zur Verhinderung von Metastasenbildung nach Brustoperationen reibt man die Operationsnarbe zentripetal damit ein und streicht sie zum Lymphgefäß aus. Bei manchen Frauen wirkt die Salbe hervorragend bei der Behandlung von Stirn- und Nebenhöhlenkopfschmerzen, wobei damit die Stirn kräftig eingerieben wird.

Jede dritte Frau hat Myome. Es handelt sich dabei um gutartige Tumoren, die um die Gebärmutter oder darin wachsen. Myome sind meistens eine Folge hormonhaltiger Arzneimittel, Ovulationshemmer, Antikonzeptiva oder auch des ständigen Reizes, etwa durch ein intrauterines Pessar (Spirale). Auch Sorgen und Kummer, Stress, eine ungesunde Lebensweise und schlechte Ernährung sowie eine schlechte Abwehrlage können die Myombildung verursachen.

Die zu schnelle und radikale Entfernung der Myome durch eine Entfernung der Gebärmutter hat teilweise verheerende Folgen, u. a. den Libidoverlust, das sofort einsetzende Klimakterium mit Hitzewallungen, Schweißausbrüchen und Blasenschwäche, weil bei der Operation die Nerven, die die Blase stimulieren, leicht verletzt werden. Außerdem besteht das Risiko einer erneuten Tumorbildung, meistens in der Brust.

Manche Myome bilden sich beim einsetzenden Klimakterium von allein wieder zurück oder verkalken. Myome machen meistens keine Beschwerden, sodass man sie mindestens 3 Monate lang mit folgenden Hildegard-Mitteln behandeln kann:

1. Hormonregulation durch den hildegardischen Aderlass,
2. Wasserlinsenelixier (s. S. 71),
3. Massage des Unterleibs mit Veilchencreme,
4. die Umstellung der Ernährung auf Dinkel, Obst und Gemüse,
5. das Vermeiden von Küchengiften und Rohkost sowie zu viel fettem Fleisch, Käse und Milchprodukten (s. a. das Kapitel über die Hildegard-Gesundheitsdiät).

Jede Hormontherapie in der Menopause kann erneut zum Wachstum von Myomen führen, zusätzlich treten lebensgefährliche Zustände auf: Thrombosegefahr, Herzinfarkt, Schlaganfall und Bluthochdruck.

Geschwülste, frische Schwellungen, kleine Myome

Amethyst und Veilchencreme

Bei Geschwülsten, frischen Schwellungen, kleinen Myomen, Bindegewebszysten, Tennisellenbogen, Schwellungen der Gelenke, Bindegewebsknoten, Mastopathie, geschwollenen Lymphknoten und zur Narbenbehandlung nach Operationen bringt man einen Amethyst zur Anwendung: »Wenn einem Menschen irgendwo frisch an seinem Körper eine Schwellung (Geschwulst) wächst, dann befeuchte er den Amethyst mit seinem Speichel und bestreiche die Stelle der Schwellung überall, und die Geschwulst wird kleiner und vergeht.«

Die Symptome verschwinden rasch wieder, wenn man danach Veilchencreme einmassiert. Wenn nicht, müssen Sie einen Frauenarzt aufsuchen.

Zysten, Präkanzerose, geschwollene Lymphknoten, Säftereinigung

Aderlass, Veilchencreme, Wasserlinsentrank

Bei jeder Ovulation bildet sich am Eierstock eine Zyste, die auf ganz natürliche Art und Weise platzt, um das Ei freizusetzen. Nach dem Eisprung entwickelt sich aus der kleinen Zyste der sog. Gelbkörper (das Corpus luteum), das später vom Eierstock absorbiert wird. Es kommt aber öfter vor, dass sich eine Zyste bildet, ohne dass ein Eisprung stattgefunden hat. Die Zyste kann sich mit Flüssigkeit füllen und mit Ultraschall sichtbar gemacht werden. Diese Art von Zysten lassen sich ziemlich gut durch die Hildegard-Therapie (Aderlass, Veilchencreme, Wasserlinsentrank [s. S. 367, 96 u. 71], eine Diät mit Dinkel, Obst und Gemüse) beseitigen, weil dadurch die schlechten Säfte entfernt werden. Erst wenn diese Therapie nicht reicht, sollte man sich zu einer Entfernung der Eierstockzysten entschließen.

Therapieerfolg Gebärmutterzyste durch Aderlass, Wasserlinsenelixier und Veilchencreme: Bei einer sechzigjährigen Patientin wurde an der Gebärmutter durch Ultraschall eine walnussgroße Zyste festgestellt, die operativ entfernt werden sollte. Nach Aderlass, Wasserlinsenelixier und Veilchencreme verschwand die Zyste und konnte im Ultraschall nicht mehr entdeckt werden.

Anämie, Eisen-, Folsäure-, Vitamin-B12-Mangel, auch in der Schwangerschaft

Gesunde Mütter haben gesunde Babys. Zur Vorbereitung einer Schwangerschaft ist eine Reinigung von Körper, Seele und Geist nach Hildegard erforderlich – durch eine Fastentherapie, den

Aderlass, die Umstellung auf Dinkel, Obst und Gemüse. Man vermeide Über- und Untergewicht und überprüfe, ob eine Rötelninfektion stattgefunden hat. Dringend geboten ist die Abstinenz von Alkohol, Nikotin, Arzneimitteln, rohem Fleisch, Bohnenkaffee und zu viel Sex. Vermeiden Sie auch Mayonnaise und Eissspeisen, um das Risiko von Salmonellose, Listerose sowie Toxiplasmose zu vermeiden.

Aus ganzheitlicher Sicht ist die Schwangerschaft die Quintessenz der gesamten Fraulichkeit, ein Zustand des Glücks, der Freude und der Hingabe an das neue Leben. Wer in solcher Atmosphäre sein Kind zur Welt bringt, hat das Optimale für die Gesundheit des Kindes und sein eigenes Lebensglück getan.

Hühnerleberaufstrich

Anämische Zustände und Vitaminmangelkrankheiten (u. a. Folsäuremangel) können mit Hühnerleberaufstrich und Butter beseitigt werden.

2 Zwiebeln in Butter oder Öl andünsten, 250 g Hühnerleber (von frei laufenden Hühnern) dazugeben und beidseitig in Butter anbraten, die ganze Masse in der Küchenmaschine zerkleinern, mit Gewürzen (Salz, Knoblauch, Galgant, Bertram, Quendel) abschmecken und als Brotaufstrich benutzen. Man kann auch gemahlene (süße) Mandeln hinzufügen. Im Kühlschrank aufbewahren. Bald verbrauchen. Das Eisen und die Folsäure gehen sofort ins Blut, besser als Eisentabletten, die nur zu 10 % resorbiert werden, der Rest wird ausgeschieden und verursacht Schleimhautschäden.

Schwangerschaftserbrechen

Bibernellmischpulver

Backen Sie Bibernell-Dotter-Kekse (s. S. 151). Davon sollten Sie täglich 3–5 Stück essen und 1–3 Msp. Bibernellmischpulver aufs Brot streuen. (Letzteres zwei- bis dreimal am Tag.)

Bei schweren Erkrankungen oder nach Unfällen, wo auch Erbrechen auftritt, hilft diese Kur nicht. Da muss selbstverständlich ein Arzt zu Rate gezogen werden.

Drohender Fruchtabgang, drohender/habitueller Abortus

Hainbuchensuppe

1 Hand voll Hainbuchenblätterzweige im Frühling wie Petersilie klein schneiden, in ¹/₄ l Kuhmilch aufkochen, mit 1 EL Dinkelmehl verrühren, 1 Ei hineinschlagen und mit Gewürzen abschmecken.

Im Frühjahr wird bei drohendem Fruchtabgang eine Kur unternommen, nicht erst dann, wenn wieder ein Fruchtabgang droht, sondern prophylaktisch. Im Winter kann man die Hainbuchen-Urtinktur nehmen und davon 10 Tropfen in einer Dinkelmehl- oder Dinkelgrießsuppe täglich zu sich nehmen.

Therapieerfolg bei drohendem Fruchtabgang mit der Hainbuchensuppe:

Bei der vierten Schwangerschaft tritt bei der 39-jährigen Metzgerfrau im 5. Monat ein drohender Abort auf. Nach der täglichen Einnahme der Hainbuchensuppe für 1 Woche ist die Gefahr gebannt, und die Mutter gebiert unter ganz normalen Umständen ein gesundes Mädchen, welches sie zum Dank »Raphaela« nennt – »Gott heilt«.

Schwangerschaftsstreifen, Geburtsvorbereitung

Orangenblütenöl und Veilchencreme

Prophylaktisch täglich den Unterleib im Wechsel mit Orangenblütenöl und Veilchencreme einmassieren.

Durch eine Dammmassage wird das Scheiden-Damm-Gewebe besser durchblutet und dehnungsfähiger, sodass es bei der Geburt geschmeidiger wird und weniger reißt.

Geburtshilfe

Jaspisscheibe

Manche Hebammen möchten auf die Jaspisscheibe bei der Geburt nicht mehr verzichten, weil sich bei dessen Vorhandensein die Geburtswege umso leichter öffnen. Auf jeden Fall ist die Geburt ein für alle Beteiligten intensiver Moment, der sich durch das Halten der Jaspisscheibe entspannt.

Die Wechseljahre

Aufbruch zu neuem Leben

Die Wechseljahre beginnen allmählich bereits jenseits des vierzigsten Lebensjahres mit dem Nachlassen der Östrogenproduktion in den Eierstöcken. Stattdessen werden in der Hirnanhangsdrüse (Hypophyse) zunehmend andere Hormone, die sog. Gonadotropine gebildet.

Besonders im Zeitraum der Überschneidung beider Hormonspiegel, in dem ein relativer Sexualhormonmangel besteht, bekommen manche Frauen verschiedene Umstellungssymptome wie Hitzewallungen, Stimmungsschwankungen, Depressionen, Trockenheit der Schleimhäute (besonders der Scheide), Knochen- und Gelenkschmerzen, Osteoporose (sie kommt übrigens nur bei manchen Frauen vor, und es gibt sie auch bei Männern), Schlafstörungen usw.

Die körperliche Umstellung auf andere Hormone bleibt sicher nicht ohne Konsequenzen. Es erfolgt vor allem eine körperliche und seelische Umstellung. Man kommt in einen neuen Lebensabschnitt, in den »Herbst« des Lebens mit seiner Weisheit, Erfahrung, Ruhe, Gelassenheit, aber auch mit der Wehmut des nahenden Alters, dem Nachlassen der Kräfte und Funktionen. Dies muss verarbeitet werden, um geistig und spirituell daran zu reifen.

Diese Reife ist wie ein Schatz für die Frau und ihre Welt. Wie sehr werden weise und gütige Mütter und Großmütter gebraucht! Viele Frauen der Geschichte haben ihre Größe in den Wechseljahren erlangt. Hildegard schrieb in dieser Zeit der Umstellung ihre visionären Bücher *Causae et Curae* sowie ihre Naturheilkunde *Physica*. Hier wird Energie frei, die sonst in den alltäglichen Aufgaben und oft so vielen Nichtigkeiten und auch Unwichtigkeiten gebunden ist. Die Kinder werden erwachsen und verlassen das Haus. Sie haben ihre mütterliche Wärme übrig, und »das Blut kocht« (Hitzewellen). Diese Wärme, diese Energie müssen noch positiv in eigene Aktivitäten umgesetzt werden. Nun können Sie tun, was Sie schon immer wollten, aber nie geschafft haben, malen, ein Buch schreiben, Vorträge halten, Sport treiben ... Aber vor allem nicht nur um Ihrer selbst willen, sondern um anderen mit Ihren Erfahrungen zu helfen, mit Ihrem Hildegard-Wissen und Ihrer Güte. Staut sich jedoch diese Energie ohne Aktivität, so leiden die Frauen an Hitzewellen, Schweißausbrüchen und Depressionen.

Typische Wechseljahrsbeschwerden

Von den 18 Millionen deutschen Frauen im Alter von 45 bis 65 Jahren leiden 6 Millionen unter klimakterischen Beschwerden. Raucherinnen kommen durchschnittlich 5 Jahre früher ins Klimakterium, wodurch die Sexualhormonproduktion rasch abnimmt. Zigarettenrauchen verhindert die Östrogenaktivität. Hinzu kommen die Frauen, die nach einer Totaloperation plötzlich im »Klimakterium« stehen. Folgende Beschwerden stehen im Vordergrund:

1. unregelmäßige Blutungen,
2. Hitzewallungen, Schweißausbrüche, Kälteschauer,
3. Schwindel, Herzklopfen, Angina-pectoris-Anfälle,
4. Erschöpfung, Leistungsabfall, Antriebsschwäche, Vergesslichkeit,
5. Stimmungsschwankungen, Depressionen, Reizbarkeit, hysterische Zustände,
6. Osteoporose, Risiko von Knochenbrüchigkeit, Witwenbuckel.

Die Hormontherapie bringt keine Lösung im Sinne einer aktiven, positiven Verarbeitung. Im Gegenteil, sie unterdrückt nur die Symptome und birgt darüber hinaus das Krebsrisiko. Zwischen der Östrogentherapie und Brustkrebs gibt es einen möglichen Zusammenhang, weil das Wachstum hormonabhängiger Tumoren durch Östrogen angeregt werden kann. Außerdem kann es zu schweren Lebererkrankungen und Emboliegefahr in Gefäßen und Lunge kommen. Ganz abgesehen von dem Phänomen, dass die Frauen immer dicker werden (Übergewicht), weshalb manche noch bewundernd feststellen: Ich habe keine Falten mehr.

Ganz anders ist die Bewältigung des Klimakteriums auf natürliche Art und Weise, wenn man den natürlichen Dingen ihren Lauf lässt und den frei werdenden Energieschub aktiv in neue Betätigungen steckt.

Der Verlust der fruchtbaren Jahre wird von vielen Frauen als Gewinn an neuer Lebensenergie gesehen, die diese Umstellung als

Neubeginn und nicht als Ende empfanden. Und ein Trost für alle: Keine Angst, die Wechseljahre gehen auch wieder vorbei.

Hildegard als Vorbild der Frau

Hildegard, obwohl selbst lebenslang krank, kränklich und schwach, benutzte die frei werdende Energie der Wechseljahre, um ihre vielfältige Kreativität zu entfalten. Damit wird Hildegard in unserer Zeit zu einem neuen Leitbild für die heutigen Frauen, die darunter leiden, dass der Zeitraum zwischen 48 und 58 Jahren durch eine negative Einstellung als Krankheit, speziell als Östrogenmangelkrankheit, angesehen wird.

Die tiefen Ängste der Frauen vor dem körperlichen Verfall, die negativen Botschaften über das Altwerden werden heute geschickt von der Pharmaindustrie für ihre Zwecke ausgenutzt, um ihnen zu suggerieren, dass alle Frauen in der Menopause Östrogen brauchen. Kein Wunder, dass über 90 % der Frauen im Klimakterium Sexualhormone schlucken, die ihnen ewige Jugend und Gesundheit versprechen. Aber der Preis für diese Therapie ist gewaltig, da Östrogene und Progesterone zwar die Symptome der Wechseljahre unterdrücken, nicht aber das Verständnis zur eigenen natürlichen Entfaltung wecken. Darüber hinaus haben Östrogene einige gefährliche Nebenwirkungen. Durch Östrogen wuchert das Gewebe in Brust, Gebärmutter und Eierstöcken und stimuliert die Auslösung von Tumoren.

In einer groß angelegten Studie wurde in den USA von 1978 bis 1992 bei etwa 130 000 Krankenschwestern festgestellt, dass die Brustkrebsrate bei Frauen, die im Klimakterium Hormone nehmen, deutlich erhöht ist. Frauen, die in der Menopause Östrogene allein oder in Kombination mit einem Gestagen einnehmen, haben im Vergleich zu Kontrollpersonen (Frauen, die keine Hormone nehmen) ein um etwa 40 % höheres Risiko, an Brustkrebs zu erkranken. Bei Frauen im Alter von 45 bis 55 Jahren ist Brustkrebs heute die häufigste Todesursache. Bei über 60 Jahre alten Frauen, die länger als 5 Jahre Hormone eingenommen haben, ist dieses Risiko sogar noch um 70 % höher als bei Frauen, die eine solche Therapie nicht erhalten haben.

Für Hildegard ist das Einsetzen des Klimakteriums ein ganz natürlicher Prozess, der mit keinen größeren Schwierigkeiten verbunden sein muss. Sie schreibt in ihrem Lehrbuch: »Vom 50. Lebensjahr, zuweilen auch erst vom 60. ab wird die Frau an den fensterähnlichen Orten verengt und nimmt dort zu, sodass der Bauch des Monatsflusses in seiner Behausung, d. h. in die Glieder, wieder zurückkehrt, wie ein Acker, der nach langer Bewirtschaftung nun keinen Samen für Frucht und Getreide mehr aufnehmen, keimen lassen oder zur Reife bringen kann, außer Blumen und anderen guten Gräsern. Dieser Zustand währt bei der Frau bis zu ihrem 80. Lebensjahr, von wo ab sie ganz von ihren Kräften verzehrt ist. Vom 50. oder bei einigen Frauen vom 60. Lebensjahr ab hören die Monatsflüsse auf, und die Gebärmutter beginnt, sich zusammenzufalten und zusammenzuziehen.«

In Wahrheit leiden ebendeshalb so viele Frauen unter den Krankheiten, weil das Klimakterium mit so viel Angst und negativen Erwartungen sowie mit dem Verfallserscheinungsbild verbunden ist: alt werden bedeute, zum »alten Eisen« zu gehören.

Die Behandlung in den Wechseljahren

In der Naturheilkunde und speziell in der Hildegard-Heilkunde gibt es viele wirksame Maßnahmen, die Beschwerden des Klimakteriums auf natürliche Weise ohne Östrogene zu lindern, z. B. die folgenden.

Salbeitee und -wein

1 TL Salbeiblätter, 1 Glas Wasser oder Wein 1 Minute kräftig aufkochen, absieben, langsam schluckweise trinken.

Aronstabelixier

1–3 Likörgläser zwischen den Mahlzeiten gegen Hitzewallungen, Stimmungsschwankungen und Depressionen.

Hildegardischer Aderlass

Ein- bis zweimal jährlich zur Stimulation der körpereigenen Hormonproduktion.

Zypressenbäder

1 Hand voll Zypressenzweige zerkleinern, in 1 l Wasser 5 Minuten abkochen, ins Badewasser geben, einmal wöchentlich 20 Minuten bei 37 °C darin baden.

Hitzewallungen, klimakterische Beschwerden, Schweißausbrüche, Depressionen

Zur Behandlung unangenehmer Hitzewallungen stehen uns eine Reihe pflanzlicher Heilmittel zur Verfügung, die die natürliche Hormonproduktion beeinflussen:

Weinraute

»Wenn sie gegessen wird, unterdrückt sie die unrechte Hitze im Blut, denn die Wärme der Raute vermindert die unrechte Wärme der Melancholie und mäßigt die unrechte Kälte der Melancholie. Und so wird es dem Menschen, der melancholisch ist, besser gehen, wenn er sie nach anderen Speisen isst.«

Salbeitee

»Salbei ist nützlich gegen alle Schwachsäfte, weil Salbei trocken ist. Die Salbeiblätter sind nämlich, roh und gekocht gegessen, für den gut, den Schadsäfte plagen. Nimm auch Salbeiblätter und pulverisiere sie und iss dieses Pulver mit Brot, und es vermindert den Überfluss an Schadsäften in dir.«

Süßholzwurzeltee oder Rosenlakritzsaft

Süßholzwurzel kann als Tee oder Pulver oder als Rosenlakritzsaft in Fencheltee (1–3 Msp.) eingenommen werden.

»Süßholz bereitet dem Menschen eine klare Stimme, wie immer es gegessen wird (100%ig gut), und es macht seine Stimmung gütig und klärt seine Augen und bereitet die Verdauung vor. Denn seine kalorische (warme) Kraft ist gut und nützlich und in keiner Weise schädlich, und es nützt daher für all das. Aber auch einem frenetischen Menschen nützt es viel, weil es das Aufbrausen auslöst, das in seinem Gehirne tobt.«

Unter »frenetisch« versteht Hildegard einen überschäumenden, aufgeregten, erhitzten, ja sogar wütenden Menschen. Das sind Menschen, die – wie man heute sagt – »high« sind. Hier kann man also die Süßholzwurzel auch als Entwöhnungsmittel bei Drogensüchtigen einsetzen.

Benediktenkrauttee (Nelkenwurz)

»Wenn ein Mensch mit dem ganzen Körper von seinen Körperkräften fällt, der koche Benediktenkrauttee in Wasser und trinke so dieses Wasser oft warm. Und er wird die Körperkräfte zurückerhalten. Wenn es mit seinen Körperkräften besser geworden ist, dann vermeide er diesen Tee. Denn die Wärme dieser Pflanze, durch die andere Wärme des Kochens geweckt, führt den Kaltsäften des Menschen wieder Erwärmung zu.«

Benediktenkrauttee hat eine ähnliche hormonstimulierende Wirkung, wie wir sie auch von dem Effekt des Schweinefleisches auf körperlich stark heruntergekommene Menschen nutzen können.

Depressionen, Stimmungsschwankungen, Schlaflosigkeit

Aronstabwurzelwein

»Und in wem die Melancholie wütet, der hat ein finsteres Gemüt und ist immer traurig. Dieser trinke oft mit Aronstabwurzeln gekochten Wein (s. S. 249), und er mindert die Melancholie in ihm.«

Sardonyx, grüner oder schwarzer Onyx, Chalzedon

Bei Stimmungsschwankungen, Depressionen, klimakterischen Beschwerden, Sinnlosigkeit, Traurigkeit, Zorn und zur Stressbeseitigung stehen uns Antimelancholika aus der Edelstein-Heilkunde Hildegards zur Verfügung, die gegen die Traurigkeit vorgehen und somit auch gegen den Zorn, der nach Hildegard aus der Traurigkeit entsteht.

Der Sardonyx poliert die Sinnesorgane auf: »Wenn ein Mensch den Sardonyx auf der bloßen Haut bei sich trägt und ihn auch noch oft in seinen Mund nimmt, damit sein Atemhauch darüberstreicht, ihn herauszieht und dann wieder in sich hineingibt, dann werden davon Intellekt und Wissen und alle Sinnesempfindungen seines Körpers gekräftigt. Also werden von diesem Menschen großer Zorn und Dummheit und Undiszipliniertheit (Zuchtlosigkeit) hinweggenommen. Wegen solcher Reinheit hasst und flieht der Teufel den Sardonyx.«

Der Onyx wirkt gegen krankheitsbedingte Traurigkeit: »Wenn du vom Traurigsein bedrückt wirst, dann schau einen Onyx eindringlich an und stecke diesen Stein sogleich in deinen Mund, und die gedrückte Stimmung wird dich verlassen.«

Der Chalzedon hilft gegen Jähzorn und dient der Nervenstärkung: »So wendet der Chalzedon Krankhaftes vom Menschen ab und verleiht ihm eine so feste Einstellung gegen den Zorn, dass er in seinem ganzen Wesen so gutmütig wird, dass sich kaum ein anderer Mensch finden lassen wird, der ihn zum Zorn reizt und zur Ungerechtigkeit verleiten kann.« Der Stein sollte als Kette am Hals auf der sog. Zornesader oder am Arm als Armband über dem Puls getragen werden, um seine volle Wirkung zu entfalten.

Osteoporose

Die Hauptursache für die Volksseuche Osteoporose liegt nicht im Hormonmangel, sondern am übermäßigen Verzehr von viel zu viel Fleisch, fettem Käse, Eiern und Milchprodukten, die alle im Organismus zu Harnsäure abgebaut werden, wodurch Calcium aus den Knochen gelöst wird, um sie zu neutralisieren. Die Vegetarier im Tierreich haben gute, stabile Knochen, auch ohne Milchprodukte, Kühe und Pferde und sogar die größten Wirbeltiere: die Elefanten. Osteoporose ist nicht durch einen Östrogenmangel verursacht, sonst müssten alle Männer Osteoporose haben. Die Osteoporose hat vor allem folgende Ursachen:

1. Alkohol und Nikotin regen in der Niere die Calcium- und Magnesiumausscheidung an.
2. Mangelnde Bewegung begünstigt den Knochenabbau.
3. Cortison und entzündungshemmende Medikamente verhindern die Calciumaufnahme durch die Magen- und Darmschleimhaut.

4. Ebenso verhindern Antacida auf der Basis von Magnesium-, Calcium- und Aluminiumsalzen die Calciumaufnahme, indem sie die Magensäure neutralisieren. Zur Calciumaufnahme ist aber die normale Magensäurekompensation von pH 1 erforderlich.
5. Phosphorhaltige Colagetränke lösen Calcium und andere Mineralien aus den Knochen.

Zur Vorbeugung und Behandlung der Osteoporose gibt es zahlreiche Hildgard-Heilmittel.

Kalbsfußbrühe

Knochen bestehen aus mehr als nur aus Calcium. Sie enthalten auch Magnesium, Mangan, Zink, Kupfer, Silikat, Phosphat und Fluorapatit sowie noch 45 andere Spurenelemente, die aus mikrokristallinen Hydroxyapatit (67 %) und 33 % kollagenen Fasern die Knochensubstanz bilden. Knochen ist die beste Substanz, um Knochen wieder aufzubauen, und der beste Schutz vor Osteoporose.

1–2 Kalbsfüße	Ysop, Muskat, Galgant
1–1$^1/_2$ l Salzwasser	als Gewürz
2–3 Karotten	Dinkel
$^1/_4$ Sellerie	frischer Schnittlauch
1 Zwiebel	

Die in Scheiben gehackten Kalbsfüße in kochendem Wasser kurz blanchieren (dient der Säuberung, die Brühe wird dadurch klarer). Danach in Salzwasser legen und 2 Stunden kochen. Dann das in Stücke geschnittene Gemüse und die Gewürze dazugeben, nochmals 15 Minuten kochen. Die Brühe absieben und mit Schnittlauchröllchen bestreut servieren. Ein- bis zweimal wöchentlich genießen.

Dinkelkost

Dreimal täglich in irgendeiner Form als Grundlage für eine ausreichende Calcium- und Magnesiumaufnahme bei der Knochenbildung.

Bertram

Als Resorptionsmittel für die natürliche Calciumaufnahme aus den Lebensmitteln.

Benediktenkrauttee

1 TL des Krauts mit 1 Tasse kochendem Wasser übergießen, 5 Minuten ziehen lassen.

Trinken Sie 4 Wochen lang täglich 1 Tasse, legen Sie dann eine Pause von 2 Wochen ein und wiederholen Sie die Anwendung.

Sauermilchprodukte

Essen Sie Joghurt, Kefir oder Quark und etwas Käse als Kalziumquelle für den natürlichen Knochenumbauprozess.

Reduktion des Fleischkonsums

Durch den natürlichen Eiweißabbau entstehen im Körper reichlich Säuren (Harnsäure), die vom Körper verkraftet (neutralisiert) werden müssen. Der Körper benutzt hierzu das Knochenskelett als natürliche Kalziumquelle zur Neutralisation. Der zu starke Fleischkonsum kann die Ursache der Osteoporose sein.

Bewegung und Sport

Bewegung und Sport mit viel Wasser (Baden, Duschen und Schwimmen in mäßigem Sonnenlicht) setzt Vitamin D um, das für den Knochenaufbau erforderlich ist. Ein regelmäßiges Bewegungsprogramm mit Tanzen, Wandern, Fahrradfahren, Laufen ist der beste Anreiz für den Körper, wieder starke Knochen zu bilden.

Konsequenzen für die Gesundheit bis ins hohe Alter

Die seelischen Ursachen

Wie und wie schnell man altert, liegt zum großen Teil in der eigenen Verantwortlichkeit, wobei die Ernährungs- und Lebensgewohnheiten das Tempo des Alterns beeinflussen. Überanstrengung, Übergewicht, -ernährung, Dauerstress, Frustration, Angst, Kummer und Sorge gelten als die eigentlichen Ursachen für das vorzeitige Altern. Das sind die hierfür typischen Degenerations- und Schwächezustände mit Leistungsabfall, Konzentrations-, Abwehrschwäche und den bekannten Symptomen.

Bereits im dritten und vierten Lebensjahrzehnt werden die Weichen für die Lebensqualität im Alter gestellt. Nach dem 35. Lebensjahr nimmt die Leistungsfähigkeit des Körpers ab.

Da alle Frauenkrankheiten mehr oder weniger von den Hormonen reguliert werden und Hormone durch Ernährung und Lebensgewohnheiten beeinflussbar sind, sind die letzten fünf Tugenden ein besonders guter Schutz gegen das frühzeitige Altern: das Wissen um die Heilkräfte der Seele Nr. 31–35 in Hildegards »Tugenden-und-Laster«-Tabelle: Diese Kräfte sind dem Alterungsprozess nicht unterlegen. Dazu gehören der Respekt vor der Würde des Menschen (Reverentia), die Stabilität (Stabilitas), die Verehrung Gottes als Ursprung des Lebens (Verus Cultus Dei), die Kunst des Loslassens (Pura Sufficentia) und die Lebensfreude (Caeleste Gaudium), auch über den Tod hinaus.

Fehlen diese Kräfte, dann können sie den Alterungsprozess beschleunigen, z.B. durch die Risikofaktoren Nr. 31–35: die Altersschrulligkeit (Scurrilitas), die Sucht, »auf allen Hochzeiten tanzen« zu müssen, oder Labilität (Vagatio), die Beeinflussbarkeit oder Sucht, sich von magischen Dingen abhängig zu machen (Maleficium), das Festhalten oder der Geiz (Avaritia) und die Weltuntergangsstimmung, Traurigkeit und Depression, die Sinnlosigkeit (Tristitia).

Lebensmittel wie Heilmittel einsetzen

Im Mittelpunkt der Frauendiät stehen die Getreidearten Dinkel, Hafer, Weizen, Roggen und Gerste, die richtige Auswahl von Obst und Gemüse und die Anwendung von Heilkräutern und Gewürzen sowie der gezielte Einsatz von Fisch, Leber und Fleisch als Beilage, die nur sehr beschränkt eingesetzt werden (s. a. das Kapitel über die Hildegard-Gesundheitsdiät).

Besonders in der Schwangerschaft besteht ein hoher Bedarf an Vitaminen. Bei einer konsequenten Befolgung der Hildegard-Diät und mit einem gut funktionierenden Darm gibt es keinen Vitaminmangel, auch nicht in der Schwangerschaft, da durch die bakterielle Synthese im Darm alle Vitamine in genügender Menge gebildet werden.

Besonders die Kinder leiden an Vitaminmangel während der Schwangerschaft. Dazu gehören vor allem schwere Missbildungen wie die offene Spina bifida (offener Rücken), ein Haut- und Muskeldefekt am Rücken des neugeborenen Babys mit teilweise missgebildetem Nervengewebe, wobei diese Krankheit auf einen Folsäuremangel während der Schwangerschaft zurückgeht.

Der Folsäuremangel tritt besonders häufig bei jungen Frauen auf, die lange Jahre die Antibabypille eingenommen haben, aber auch andere Medikamente wie Antibiotika, Schlaftabletten oder rheumatische Schmerzmittel zerstören die natürliche Darmflora, sodass eine Vitaminsynthese nicht mehr stattfinden kann. Jede Frau im gebärfähigen Alter sollte durch eine ausgeglichene Ernährung und durch eine hildegardische Darmsanierung dem Vitaminmangel und damit den Schwangerschaftsschäden vorbeugen: Ernähren Sie sich also schon vor der Schwangerschaft mit viel frischem Obst und Gemüse sowie Dinkelvollkornprodukten.

Folsäure steht z. B. in ausreichenden Mengen durch folgende Lebensmittel zur Verfügung: Äpfel, Bananen, Blattsalat, Bohnen, Spinat, Eier, Hühnerleber und eben Dinkel. Daher wird der Folsäurebedarf durch die Hildegard-Küche auch während der Schwangerschaft ausreichend gedeckt, wenn man täglich Dinkel, Obst und Gemüse, frischen Blattsalat, mehrmals wöchentlich Hühnerleberaufstrich (s. S. 254) und ein »Gesundheitsei« (s. S. 174) zu sich nimmt. Für eine bessere Aufnahme von Vitaminen sorgt übrigens das Gewürz Bertram.

Aderlass – Schröpfen – Moxibustion

Der Hildegard-Aderlass

Die Aderlasstherapie ist ein seit Jahrtausenden erfolgreiches Naturheilverfahren, das in allen Kulturkreisen anzutreffen ist. Bereits die frühen australischen Ureinwohner begannen jede Zeremonie mit einem Aderlass, wobei sie sich ihre Venen oder Initiationsnarbe öffneten. Das nun herausfließende Blut war heilig, und der Zeremonienmeister verwandelte sich in einen göttlichen Urahn. Gleichzeitig wurde durch diesen Aderlass auch eine einzigartige »Wüstenapotheke« geöffnet, mit der sich die Aborigines nicht nur ihr Blut reinigten, sondern auch körpereigene Heilstoffe freisetzten, um ihre Gesundheit zu erhalten.

Heute wissen wir, dass durch den »Aderlassschock« tatsächlich »die körpereigene Apotheke« geöffnet wird und lebenswichtige Heilmittel freigesetzt werden, die uns eigentlich nur beim Unfall zur Verfügung stehen. Dazu gehören schmerzlinderndes Morphin aus dem limbischen System, aber auch das entzündungshemmende Reparaturhormon Cortisol und die körpereigenen Abwehrstoffe des Immunsystems. Vor allem aber setzt der Aderlass einen Reiz im roten Knochenmark, wodurch die Bildung von Stammzellen angeregt wird. Diese unspezifischen Stammzellen sind in der Lage, sämtliche Körperzellen zu ersetzen und zu regenerieren. Daher ist der hildegardische Aderlass auch das wertvollste und wichtigste Therapieverfahren, um den Allgemeinzustand und damit den Menschen in seiner Gesamtheit zu schützen und zu heilen.

Der Wüstenarzt Dr. Herbert Basedow hat bei seinen Inspektionen in Zentralaustralien immer wieder festgestellt, dass die Ureinwohner trotz ihrer extremen Lebensbedingungen erstaunlich gesund waren, frei von Seuchen und den gefürchteten Zivilisationskrankheiten wie Herzinfarkt, Schlaganfall, Krebs, Rheuma, Diabetes und Depressionen. Aber auch in der Klostermedizin war der Aderlass die wichtigste Hausapotheke. Karl der Große verfügte im St. Galler Klosterplan für alle Benediktiner, im sog. Aderlass-haus einen jährlichen Aderlass vorzunehmen. Dieser sollte dazu dienen, die »Lebensgeister zu wecken, Vollblütigkeit zu hemmen, hypochondrische Wallungen zu stillen, angebrannte Köpfe zu kühlen und den Stachel des Fleisches zu zähmen«. Aber auch viele andere Ärzte von Hippokrates bis Paracelsus haben den Aderlass immer wieder als wichtigstes Heilmittel empfohlen. Noch Goethes Leibarzt Hufeland zählte den Aderlass neben Opium und den Brechmitteln zu den drei Kardinalmitteln der Heilkunst: Sie griffen unmittelbar ins Leben selbst ein und seien die drei entscheidenden, schnellstwirksamen Mittel, die das Leben retten könnten. Durch nichts anderes seien diese Heilmittel zu ersetzen.

Heute beweisen die Wissenschaftler, dass die Denkweise der al-ten Ärzte richtig war. Der Aachener Professor Schmid-Schönbein wendet die alte Aderlasstechnik zur Verhütung von Arteriosklerose an. Er konnte beweisen, dass durch den Aderlass die Fließeigen-schaften des Blutes verbessert und verstopfte Gefäße wieder geöff-net werden, weil durch den Aderlass die Eiweißspeicher der Blutge-fäße geleert werden. Das Blut hat normalerweise einen Anteil von 35–42 % roten Blutkörperchen (Hämatokritwert), der bei einem arteriosklerotischen Patienten auf 50–65 % ansteigen kann. Ent-fernt man nur 200 ml Blut, dann senkt man sogleich den Eiweißge-halt des Blutes um 100 g (Hämodilution), wobei das Blut schlagar-tig dünnflüssiger wird. Gleichzeitig werden die Durchblutung verbessert, die Thrombose- und Emboliegefahr gebannt und Herz-infarkt sowie Schlaganfall verhütet.

Aderlass schützt vor Herzinfarkt

Übereinstimmend konnte Professor Edzard Ernst in einer großen Studie mit über 800 Patienten zeigen, dass durch die Erhöhung des Hämatokritwertes ein größeres Herzinfarkt- und Schlaganfallrisi-ko entsteht, wobei das einfachste Mittel zum Schutz vor Herzin-farkt ein Aderlass ist. Mit dieser Methode erzielt man ungefähr die gleiche Wirkung, die ein zehntägiges Fasten hat, bei dem ja eben-falls Eiweißspeicher abgebaut werden.

Die Erfahrung mit dem Hildegard-Aderlass an über 10 000 Pati-enten hat gezeigt, dass er die wichtigste Behandlungsmethode ist, um die Selbstheilungskräfte anzuregen, lebensbedrohliche Blockaden zu beseitigen und krankheitsauslösende Stoffe zu entfernen. Erst wenn diese schädlichen, krank machenden Säfte durch den Aderlass entfernt sind, können die körpereigenen Heilstoffe freigesetzt werden, die zu einer tief greifenden Umstimmung führen.

Hildegard schreibt: »Sind bei einem Menschen die Gefäße mit Blut überfüllt, so müssen sie durch einen Aderlass von dem schädlichen Schleim und den durch die Verdauung gelieferten Fäulnisstoffen gereinigt werden. Wird bei einem Menschen das Gefäß angestochen, wird sein Blut wie durch einen plötzlichen Schock erschüttert, und was zuerst austritt, ist fauliges, zersetztes Blut, das gleichzeitig mit dem Blut ausfließt. Daher hat das Blut auch zunächst eine Mischfarbe, weil es aus Fäulnis und Blut besteht. Sobald die Fäulnis mit dem Blut ausgeflossen ist, kommt reines Blut, dann muss man sofort mit der Blutentziehung aufhören.

Wie oben gesagt, besteht das Erste, was aus der Wunde und dem Einschnitt in der Vene austritt, aus Blut, und mit ihm fließen giftige und krankheitsbringende Säfte im gleichen Verhältnis heraus.«

Beim Lesen eines solchen Textes stehen dem normalen Schulmediziner die Haare zu Berge, und wir sind wegen dieses vermeintlichen Unsinns schon häufig belächelt worden. Das ist kein Wunder, denn die meisten Allopathen haben noch nie einen Aderlass an sich oder anderen ausgeführt. Wenn man aber über keine Erfahrung und Forschungsergebnisse verfügt, kann man eigentlich auch nicht mitreden.

Dieser Text enthält den Schlüssel für die Vorbeugung und Heilung von Arteriosklerose, der Killerkrankheit Nr. 1 in der westlichen Welt! »In Deutschland allein sind die Herz-Kreislauf-Erkrankungen Ursache für mehr als die Hälfte aller Todesfälle«, sagt Helmut Schulte, Institut für Arterioskleroseforschung, Münster. »Insbesondere sind Herzinfarkte bei Männern im Alter von etwa 40–60 Jahren die häufigste Todesursache.«

Hildegard hat ihren Text visionär der Natur abgelauscht; und der belgische Arzt Louis van Hecken ist der Erste und Einzige, der die Säftelehre Hildegards bisher wissenschaftlich erforscht und seine Beobachtungen auf einem Video festgehalten hat. Unsere eigenen Erfahrungen decken sich mit denen von Dr. van Hecken.

Bluthochdruckregulation

Zunächst sind die Gefäße immer dann überfüllt, wenn durch den Verzehr von zu viel Nahrungsmitteln (Fleisch) ein hoher Blutdruck vorliegt. In der Tat sinkt er nach jedem Aderlass innerhalb weniger Minuten gegen den Normalwert. Durch den Aderlass werden die Nebennierenrindenhormone Adrenalin/Noradrenalin stimuliert, die für die Blutdruckregulation verantwortlich sind. Jeder Blutdrucksenker blockiert die natürliche Blutdruckregulation. Wir messen den Blutdruck vor und ca. 30 Minuten nach dem Aderlass und beobachten mit wenigen Ausnahmen eine zum Teil gravierende Blutdrucksenkung. Durch den regelmäßigen Aderlass werden die Blutdrucksenker allmählich überflüssig, weil der Körper wieder die Selbstregulation aufnimmt.

Die Bluthochdruckpatienten nehmen nach dem Aderlass Weißdorn-Urtinktur (30 Tropfen hoch dosiert in Petersilientrank [s. S. 131] ein- bis dreimal täglich vor dem Essen) und gehen mindestens eine Stunde mit den Nordic-Walking-Stöcken spazieren.

Cholesterinsenkung

Hildegard spricht vom »schädlichen Schleim«, der durch die schlechten Fäulnisstoffe in der Verdauung entsteht. Es handelt sich hier um zu viel Cholesterin, das die Gefäße verstopft und zu Arteriosklerose führen kann. Cholesterin ist der Baustoff von allen Körperzellmembranen und bildet sich z. B. beim Abbau der roten Blutkörperchen. Bei einer überdurchschnittlichen Blutfülle ist auch der Cholesterinspiegel erhöht und sinkt mit dem Aderlass. Wer außerdem unter Stress gerät oder zu viel cholesterinhaltige Lebensmittel (Fleisch, Eier, Käse) verzehrt, leidet zusätzlich unter einem hohen Cholesterinspiegel. Auch dieser normalisiert sich durch den Aderlass. Messungen an über 10 000 Patienten haben ergeben, dass sich der erhöhte Cholesterinspiegel innerhalb von ca. 30 Minuten nach dem Aderlass auf seinen Normalwert einpendelt und bei Einhaltung der Hildegard-Kost auch dort bleibt.

Patienten nehmen nach dem Aderlass die Hildegard-Kost mit Dinkel, Obst und Gemüse und zusätzlich 3–6 Äpfeln täglich, ein- bis dreimal täglich Flohsamen (1–3 TL übers Essen gestreut) oder noch einfacher Flohsamenkekse (3–5 Stück mit je 1 Glas Flüssigkeit) und rohen Knoblauch (täglich 1–2 Zehen im Salat).

Erhöhte Blutsenkung, Entfernung von Krankheitserregern

Wie kann Hildegard von krank machenden Keimen sprechen, die mit dem Gift als Erstes ausfließen? Unter dem Mikroskop ist zu beobachten, dass beim Abbau der roten und weißen Blutkörperchen kleine Mikroorganismen frei werden, nach Dr. van Hecken Viren bei den Leukozyten und Bakterien bei den roten Blutplättchen. Sie sind bei allen Prozessen beteiligt: bei allen Blutinfektionskrankheiten, beim Magengeschwür mit Helicobacter pylori und bei der Bildung von Arteriosklerose. So reinigt der Aderlass das Blut und nimmt ihm den Infektionsdruck und die Infektionsanfälligkeit. Wir messen beim Aderlass die Blutsenkung als Maß für Entzündungsgefahr und Entzündungsherde im Körper. Bei Rheuma, Krebs, Leberentzündung, Leukämie und vielen anderen chronischen Entzündungsherden ist die Blutsenkung meistens erhöht. Der Aderlass hilft deshalb bei allen akuten und chronischen Entzündungen wie Rheuma und sämtlichen Organentzündungen.

Bei Patienten mit einer erhöhten Blutsenkung hilft die Wasserlinsenkur: 6 Flaschen Wasserlinsenkräutertrank mit je 10 Tropfen Rainfarnsaft aktivieren und je 1 Likörglas vor dem Frühstück und dem Schlafengehen einnehmen.

Erhöhter Bilirubinspiegel (Schwarzgalle)

Zunächst fließt aus der angestochenen Vene dickes schwarzes Blut, das nach ca. 150–180 ml Ausfluss deutlich zum Rot umschlägt. Dieser Farbumschlag kennzeichnet den Endpunkt des Aderlasses. Die »Schwarzgalle«, das »Blutgift«, das für die Auslösung fast aller Krankheiten verantwortlich ist, wurde auf sein Normalmaß reduziert. Das nun fließende Blut enthält die Heilstoffe, wozu insbesondere die Hormone, das körpereigene Reparaturhormon Cortisol, Adrenalin, Noradrenalin und die Sexualhormone gehören; aber auch das körpereigene Morphin wird durch den Aderlass freigesetzt und sorgt für eine euphorische Stimmung. Die Patienten fühlen sich nach dem Aderlass im wahrsten Sinne erleichtert und fröhlich. Wir messen während des Aderlasses den Bilirubinspiegel und beobachten die Schwarzfärbung des Blutkuchens 24 Stunden nach dem Aderlass.

Patienten mit erhöhtem Bilirubinspiegel nehmen nach dem Aderlass die Antimelancholika der Hildegard-Heilkunde (siehe das Kapitel »Starke Nerven ...«).

Thrombose- und Emboliegefahr

Der Hämatokritwert gibt wie gesagt den prozentuellen Anteil der Zellkörperbestandteile im Blut wieder, also der roten, weißen Blutkörperchen und der Blutplättchen. Normal sind Werte von 35–42 %, bei höheren Werten ist das Blut zu dick; d. h., es fließt zu langsam, und es kann zur Thromben- oder Emboliebildung kommen. Dadurch besteht ein höheres Risiko für Schlaganfall, Herzinfarkt, Lungenembolie und Venenentzündung. Durch den Aderlass entfernt man rund 100 g Blutkörperchen, und das Blut bekommt sofort bessere Fließeigenschaften. Der Hämatokritwert wird beim Aderlass gemessen: Nach ca. 30 Minuten hat er sich verbessert.

Bei diesen Patienten helfen der Aderlass und dreimal täglich eine Galganttablette 0,1 oder noch besser 0,2, damit die Blutplättchen nicht aneinander kleben. Galgant ist ein Thrombozytenaggregationshemmer. Zusätzlich sollte man darauf achten, dass man wirklich täglich mindestens 2–3 Liter Flüssigkeit trinkt.

Hormonregulationsstörungen, -mangel, klimakterische Beschwerden, Kinderwunsch, ausbleibende Menses

Der Aderlass hilft bei allen Hormonregulationsstörungen. In den Nebennieren wird die Bildung des körpereigenen Reparaturhormons Cortisol und der blutdruckregulierenden Hormone angeregt. Besonders bemerkenswert ist die Wirkung des Aderlasses bei Hormonregulationsstörungen.

Nach Hildegard besteht die Gefahr von lebensgefährlichen Folgekrankheiten wie Krebs und Rheuma nach der Gebärmutterentfernung bzw. Totaloperation. Durch einen jährlichen Aderlass kann diese Gefahr zuverlässig gebannt werden. Wir haben auch beobachtet, dass der Cortisolspiegel nach dem Aderlass ansteigt, sodass der Aderlass eine große Hilfe bei Schmerz- und Rheumapatienten ist. Bei Frauen, bei denen durch die Pille oder Leistungssport die Menstruation ausgeblieben ist, führt der Aderlass wieder zu einer natürlichen Blutung. Besonders erfreulich ist aber, dass der Aderlass Kinderwünsche erfüllt. So erlaubt er nicht nur die Anregung von Sexualhormonen, sondern auch eine Blutreinigung im Sinne einer natürlichen Eugenik, um gesunde und fröhliche Kinder zu zeugen. Der Aderlass richtet sich nach einem kosmischen Moment und wird an sechs Tagen nach Vollmond durchgeführt. Der Vollmondtag ist dabei der erste Tag.

Nach dem Aderlass sollte man eine Hirschzungenelixierkur durchführen (s. S. 63).

Laboruntersuchungen

Während des Aderlasses wird sofort das Blut im Reflotron oder mit Teststreifen untersucht, und man misst folgende Parameter:

1. Fettstoffwechsel (Gesamt-Cholesterin, HDL, Triglyceride, LDL),
2. Leberwerte (Transaminasen [GGT, GOT, GPT]),
3. Nierenchemie (Harnstoff, -säure, Kreatinin),
4. Bauchspeicheldrüsentest (P-Amylase),
5. Bilirubin als Maß für die Schwarzgalle,
6. Prostatakrebsrisiko (PSA).

Bei Organschwächen werden die empfohlenen Heilmittel und die Hildegard-Kost eingesetzt. Alle abweichenden Werte kann man nach 4 Wochen messen und fast immer eine Verbesserung bzw. Normalisierung feststellen.

Technik und Wirkung des Aderlasses

Von ganz wenigen Ausnahmen abgesehen (akute Angina-pectoris-Anfälle, akute Infektionskrankheiten, fortgeschrittene Körperschwäche, gravierende Blutarmut) ist der Aderlass nach Hildegard das tiefstgreifendste Umstimmungsmittel zur Heilung von schweren, chronischen und akuten Erkrankungen.

Der Aderlass wird von einem erfahrenen Heilkundigen mit einer relativ dicken Einmalnadel (1,2–1,8 mm) durchgeführt, um eine möglichst rasche Blutentnahme zu erreichen. Das Blut muss frei fließen und darf auf keinen Fall angesaugt werden, um Turbulenzen und Vermischungen zu vermeiden.

Prinzipiell stehen uns in der rechten oder linken Armbeuge drei Venen für den Aderlass zur Verfügung:

1. die Kopfvene V. cephalica,
2. die Herzvene V. mediana,
3. die Lebervene V. hepatica.

»Man muss wissen, dass in der Kopfader (Vena cephalica) mehr Säfte fließen als in der Mittelader (Vena mediana) und der Leberader (Vena hepatica). Daher ist es gesünder, wenn die Blutziehung öfter an der Kopfader vorgenommen wird. Denn wer viel Phlegma im Kopf und in der Brust hat (Auswurf) oder wem der Kopf brummt, sodass sein Gehör manchmal verloren geht, soll den Aderlass an der Kopfader vornehmen. Wer ein trauriges Herz und ein bedrücktes Gemüt hat und Lungen- und Seitenschmerzen, soll den Aderlass an der Mittelader vornehmen. Leidet aber jemand an Leber oder Milz oder hat jemand Atembeschwerden in Hals und Kehle (Basedow, Asthma) oder Sehkraftverlust der Augen, so muss der Aderlass an der Lebervene durchgeführt werden.«

Wenn möglich, wählt man die Kopfvene, weil sie die Hypophyse anregt und zentral regulierende Aufgaben hat. Ansonsten wählt man die Vene, die sich gerade optimal anbietet. Das Blut muss frei über einen Schlauch in ein Auffanggefäß fließen, und man beobachtet die Blutfärbung, die nach ca. 150–180 ml Ausfluss von Schwarz nach Rot umschlägt. Dann wird der Aderlass sofort beendet und das Blut direkt untersucht.

Nach 24 Stunden kann man am Blutkuchen eine Hildegard-Prognose machen: Aus den Blutkuchenphänomenen (d. h., wenn man das Aderlassblut 24 Stunden stehen lässt und beobachtet) ergeben sich wichtige diagnostische und prognostische Hinweise über die Art, Schwere und Dauer der Erkrankung, Ernährungs- und Diätfehler, Fettstoffwechselstörungen und Entzündungsherde, wobei der Blutkuchen auf Trennung, Farbe und Transparenz untersucht wird. Hiernach teilen wir das Blut in »normale«, »deutlich ausgeprägte« und »sehr deutlich auftretende« Phänomene für die Parameter Entzündungszeichen, Stoffwechselstörungen und Schwarz-galle ein.

Diese Phänome sind mit dem alten, belasteten Blut beobachtet worden. Das Blut nach dem Aderlass ist nach Hildegard gereinigt und von besserer Qualität. Deshalb muss sich niemand fürchten und erschrecken, wenn Hildegard schreibt: »Ein Mensch, dessen Aderlassblut trüb ist wie der Atemhauch eines Menschen und schwarze Flecken in der Trübung hat, mit wachsartigen Veränderungen rund um den Rand, wird bald sterben, falls ihn nicht Gott zum Leben zurückbringt. Die trübe Farbe zeigt an, dass die Säfte in ihrer Kälte auf den Tod zugehen. Die schwarzen Flecken im Blut lassen erkennen, dass die Schwarzgalle am Absterben ist, und die wachsartige Umrandung zeigt an, dass sich die Galle auf dem Weg zum Tod befindet. Wenn die Blutfarbe trüb und wachsig ist, aber ohne schwarze Flecken, kann der Mensch dem Tod entkommen. Er wird aber sehr krank, weil die Säfte in ihrer Kälte schon absterben, obwohl die schwarzen Flecken der Schwarzgalle noch nicht aufgetreten sind. Deshalb wird er dem Tod entgehen. Wenn aber das Blut schwarz und trüb ist, ohne die wachsartige Umrandung, so handelt es sich um einen ganz verzweifelten Fall, sodass er von seinen Leiden nur von Gott erlöst werden kann. Dennoch kann er dem Tod entrinnen, obwohl die Schwarzgalle und die Säfte absterben; weil die Galle unberührt bleibt, braucht der Mensch nicht zu sterben. Erscheinen aber alle drei Farben gleichzeitig, besteht Lebensgefahr, und der Mensch kann dem Tod nicht entgehen, wenn ihn Gott nicht selbst am Leben erhält. Sind dagegen die Farben voneinander getrennt, sodass eine Farbe fehlt, dann kann der Mensch (mit den Hildegard-Heilmitteln) dem Tod entrinnen, allerdings unter großen Schmerzen.«

Aderlass beim Mann bis zum 80. Lebensjahr

Bei Hildegard stehen genaue Angaben über das geeignete Lebensalter, die Menge des Aderlassblutes und den richtigen Zeitpunkt.

»In besonderen Fällen kann bei den Männern schon im 12. Jahr der Aderlass durchgeführt werden, jedoch nicht mehr als die beiden Schalen einer Nuss fassen (20 ml). Vom 12. bis zum 15. Lebensjahr soll der Aderlass nur einmal jährlich durchgeführt werden, und ab dem 15. Jahr nehme man so viel Blut ab, wie ein durstiger Mann in einem Zuge trinken kann (100–150 ml).«

Aderlass erst nach dem 20. Lebensjahr

Normalerweise sollte der Aderlass erst vom 20. Lebensjahr an durchgeführt werden. Ausnahmen werden bei kranken Kindern nach den oben beschriebenen Regeln zugelassen. Sonst gilt bei Gesunden: »Kein Mensch, sei es Mann oder Frau, soll einen Aderlass machen, solange er in seiner Entwicklung an Größe und Körpergewicht zunimmt, weil er den Menschen körperlich schwächen würde. Nach dem 20. Lebensjahr kann er wegen irgendeiner Krankheit zur Ader gelassen werden, aber nur wenig. Wenn er körperlich gesund ist, soll er (in diesem Alter) noch keinen Aderlass machen, sondern Schröpfen oder Moxibustion durchführen lassen, weil seine Blutgefäße und das Blut noch nicht voll entwickelt sind. Hat er aber das reife Alter von 30 Jahren erreicht, kann er, ob krank oder gesund, nach Belieben Aderlass durchführen, bis zum 50. Lebensjahr.«

»Nach dem 50. Lebensjahr, wenn Blut und Phlegma beim Manne abnehmen und der Körper auszutrocknen beginnt, soll nur einmal im Jahr zur Ader gelassen werden, und zwar nur zur Hälfte wie gewöhnlich bis zum 80. Lebensjahr.«

Aderlass bei der Frau bis zum 100. Lebensjahr

Ganz besonders wichtig und nützlich ist der Aderlass für die Frau, weil »die Frau in ihrem Körper viel mehr schädliche Säfte und krank machende Fäulnisstoffe besitzt als der Mann. Daher soll die Frau vom 12. Lebensjahr an nach den gleichen Regeln zur Ader gelassen werden wie der Mann, aber bis zum 100. Lebensjahr, weil wegen der schädlichen Säfte und zersetzenden Stoffe für sie eine größere Notwendigkeit besteht als beim Mann, wofür schon die monatliche Regelblutung spricht. Würde die Frau nicht von den schädlichen Säften und verdorbenen Fäulnisstoffen gereinigt, würde sie am ganzen Körper anschwellen und sich aufblähen und nicht leben können.«

Aderlassnachkur mit Diät

Nach dem Aderlass hat man 3 Tage lang lichtempfindliche Augen und soll weder ins Sonnenlicht noch auf glitzernde Wasserflächen, Schneefelder oder Feuerstrahlen sehen. Auch Fernsehen ist für die 3 Tage nicht erlaubt, ebenso keine Arbeiten am Bildschirm, weil darunter das Herz leiden könnte. Darüber hinaus hat der Aderlass nur dann die richtige Heilwirkung, wenn für 1 Woche eine Aderlassdiät eingehalten wird.

Erlaubt sind ein oder zwei Hauptmahlzeiten mit Dinkelprodukten mit leichtem, reinem Wein, gedünstete Äpfel mit Zwieback, Haferflocken, dünner grüner oder Schwarztee, Fencheltee, Hühnersuppe, Grahambrot und altes Dinkelgebäck, Brötchen, Teigwaren, gekochtes Reh- und Hirschfleisch, Hecht, Barsch, im Sommer Hammel- und Ziegenfleisch, Fenchelgemüse, Karotten, Rote Bete, Kürbis, grüne Bohnen, Sellerie (alles nur gekocht).

Zu meiden sind 2 Tage lang Käse, alles Gebackene und Gebratene, pikante Speisen, Wurstwaren, Senf, Hering usw., sehr fette Speisen, Sahne, Quark, Creme, Schweinefleisch, Rohgemüse, -säfte, -obst, auch Dörrobst, starker Wein, Spirituosen, Bohnenkaffee u. Ä.

Fazit

Zusammenfassend kann man feststellen, dass der hildegardische Aderlass das Blut nicht nur von krank machenden Schlacken und infektiösen Mikroorganismen reinigt, sondern auch die Schwarzgalle beseitigt, die Fließeigenschaften des Blutes verbessert und Stoffwechselstörungen normalisiert. Daraus ergeben sich folgende Heilwirkungen des Aderlasses:

1. Verbesserung und Entgiftung des Gesamtstoffwechsels bei Fettstoffwechselstörungen, Blutzucker (Diabetes) und hohen Harnsäurespiegeln (Gicht, Rheuma, Arthritis),
2. Entzündungshemmung und Schmerzbeseitigung bei akuten und chronischen Entzündungen wie Rheuma, Haut-, Gallenblasen-, Nieren-, Blasen-, Eierstock-, Brust- sowie Uterusentzündungen,
3. Ausgleich bei Hormonregulationsstörungen bei keiner oder zu geringer Menstruation, Struma und Basedow im Klimakterium oder bei Sterilität,

4. krampflösende Wirkung bei Gefäßkrämpfen (»Schaufenster-krankheit«), Krampfadern, Nervenkrämpfen und Asthma bronchiale,
5. Beseitigung von Stauungszuständen durch Blutfülle der Lunge, Leber, Bluthochdruck, bei der Gefahr von Herz- oder Hirn-schlag, beim Stau der Pfortader, bei Krampfadern und Hä-morrhoiden,
6. blutstillende Wirkung bei Blutungen durch Blutüberfülle (Nie-ren-, Lungen-, Haut-, Nasen-, Uterus-, Magen-, Darm-, Bla-sen-, Hämorrhoidenblutungen sowie Blutungen im Auge; nicht die Blutstillung durch unterdrückende Mittel, sondern die Be-seitigung der Blutfülle durch den Aderlass ist das einfachste und sicherste Mittel),
7. Hilfe bei Nervenerkrankungen wie Neurose, bei der Gefahr des Schlaganfalls und seiner Vorboten (Schwindel, Kopfdruck, Ohrensausen), Kopfschmerz oder Migräne, Epilepsie, Schizo-phrenie, Depression, Melancholie, Angst, Unruhe und Reiz-barkeit, Schlaflosigkeit,
8. bei Magen-Darm-Erkrankungen, Hauterkrankungen (Akne), Neurodermitis (Ekzem, Herpes, Psoriasis),
9. bei der »Vichtkrankheit« (Präkanzerose), nach allen Krebs-operationen, insbesondere Totaloperation zur Vermeidung von Komplikationen und Metastasen,
10. bei Ohrenkrankheiten, Menière'schem Schwindel, Schwer-hörigkeit und Nebenhöhlenentzündungen,
11. bei Herzerkrankungen wie Herzinsuffizienz, zur Verminde-rung der Herzinfarktgefahr durch Beseitigung der Risikofakto-ren (Bluthochdruck, Fettstoffwechselstörungen, Diabetes),
12. als allgemeines und universelles Vorbeugungsmittel, das den ganzen Menschen, also seinen Allgemeinzustand verbessert.

Schröpfen – die rasche Hilfe

Wer starke Schmerzen hat und rasche Hilfe braucht, sollte sich schröpfen lassen, gleich ob es ein Migräneanfall, ein steifer Hals, Hexenschuss, Ischias oder nächtliche Wadenkrämpfe sind. Nach der hildegardischen Schröpfkopfbehandlung sind die Schmerzen meistens sofort verschwunden, denn die krank machenden Stoffe und Stoffwechselschlacken sind von innen nach außen befördert und entfernt.

»Schröpfen (Sacrificatio) ist zu jeder Zeit gut und nützlich, damit die schädlichen Säfte und Schleime (Lymphe), die im Menschen sind, vermindert werden. Denn zwischen Haut und Fleisch befinden sich jede Menge Schleime, die dem Menschen besonders schaden. Daher hilft das Schröpfen mehr den Jungen als den Alten, weil die Jugendlichen mehr Säfte als die Alten haben. Das Schröpfen ist deshalb auch besser im Sommer als im Winter, da die Menschen im Sommer mehr frische Speisen mit frischem und kräftigem Saft zu sich nehmen als im Winter und sich durch diese frische Schleimstoffe zuziehen.«

Wer geschröpft wird, muss nüchtern sein, d.h., er darf nichts gegessen und getrunken haben, erst kurz vor dem Schröpfen bekommt er sein Frühstück, gelöschten Wein (s. S. 166) und einen Dinkelzwieback: »Wer sich schröpfen lassen will, muss nüchtern sein, weil dadurch Serum und Blut getrennt ausfließen. Denn wenn der Mensch gefrühstückt hat, mischt sich das Blut, und wenn er dann geschröpft wird, fließt das Blutwasser mit dem Blut aus. Damit der Mensch nicht am Herzen geschwächt wird, soll er vor dem Schröpfen ein wenig Brot und Wein zu sich nehmen.«

Hildegard gibt ganz genaue Indikationen und nennt die Stellen, an denen man Schröpfen muss, denn die Körperoberfläche steht mit dem Körperinneren, besonders den Organen, in ganz engem Kontakt. Daher kann man auch durch das Schröpfen von der Haut auf das Körperinnere einwirken. Jeder Naturarzt kennt diese Reflexzonen, die man nach ihrem Entdecker auch »Head'sche Zonen« nennt.

Bei der Untersuchung findet man auch meistens auf dem Rücken Schmerzstellen, die mit dem Schröpfschnepper angeritzt werden. Darüber setzt der Arzt oder Heilpraktiker rasch einen Schröpfkopf, in welchem sich ein mit Alkohol getränkter Watteball befindet, der kurz zuvor abgebrannt wird. Man muss dabei geschickt und rasch arbeiten und den Schröpfkopf so auf die Haut setzen, dass sie sich durch das Vakuum im Schröpfkopf hineinzieht und die Schmerzstelle von entzündungs- und schmerzerregenden Krankheitsstoffen befreit wird. Gleichzeitig wird auf der Haut ein Heilreiz erzeugt, der auf den körpereigenen Reflexbahnen blitzartig in der Tiefe des Körpers eine Heilwirkung hervorbringt. Das blutige Schröpfen nach Hildegard bewirkt nicht nur eine bessere Durchblutung und Versorgung der betroffenen Organe und des Gewebes mit Sauerstoff, sondern auch eine Beseitigung des Lymphstaus sowie von Spannungszuständen.

Besonders gut hilft das Schröpfen bei geschwächten Sinnesorganen und allen Erkrankungen im Kopfbereich: »Wenn die Augen durch schlechte Säfte trüb werden (in ihrer Sehkraft nachlassen) oder geschwürig werden, sodass das Fleisch um die Augen herum hervortritt, soll hinter den Ohren und am Genick drei- oder viermal im Jahr geschröpft werden ... Wer an den Augen, den Ohren oder am ganzen Kopf Schmerzen hat, soll blutig oder unblutig an der Grenze zwischen Hals und Rücken geschröpft werden.«

Bei Kopfschmerzen und Migräne wirkt das Schröpfen sehr gut während des Anfalls, vor allem, wenn man die Therapie mit der Bärwurz-Birnen-Honig-Kur (s. S. 71) kombiniert.

Geschröpft wird auch bei drohendem oder nach erfolgtem Schlaganfall sowie bei allen Augen- und Ohrenerkrankungen. Selbst beim Glaukom und Katarakt ist das Schröpfen wirksam. Auch bei schwer heilenden Ohrenerkrankungen wie Schwerhörigkeit mit Schwindel und Ohrensausen (Otosklerose) verbessert sich durch das Schröpfen die Durchblutung des Innenohrs. Zum Kopfbereich gehören zudem die Erkrankungen des Halses wie chronische Angina mit Drüsenschwellung, Struma, Basedow, die durch Schröpfen behandelt werden können, bevor man sich zu einer Operation entscheidet.

Sogar das Asthma bronchiale, das nicht nur nach Hildegard sehr schwer zu behandeln ist, kann man durch die Schröpftherapie lindern. Dazu gehören eine Kur mit dem Hirschzungenelixier (s. S. 63) und eine Brühe mit Schafslungensuppe, die bekannte österreichische »Beuschelsuppe«. Beeindruckend ist auch das Verschwinden (nach dreimaligem Schröpfen) von Auswurf und jahrelanger Verschleimung durch eine chronische Bronchitis bei einer 55-jährigen Frau, die sich schon jahrelang damit gequält hatte.

Hildegard schreibt: »Wer an der Brust leidet, der muss an den Schulterblättern geschröpft werden.« An dieser Stelle werden auch die Erkrankungen des Herzens, der Lunge und des Rippenfells behandelt. Bei vielen akuten und chronischen Erkrankungen der

Bauchorgane, Entzündungen der Gallenblase, Bauchspeicheldrüse, der Nieren oder Eierstöcke wirkt die Schröpftherapie schmerz- und krampfstillend. Am besten reagieren Kreuzschmerzen, Hexen- schuss, Ischias und Bandscheibenschmerzen auf das Schröpfen. Hier wird an den Lenden, oberhalb des Gesäßes und des Kreuz- beins geschröpft: »Wer Schmerzen in der Seite oder bis in die Ober- schenkel (Ischias) hat, soll die Schröpfköpfe in der Höhe der Hüfte an den Lenden (oberhalb des Gesäßes) aufsetzen.«

Das Schröpfen verändert die Durchblutung der inneren Organe, daher kann man es besonders bei allen schmerzhaften Frauen- krankheiten einsetzen: beim PMS, bei Entzündungen von Eier- stock, Uterus und Brustdrüse. Auch hier wird nur auf den betref- fenden Rückenzonen geschröpft. Ganz besonders erfolgreich ist die Schröpfanwendung in Verbindung mit dem Aderlass bei Stö- rungen des Menstruationszyklus, bei zu spärlicher oder ausfallen- der Menstruation.

Ein Hauptgebiet des unblutigen und blutigen Schröpfens ist die Behandlung von Krampfaderleiden. Hier lohnt sich immer die Be- handlung, bevor man sich zur Krampfaderentfernung durch Ope- ration (Verödung oder Strippen) entschließt. Obwohl man nach der Operation eine Erleichterung spürt, kehrt der alte schmerz- hafte Zustand oft in wenigen Jahren zurück. Hildegard empfiehlt in ihren Notizen, die Beine bei Krampfadern mit Mariendistelsaft (einmal täglich) einzureiben – und das Schröpfen an den Pofalten unterhalb des Gesäßes: »Wer von Frauenleiden im Unterleib ge- quält wird, soll zwischen Gesäß und Kniekehle geschröpft wer- den.«

Durch die Krampfaderbehandlung nach Hildegard, zu der auch eine spezielle Venenklappengymnastik gehört (morgens vor dem Aufstehen jedes Bein einzeln, dann beide zusammen im Liegen hochstrecken und für je 1 Minute ausschütteln und langsam fallen lassen), entleeren sich die gestauten Beine dermaßen, dass man die wohltuende Wirkung über den ganzen Tag nachspürt. Dazu ver- helfen auch die Dachsfellschuhe (s. S. 322), die nicht nur den Beinen Gesundheit bringen, sondern das Lebensgefühl des ganzen Körpers wohltuend verändern. Davon konnte ich mich bereits dreimal in schwersten Situationen überzeugen. Zwei Patienten standen vor der Amputation des Fußes wegen drohender Gangrän. In einem

Fall war der Fuß kalt, blau und der Puls nicht tastbar. Nachdem er einen halben Tag in Dachsfellschuhen gegangen war, normalisierte sich bereits die Zirkulationsstörung, der Fuß wurde wieder warm, der Puls tastbar. Im anderen Fall – der Patient hatte bereits einen Fuß wegen Durchblutungsstörungen amputiert bekommen und wäre nach der zweiten Amputation im Rollstuhl gelandet – brachte der Dachsschuh wieder »Leben ins Bein«, sodass die Amputation bis heute aufgeschoben werden konnte.

Moxibustion – bessere Durchblutung durch Hitzeheilung

»Die Moxibustion (d. h. die Anwendung von Brennkegeln) ist zu jeder Zeit gut und nützlich, weil sie, behutsam ausgeführt, die Säfte und Lymphstoffe des Unterhautgewebes vermindert und dem Körper Gesundheit bringt. Sie ist gut für Junge und Alte. Für die Jungen, weil, wenn der Körper noch wächst, auch die schlechten Säfte zunehmen. Für die Alten, weil Schleime zwischen Haut und Fleisch zurückbleiben, während Fleisch und Blut im Alter abnehmen.«

Als ich noch in der Pharmaindustrie tätig war, hatte ich eines Tages die Aufgabe, eine Neueinführung aus Japan, eine sog. Moxe (ein Hitzeheilpflaster) für den europäischen Markt vorzubereiten. Die befragten Schulmediziner standen dem Produkt skeptisch und ablehnend gegenüber, bei den Naturheilern rannte ich jedoch offene Türen ein.

So lernte ich Herrn Dr. Hertzka kennen, der mir zu meinem großen Erstaunen erzählte, dass es sich um ein uraltes Verfahren handelte, das die heilige Hildegard bereits vor über 800 Jahren beschrieben hat. Er zeigte mir ihr Lehrbuch, und so begann meine Liebe zur Hildegardmedizin.

Wie bei der Schröpftherapie werden die Moxen vom Arzt oder Heilpraktiker auf den Reflexzonen des Rückens, besonders auf Schmerzpunkte, aufgesetzt. Durch die Erwärmung öffnen sich die Blutgefäße und sorgen für eine gute Durchblutung, wodurch eine normale Versorgung von Muskeln, Organen und Geweben sowie eine bessere Entsorgung und Entschlackung einsetzt. Dadurch wirken die Moxen schmerzlindernd bei Kopfschmerzen und Schmerzen der Sinnesorgane.

»Wer an den Augen, Ohren oder am ganzen Kopf Schmerzen hat, soll nur leicht hinterm Ohr (entlang der Halswirbelsäule) gebrannt werden. Wenn der Rücken wehtut, soll leicht zwischen den Schulterblättern gebrannt werden. Wer Schmerzen an den Eingeweiden hat, soll am Kreuzbein gebrannt werden. Wer viele Säfte im ganzen Körper hat, soll zwischen Schienbein und Wade gebrannt werden.«

Die Moxen eignen sich besonders gut zur Behandlung von Muskelversteifungen und -verspannungen, bei rheumatischen Schmerzen wie beim Muskel- oder Gelenkrheuma. Wie Hildegard schreibt, können die Moxen auch bei Verdauungsbeschwerden, z. B. Magen- und Darmspasmen, Gallen- und Nierenleiden sowie bei Unterleibskrämpfen verwendet werden, da die Wärmetherapie immer krampf- und schmerzstillend ist. Als absolute Kontraindikation können alle entzündlichen, tumorösen und fieberhaften Erkrankungen betrachtet werden; insbesondere alle Infektionen dürfen nicht durch die Wärmetherapie noch mehr angeregt werden.

Die heilige Hildegard
und ihre Heilkunde

Hildegard von Bingen (1098–1179) beriet Kaiser, Päpste und Könige. Sie war befreundet mit dem mächtigen Kaiser Friedrich I. Barbarossa, der sie mehrmals zum Gastmahl auf seine Kaiserpfalz in Ingelheim einlud, um sich von ihr beraten zu lassen. Als Süditalien durch Heirat Stauferland wurde, zog er mit seiner Familie in die Basilikata, und er nahm natürlich auch seine Lebensmittel mit, an allererster Stelle Dinkelgetreide. Barbarossas Schlösser, Dinkelanbau und eine schmackhafte Küche auf der Grundlage von Dinkel sind heute noch in Süditalien zu bewundern und zu genießen.

Für den heutigen Menschen bietet ihre Medizin wahrscheinlich den einfachsten Zugang zum Gesamtwerk der heiligen Hildegard. Ihr Menschenbild berücksichtigt sowohl die seelischen als auch die geistigen Aspekte, sodass unsere Erwartungen und Bedürfnisse nach einer ganzheitlichen Behandlung in jeder Hinsicht erfüllt werden. Ihr Visionswerk, zu dem die Hildegard-Heilkunde als untrennbarer Bestandteil gehört, überragt nicht nur den Wissensstand der damaligen, sondern auch den der heutigen Zeit auf den Gebieten der Naturwissenschaft, Medizin und Theologie. Kein Wunder, denn Hildegards Erkenntnisse über die großen Zusammenhänge von Mensch, Natur, Kosmos und Heilsgeschichte beruhen nicht auf wissenschaftlicher Forschung und Erfahrung, sondern entspringen ihrer Gabe der Schau in die verschiedenen Schichten der kosmischen und göttlichen Wirklichkeit.

Alle Versuche, Hildegards Wissen auf eigene Erkenntnisse und Erfahrungen einer »ersten deutschen Naturwissenschaftlerin und Ärztin« zurückzuführen, sind daher bis heute nicht nur gescheitert, sondern stehen auch im Widerspruch zu ihren eigenen autobiographischen Aussagen.

Bereitwillig schilderte Hildegard dem Mönch Wibert von Gembloux das Phänomen ihrer Vision:»Von meiner Kindheit an erfreute ich mich der Gabe dieser Schau in meiner Seele bis zur gegenwärtigen Stunde, da ich schon mehr als siebzig Jahre alt bin. Und meine Seele steigt, wie Gott will, in dieser Schau bis in die Höhe des Firmaments und die verschiedenen Sphären empor und hält sich bei verschiedenen Völkern auf, obgleich sie in fernen Gegenden und Orten weit von mir entfernt sind. Und da ich dies auf solche Weise in meiner Seele schaue, erblicke ich auch den Wechsel der Wolken und anderer Geschöpfe. Ich sehe dies aber nicht mit den offenen Augen und höre es nicht mit den äußeren Ohren; auch nehme ich es nicht mit den Gedanken meines Herzens wahr noch durch irgendeine Vermittlung meiner fünf Sinne, vielmehr einzig in meiner Seele, mit offenen Augen, sodass ich niemals die Bewusstlosigkeit einer Ekstase erleide, sondern wachend schaue ich dies bei Tag und Nacht« (Pitra).

Als Hildegard im Jahre 1098 auf dem reichen Herrenhof zu Bermersheim bei Alzey als zehntes Kind der Edelleute Hildebert und Mechthild geboren wurde, trug sie bereits die Gabe in sich, jene geheimnisvollen Zusammenhänge der Natur und des Menschen zu schauen, die den normalen Augen verborgen sind und die seit Adams Fall, wie Hildegard später schreiben wird, keiner mehr geschaut hatte. 73 Jahre lang – von ihrem achten Lebensjahr an – stand diese zum Schauen bestellte Frau unter der maßvollen Führung klösterlichen Lebens nach der Regel St. Benedikts. 1136 wurde Hildegard zur Äbtissin des herangewachsenen Adelskonvents gewählt.

5 Jahre später empfing Hildegard eine noch tiefere zweite Schau mit dem Auftrag, das so Geschaute und Gehörte niederzuschreiben: »Im Jahre 1141, als ich zweiundvierzig Jahre und sieben Monate alt war, kam ein feuriges Licht mit Blitzesleuchten vom offenen Himmel nieder. Es durchströmte mein Hirn und durchglühte mir Herz und Brust gleich einer Flamme, die jedoch nicht brannte, sondern wärmte wie die Sonne den Gegenstand, über den sie ihre Strahlen ausgießt. Nun war mir plötzlich der Sinn der Schriften erschlossen, der Psalmen, des Evangeliums und der übrigen Bücher des Alten und Neuen Bundes.«

Die Seherin sollte zur Prophetin werden; sie erhielt von Gott einen konkreten Auftrag: »Schreib, was du siehst und hörst! Tu kund die Wunder, die du erfahren! Schreibe sie auf und sprich!«

So ergriffen Hildegard vier Visionswellen von fünf- bis zehn-jähriger Dauer und beschäftigten sie 32 Jahre lang, bis ins 74. Lebensjahr, mit der Niederschrift.

Praktisch wurde bisher nur ihr erstes Werk *Scivias* in der Öffentlichkeit bekannt. Es hatte auf der Synode zu Trier (1147) gewaltiges Aufsehen erregt, dass nach vielen Jahrhunderten wieder jemand »aus dem Geiste der alten Propheten« Plan und Sinn der ganzen Weltschöpfung enthüllte. *Scivias* erweckte die Begeisterung der damals maßgebenden Theologen und bestimmt bis zum heutigen Tag (etwas einseitig) das geschichtliche Bild Hildegards. Dieses Werk blendete und fesselte Zeitgenossen und Nachwelt derart, dass nur wenige Leser zu ihren übrigen, noch geheimnisreicheren Büchern vordrangen. Ihre Medizin blieb überhaupt völlig abseits liegen.

Hildegard heilte auf wunderbare Weise und durch Handauflegen und war dafür berühmt. Nie aber wird erwähnt, dass sie oder sonst jemand ihre Medizinbücher benutzt hätte. Die Hildegard-Medizin umfasst eine leicht verständliche Arzneimittellehre und ein kompliziertes Lehrbuch der Medizin in lateinischer Sprache (wie alle ihre Schriften): Das Liber simplicis medicinae und das Liber compositae medicinae *(Causae et curae)*. Ein recht seltsames Geschick hatte lange das Bekanntwerden der Hildegard-Medizin verhindert. Jetzt, über 800 Jahre nach seiner Abfassung, beginnen auch Ärzte sich dafür zu interessieren. Wir können also annehmen, dass Hildegard auch ein Geschenk an unsere Zeit ist. Denn viele Stellen des Lehrbuchs muten so modern an, dass erst unsere heutigen Kenntnisse einen Schlüssel zu seinem Verständnis liefern. Hildegards Medizinlehre widerspricht unserem Wissen nicht, sondern ergänzt und erweitert es. Ihre Arzneimittel aber bieten neue, noch nie genutzte Möglichkeiten.

Hildegard starb am 17. September 1179 im Alter von 81 Jahren. Bei ihrem Tod erstrahlte ein helles Lichtkreuz am Himmel – ein Zeugnis dafür, dass sie das »lebendige Licht« schauen durfte.

Nachwort:
In der Gesundheit liegt die Zukunft

Die Marktwirtschaft kennt keinen gleichförmigen Verlauf, vielmehr wechseln Aufschwung und Abschwung, Konjunktur und Rezession einander ab. Kurze und mittlere Wirtschaftsschwankungen mit einer Dauer von 3–11 Jahren sind aus der Erfahrung allgemein bekannt. In der Marktwirtschaft treten aber auch lange Schwankungen mit einer Periode von 40–60 Jahren auf. Sie werden Kondratieff-Zyklen genannt. Auslöser dieser langen Wellen sind bahnbrechende Erfindungen, die sog. Basisinnovationen.

Seit dem späten 18. Jahrhundert haben vier lange Wellen stattgefunden. Der erste Kondratieff-Zyklus wurde durch die Erfindung der Dampfmaschine und ihre Anwendung insbesondere in der Textilindustrie ausgelöst. Der zweite Kondratieff-Zyklus war die große Zeit des Stahls. Der dritte kam durch die elektrotechnische und chemische Industrie zustande. Es war der erste Langzyklus, der von der praktischen Anwendung wissenschaftlicher Erkenntnisse profitierte. Die Basisinnovationen des vierten Kondratieff waren Petrochemie und Automobil. Sie brachten den Massenverkehr auf der Straße und in der Luft und markierten zugleich den Höhepunkt der Industriegesellschaft. Seit den siebziger Jahren befindet sich die Weltwirtschaft im fünften Kondratieff-Zyklus, der seine Antriebsenergie aus der Entwicklung und Verwertung der Informationstechnik bezieht. Aber der größte Teil des Nutzungspotenzials vom fünften Kondratieff-Zyklus war im Jahre 2000 erschlossen, dieser Langzyklus nähert sich seither seinem Ende. Parallel zum fünften hat der sechste Kondratieff begonnen. Eine genaue Analyse zeigt, dass der Gesundheitssektor der Träger des nächsten Langzyklus sein wird. Basisinnovationen werden die psychosoziale Gesundheit und die moderne Biotechnologie sein.

Kann der Gesundheitssektor die Rolle einer Lokomotive für Wachstum und Beschäftigung übernehmen? Krankheitskosten gelten ja normalerweise als etwas Negatives, als Kostenfaktor, den man möglichst niedrig halten möchte. Auf den ersten Blick kann man durchaus bezweifeln, dass Gesundheit sich zu einem bedeutenden Wachstumsmotor entwickeln wird, denn lange Phasen der Prosperität wurden bisher von »harten« Technologien wie Dampfmaschine, Eisenbahn, Automobil, Computer getragen. Wie kann ein »weicher«, ein biologischer, psychischer und sozialer Faktor Träger eines neuen Wachstumszyklus werden?

Hier muss an die Ergebnisse der modernen Wachstumstheorien erinnert werden. Die wichtigsten Quellen des Wirtschaftswachstums sind nicht Maschinen, Waren, Technologien, Dienstleistungen, nicht Menschenmassen und auch nicht Kapital. Der wichtigste Faktor sind Produktivitätsfortschritte. Dieser dritte Faktor (neben Arbeit und Kapital) wird durch eine neue Kompetenz bestimmt. In der Industriegesellschaft, wie auch noch zu Beginn des fünften Kondratieff, spielte kognitive Kompetenz (z.B. logisches Denken und eine gute Fachausbildung) eine zentrale Rolle.

Mit dem nächsten, dem sechsten Kondratieff-Zyklus wird es zu einer grundlegenden Veränderung in den produktivitätsbestimmenden Kompetenzen und Wettbewerbsfaktoren kommen. Technologie z.B. ist weltweit verfügbar und bringt in der Konkurrenz der ökonomisch entwickelten Länder keinen relevanten Vorsprung mehr. Auch der Zugriff auf Kapital schafft keine entscheidenden Vorteile mehr, da die Börsen der Welt ab einer bestimmten Größe jeder Firma zur Verfügung stehen. Und auch Forschung, Entwicklung, Fachwissen und Organisation – und das ist das Neue – bringen im Wettbewerb immer weniger komparative Vorteile, weil sie sich im Zuge der Globalisierung weltweit angleichen. Was die Unternehmen und Volkswirtschaften im Wettbewerb der Zukunft unterscheiden wird, ist die Gesundheit ihrer Menschen und die Qualität ihres Gesundheitswesens, ganzheitlich gesehen.

Wie die folgenden Beispiele zeigen, haben die körperlichen, seelischen, sozialen, geistigen und ökologischen Störungen und Krankheiten moderner Gesellschaften einen Umfang erreicht, der sowohl die Lebensqualität als auch den wirtschaftlichen Wachstumsprozess erheblich beeinträchtigt. Der weltweite Drogenmarkt liegt bei etwa 800 Mrd. US-Dollar pro Jahr. 14 % der Bevölkerung in den Industrieländern wird als psychisch krank eingestuft. 3–5 % aller

Wirtschaftskosten gehen auf Korruption und Bestechung zurück, weltweit sind das mehr als 1000 Mrd. US-Dollar. Angst verursacht jährlich weltweite Schäden von über 900 Mrd. US-Dollar, weitere 1000 Mrd. US-Dollar gehen jährlich durch Stress verloren. Kriminalität verursacht globale Schäden von über 1200 Mrd. US-Dollar, die Aufwendungen für innere Sicherheit liegen sogar darüber; die weltweiten Umweltschäden beziffern sich derzeit auf 3000 Mrd. US-Dollar pro Jahr. Die wirtschaftliche und gesellschaftliche Ungleichheit in der Welt bringt immer neue Kriege und Terroraktionen hervor. Dieser destruktive Sektor der Gesellschaft, der auf ein gestörtes Innenleben, auf unzureichende soziale Integration, menschenfeindliche Wertvorstellungen und auf gestörte zwischenmenschliche Beziehungen zurückgeht – also letztlich ein psychosoziales Phänomen ist –, erreicht ein jährliches Volumen von 10 000 Mrd. US-Dollar. Er ist heute bei weitem nicht mehr nur eine Begleiterscheinung und ein Schönheitsfehler des modernen Fortschritts, sondern zu einer gefährlichen Ansammlung von »Krebszellen« geworden, die den gesellschaftlichen Organismus zerstören wird, wenn er nicht eingedämmt und unter Kontrolle gebracht wird.

Daneben nehmen die Kosten des herkömmlichen orientierten Gesundheitswesens überdurchschnittlich zu. In den USA gibt es ernst zu nehmende Prognosen, dass der Anteil der Gesundheitskosten in den nächsten 20 Jahren von derzeit 15 % des Bruttoinlandsproduktes auf bis zu 25 % ansteigen wird. Körperliche, soziale, seelische, geistige und ökologische Störungen und Erkrankungen behindern zunehmend die weitere Entfaltung moderner Gesellschaften. In der Überwindung der destruktiven Kräfte des Menschen schlummern die größten Produktivitätsreserven.

Das Gesundheitswesen kann in seiner derzeitigen Struktur kein Träger des sechsten Kondratieff sein. Es ist mit zu vielen internen Problemen belastet: starke innovationshemmende Partikularinteressen, unzureichende Gesundheitsförderung, unzureichendes Gesundheitswissen, zu viel Verschwendung von Ressourcen, zu wenig Aufklärung und Prävention. Es ist darauf fokussiert, mithilfe von Naturwissenschaft und Technik Krankheiten zu erforschen, zu diagnostizieren und zu behandeln. Behandelt werden aber vor allem Symptome, weniger die Krankheitsursachen. Bei dieser zu engen Ausrichtung kommen die seelischen und sozialen Risikofaktoren zu kurz, und es kann sich kein starkes Interesse an einer wirklich gesunden Bevölkerung entwickeln, da die meisten Akteure finanziell darauf angewiesen sind, dass es eine ausreichende Zahl von Kranken und Krankheiten gibt.

Was wir dringend brauchen, sind neue Konzepte, Strategien und Angebote, die nicht auf die Reparatur von Krankheiten, sondern auf die Herstellung und Erhaltung von Gesundheit ausgerichtet sind und den Menschen ganzheitlich ernst nehmen. Zu diesen neuen Angeboten sollten Medikamente gehören, die die Krankheit heilen, ihre Ursachen beseitigen und keine negativen Nebenwirkungen auslösen.

Zu diesen neuen Konzepten zählt vor allem das Werk der Hildegard von Bingen. Hildegards großartiges System versteht den Menschen als Teil des Kosmos und ist ganz darauf gerichtet, ihn im Rahmen der göttlichen Schöpfung zu führen und ganzheitlich zu heilen. Zur Kunst einer gesunden Lebensführung gehört nach Hildegard der richtige Umgang mit Essen und Trinken, Wachen und Schlafen, Arbeiten und Beten, Bewegung und Ruhe, mit Gefühlen und Leidenschaften, mit den positiven Kräften der Seele sowie eine geordnete Beziehung zur göttlichen Spiritualität. Alle Krankheiten können nach Hildegard eine seelische Ursache haben, die letztlich im Konflikt mit Gottes Geboten begründet ist. Diese unverzichtbare Voraussetzung für ganzheitliche Gesundheit – die geordnete, liebevolle Beziehung zu Gott – wird sowohl von den meisten Ärzten als auch von den meisten Psychotherapeuten immer noch sträflich vernachlässigt und unterschätzt, obwohl zahlreiche Studien in den USA belegen, dass religiöse Überzeugungen eine heilende Wirkung auf Körper, Seele und Geist haben. Forscher vom National Institute for Healthcare Research haben z.B. 146 Studien, die in den USA über den Zusammenhang von Glauben und seelischer Gesundheit zwischen 1967 und 1991 durchgeführt wurden, systematisch ausgewertet und kamen zu dem Ergebnis: Religiosität wirkt sich in 17 % neutral, in 6 % negativ und in 77 % der Studien positiv aus.

Die Leugnung des Zusammenhangs zwischen Gesundheit, Ethik und Religiosität ist nicht nur eine unwissenschaftliche Haltung, angesichts der vorliegenden Forschungsergebnisse ist sie auch aus ökonomischen Gesichtspunkten nicht zu verantworten.

Anhang

Tabelle der Laster und Tugenden

	Krank machende Kräfte	*Heilende Kräfte*
1	Amor saeculi	Amor caelestis
	Irdische Liebe	Himmlische Liebe
2	Petulantia	Disciplina
	Ausgelassenheit	Disziplin
3	Joculatrix	Verecundia
	Vergnügungssucht	Bescheidenheit
4	Obduratio	Misericordia
	Unbarmherzigkeit	Mitgefühl
5	Ignavia	Divina victoria
	Feigheit	Gottvertrauen
6	Ira	Patientia
	Zorn	Geduld
7	Inepta laetitia	Gemitus ad Deum
	Zynismus	Sehnsucht zum Leben
8	Ingluvies ventri	Abstinentia
	Genusssucht	Genügsamkeit
9	Acerbitas	Vera largitas
	Verbitterung	Großherzigkeit
10	Impietas	Pietas
	Gottlosigkeit	Güte
11	Fallacitas	Veritas
	Lüge	Wahrheit
12	Contentio	Pax
	Streitsucht	Friedfertigkeit
13	Infelicitas	Beatitudo
	Schwermut	Glückseligkeit
14	Immoderatio	Discretio
	Maßlosigkeit	Maßhalten
15	Perditio animarum	Salvatio animarum
	Seelenkälte	Seelische Ausstrahlung

	Krank machende Kräfte	Heilende Kräfte
16	Superbia	Humilitas
	Hochmut	Demut
17	Invidia	Caritas
	Neid	Nächstenliebe
18	Inanis gloria	Timor Domini
	Ruhmsucht	Verehrung der Schöpfung
19	Inoboedientia	Oboedientia
	Ungehorsam	Gehorsam
20	Infidelitas	Fides
	Unglaube	Glaube
21	Desperatio	Spes
	Verzweiflung	Hoffnung
22	Luxuria	Castitas
	Ausschweifung	Einfachheit
23	Iniustitia	Iustitia
	Ungerechtigkeit	Gerechtigkeit
24	Torpor	Fortitudo
	Antriebslosigkeit	Tatkraft
25	Oblivio	Sanctitas
	Gottvergessenheit	Ganzheit
26	Inconstantia	Constantia
	Unbeständigkeit	Beständigkeit
27	Cura terrenorum	Caeleste desiderium
	Sorge um das Irdische	Urvertrauen
28	Obstinatio	Compunctio cordis
	Sturheit	Umkehr
29	Cupiditas	Contemptus mundi
	Sucht	Freiheit von Abhängigkeit
30	Discordia	Concordia
	Disharmonie	Harmonie
31	Scurrilitas	Reverentia
	Respektlosigkeit	Ehrfurcht
32	Vagatio	Stabilitas
	Labilität	Stabilität
33	Maleficium	Verus Cultus Dei
	Beeinflussbarkeit	Gottesverehrung
34	Avaritia	Pura Sufficientia
	Festhalten	Loslassen
35	Tristitia	Caeleste gaudium
	Sinnlosigkeit	Lebensfreude

Literatur

Lateinische Ausgaben der Hildegard-Werke

Das medizinisch-naturkundliche Werk *Liber Subtilitatum Diversarum Naturarum Creaturarum*, bestehend aus den beiden Teilen:
Liber Compositae Medicinae; Kaiser, Paul: *Hildegardis Causae et Curae* (CC), Lipsiae, B. G. Teubner 1903; Nachdruck: Basler Hildegard-Gesellschaft, Basel 1980
Liber Simplicis Medicinae (Physica); Migne, J. P.: *Parrologia Latina* (PL), Tomus 197, Paris 1855; Nachdruck: Basler Hildegard-Gesellschaft, Basel 1982

Die Trilogie:
Liber Scivias: Führkötter, A.: *Hildegardis Scivias*, Corpus Christianorum, Brepols 1978
Liber Vitae Meritorum: Pitra, J. P.: *Analecta Sanctae Hildegardis*, Tomus 8, Typis Sacri Montis Casinensis, Paris 1882
Liber Divinorum Operum (LDO): Dronke, P., Derolez, A.: Corpus Christianorum, Brepols, Turnholti 1996

Deutsche Ausgaben

Böckeler, Maura: *Wisse die Wege (Scivias)*, Otto Müller Verlag, Salzburg 1975
Riethe, Peter: *Heilmittel*, Übersetzung der *Physica*, Otto Müller Verlag, Salzburg (Das Buch von den Vögeln; Das Buch von den Steinen; Das Buch von den Fischen; Das Buch von den Tieren; Das Buch von den Bäumen; Von den Elementen, von den Metallen)
Schipperges, Heinrich: *Der Mensch in der Verantwortung (Vita Mer.)*, Otto Müller Verlag, Salzburg 1972
Schipperges, Heinrich: *Welt und Mensch* (LDO), Otto Müller Verlag, Salzburg 1965
Schulz, Hugo: *Ursachen und Behandlung der Krankheiten*, München 1933; Nachdruck: Basler Hildegard-Gesellschaft, Basel, 3. Aufl. 1982 (vergriffen!)
Storch, Walburga: *Scivias*, Pattloch Verlag, Augsburg 1991
Storch, Walburga: *Im Feuer der Taube, Die Briefe*, Pattloch Verlag, Augsburg 1997

Hildegard-Biographien

Forster, Edeltraud (Hg.): *Hildegard von Bingen. Zum 900. Geburtstag*, Herder Verlag, Freiburg 1998
Führkötter, Adelgundis: *Das Leben der heiligen Hildegard von Bingen*, Otto Müller Verlag, Salzburg 1980
Gronau, Eduard: *Hildegard von Bingen*, Christiana Verlag, Stein am Rhein 1985
Pernoud, Regine: *Hildegard von Bingen*, Herder Verlag, Freiburg 1996

Zur Hildegard-Medizin

Hertzka, Gottfried: *So heilt Gott*, Christiana Verlag, Stein am Rhein, 15. Aufl. 1992
Hertzka, Gottfried, u. Strehlow, Wighard: *Große Hildegard-Apotheke*, Christiana Verlag, Stein am Rhein 2003
Strehlow, Wighard: *Einführung in die Hildegard-Medizin*, Lüchow Verlag, Stuttgart 2004
Strehlow, Wighard: Die klassische Hildegard-Heilkunde – das Gesundheitsprogramm (Strehlow-Verlag):

- Magen- und Darmleiden
- Herz- und Kreislauferkrankungen
- Krebs und Abwehrschwäche
- Rheuma und Gicht
- Hautkrankheiten
- Frauenheilkunde
Strehlow, Wighard: *Die Ernährungstherapie der Hildegard von Bingen, Rezepte, Kuren und Diäten*, vollständig überarbeitete Neuausgabe, Lüchow Verlag, Stuttgart 2003
Strehlow, Wighard: *Hildegard-Heilkunde von A–Z*, Droemer Knaur Verlag, München 2000
Strehlow, Wighard: *Hildegard-Medizin für alle Tage*, Droemer Knaur Verlag, München 2001
Strehlow, Wighard: *Das Hildegard von Bingen Kochbuch*, Heyne Verlag, München, 9. Aufl. 2002
Strehlow, Wighard: *Das Gesundheitsprogramm – Altes Heilwissen für die Krankheiten von heute*, Droemer Knaur Verlag, München 2004
Strehlow, Wighard: *Lebensweisheiten der hl. Hildegard*, Kanisius Verlag (nur im Strehlow-Verlag erhältlich)
In der Reihe sind bisher erschienen:
- Die Kunst des Alterns
- Maß und Maßlosigkeit
- Durchbruch zur Liebe
- Freuden und Leidenschaften des Alters
- Heil, Heilung, Heilig
- Über die Wut im Bauch
Strehlow, Wighard: *Die Psychotherapie der Hildegard von Bingen – Heilen mit der Kraft der Seele*, Lüchow Verlag, Stuttgart 2004

Weitere Hildegard-Literatur
Schrader, Marianne, u. Führkötter, Adelgundis: *Die Echtheit des Schrifttums der heiligen Hildegard von Bingen. Quellenkritische Untersuchungen*, Böhlau Verlag, Köln/Graz 1959

Literatur über Edelsteine
Brusius, Hedwig: *Edelsteine bringen Glück*, Ariston Verlag, Genf 1975
Chemiewerk Homburg/Degussa: *Edelsteine in der Medizin*, Frankfurt 1968
Das Große Lexikon der Heilsteine, Düfte und Kräuter, Edition Methusalem Verlag, Neu-Ulm 2000
Führer, Hermann: *Lithotherapie. Historische Studien über die medizinische Verwendung von Edelsteinen*, Haug Verlag, Ulm 1956 (Nachdruck)
Kourimsky, Jiri: *Welt der Mineralien in Farbe*, Bertelsmann Lexikon Verlag, Prag 1977
Lüschen, Hans: *Die Namen der Steine*, Ott Verlag, Thun 1979
Schupp, Kurt: *Handbuch für Juweliere*, Ernst Kessler, Idar-Oberstein 1954
Stotz, Jo: *Kristalle, Edelsteine, Metalle*, Haldenhof Verlag, Heilbronn 1951
Strehlow, Wighard: *Die Edelstein-Heilkunde der Hildegard von Bingen*, Lüchow Verlag, Stuttgart 2004
Strunz, Hugo: *Die Mineralogie bei Albertus Magnus, Acta Albertina* (Regensburger Naturwissenschaften), Bd. 20, 1951/52, S. 19–39

Weitere Literatur
Gronau, Eduard: *Franz Schubert – Musik zwischen Himmel und Abgrund*, Strehlow-Verlag, Allensbach 1993
Nefiodow, Leo: Der sechste Kondratieff-Weg zur Produktivität und Vollbeschäftigung im Zeitalter der Information, St. Augustin, 6. Auflage, 2005
Rösler, H. J.: *Lehrbuch der Mineralogie*, Deutscher Verlag für Grundstoffindustrie, Leipzig 1988
Strehlow, Wighard: *Wüstentanz – Australien spirituell erleben*, Strehlow-Verlag, Allensbach, 2. Aufl. 1997

Trotz intensiver Bemühungen war es dem Verlag leider nicht in allen Fällen möglich, den jeweiligen Rechtsinhaber ausfindig zu machen: Für Hinweise sind wir dankbar. Rechtsansprüche bleiben gewahrt.

Bezugsquellen

Edelsteine
Schleiferstüble, E. Mehl, Wessenbergstraße 31, 78462 Konstanz,
  Tel. 07531 22813, Fax 07531 27270
Dietlinde van der Zalm, Hochstraße 6, 65558 Isselbach-Ruppenrod,
  Tel. 06439 1069

Hildegard- und Dinkelprodukte
Jura-Naturheilmittel KG, Wolfgang Gollwitzer, Nestgasse 2–6,
  78464 Konstanz, Tel. 07531 31005, Fax 07531 33403, jura@hildegard.de,
  www.hildegard.de
P & J Naturprodukte, Karin Strehlow, Strandweg 1, 78476 Allensbach,
  Tel. 07533 7433, Fax 07533 7479, praxis@st-hildegard.com,
  www.Hildegard-Gesundheitsprogramm.de
Stadtmühle Geisingen, Egon Binz, Mühlenweg 11, 78187 Geisingen,
  Tel. 07704 9241-0, Fax 07704 9241-11, info@stadtmuehle-geisingen.de,
  www.stadtmuehle-geisingen.de
Stadtmühle Geisingen, Filiale Konstanz, Theodor-Heuss-Str. 36,
  78467 Konstanz, Tel. 07531 51677
s'Geisariedler Lädele, Rosenweg 2, 87616 Marktoberdorf-Geisenried,
  Tel. 08342 2115 oder 5398

Dachsfellgürtel und -schuhe
Schuhmacherei Pollak, Rosenweg 3, 78315 Radolfzell-Liggeringen,
  Tel. 07732 1752

Dinkelspelzunterbetten, -steppdecken und -kopfkissen
Waltraud Daum, Rechenauer Str. 95, 83022 Rosenheim, Tel. 08031 86972

Edelkastanienhölzer, Spazierstöcke, Greiflinge
Rebholz KG, Pommernweg 5, 71720 Oberstenfeld, Tel. 07062 5535

Biologischer Weinbau
Willy Frey, Rüstlinberg 5, 79112 Freiburg-Tiengen, Tel. 07664 2223
Weinbau und Weinkellerei Georg Pfisterer, Landstraße 78,
  69198 Schriesheim, Tel. 06203 61288

Hotel Sponheimer Hof, Fam. Heinz Schütz, Sponheimer Straße 19–23,
56850 Enkirch/Mosel, Tel. 06541 6628 oder 4204

Ökologisch gebrautes Dinkelbier
Riedenburger Brauhaus, Michael Krieger KG, 93339 Riedenburg/Altmühltal
(gebraut in der Tradition der Benediktinerabtei Plankstetten),
Tel. 0944 2644, Fax 23126

Kräuter und Gewürze
Gärtnerei Bornträger und Schlemmer, 67591 Offstein, Tel. 06243 7079

Adressen

Deutschland
Hildegard-Zentrum Bodensee, Dr. Wighard Strehlow, Hildegard-Praxis,
Strandweg 1, 78476 Allensbach am Bodensee, Tel. 07533 7433, Fax 7479,
praxis@st-hildegard.com, www.hildegardmed.com,
www.st-hildegard.com, www.Hildegard-Gesundheitsprogramm.de

Österreich
St. Hildegard-Posch Produkte, Am Weinberg 23, 4800 St. Georgen/Attergau,
Tel. +43 7667 8131

Schweiz
Hildegard-Vertriebs AG, Aeschenvorstadt 24, 4010 Basel,
Tel. +41 61 2799151

Förderkreis Hildegard von Bingen e.V., Konstanz

Der »Förderkreis Hildegard von Bingen e.V.« wurde 1987 von Herrn Dr. Gottfried Hertzka gegründet mit dem Ziel, das Gesamtwerk der heiligen Hildegard von Bingen weiter zu erforschen, anzuwenden und zu verbreiten. Wir sehen hier großartige, bisher noch ungenutzte Möglichkeiten, z.B. eine neuartige Heilkunde, die die komplizierte klinische Medizin mit der naturheilkundlichen Einfachheit und Ungiftigkeit verbindet. Diese Chance bietet die Hildegard-Medizin. Darüber und über das, was damit zusammenhängt, will Sie der »Förderkreis Hildegard von Bingen e.V.« unterrichten.

Es ist auch unser Anliegen, möglichst viele Menschen mit den aus den Büchern Hildegards geschöpften Erkenntnissen vertraut zu machen. Unsere Aufgabe und die Ihre – falls Sie mitmachen wollen – soll es sein, zu zeigen, welch großartige Schätze und Möglichkeiten für die Heilkunde und eine konsequente Lebensweise im »Corpus Hildegardicum« bisher ungehoben schlummern.

Dazu erscheinen viermal im Jahr die Hildegard-Gesundheitsbriefe und ein- bis zweimal im Jahr die *Zeitschrift für alle Hildegard-Freunde.*

Informationen zum Förderkreis erhalten Sie kostenlos vom Förderkreis Hildegard von Bingen e.V., Schiffstraße 2, 78464 Konstanz.
Weitere Informationen: www.st-hildegard.com und www.hildegardmed.com.

Register der Heilmittel